最新
基礎栄養学

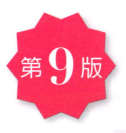
第9版

吉田 勉 監修
篠田粧子　南 道子 編

医歯薬出版株式会社

【監　修】
吉田　勉　　東京都立立川短期大学（現 東京都立大学）　名誉教授

【編　集】
篠田粧子　　東京都立大学　名誉教授・同大学教育センター　特任教授
南　道子　　東京学芸大学教育学部生活科学講座　教授

【執筆者】（執筆順）
南　道子　　編集に同じ
篠田粧子　　編集に同じ
佐川まさの　東京女子医科大学東医療センター外科　助教
大池秀明　　農業・食品産業技術総合研究機構畜産研究部門食肉用家畜研究領域　上級研究員
西村直道　　静岡大学学術院農学領域　教授
田邊宏基　　名寄市立大学保健福祉学部栄養学科　講師
阿部志麿子　中村学園大学短期大学部食物栄養学科　教授
櫛山　櫻　　国立看護大学校看護学部生命科学　助教
江口昭彦　　西九州大学健康栄養学部健康栄養学科　准教授
雨海照祥　　滋慶医療科学大学医療科学部臨床工学科　教授
原　一雄　　自治医科大学附属さいたま医療センター内分泌代謝科　教授

This book is originally published in Japanese
under the title of :

SAISHIN KISO EIYOUGAKU
(New Edition of Basic Nutrition)

Editor-in-chief :
YOSHIDA, Tsutomu
　　Professor emeritus,
　　Tachikawa College of Tokyo
Editors :
SHINODA, Shoko
　　Honorary Professor,
　　Tokyo Metropolitan University
　　Project Professor,
　　University Education Center, Tokyo Metropolitan University
MINAMI, Michiko
　　Professor,
　　Department of Home Economics, Faculty of Education, Tokyo Gakugei University

ⓒ 1988　1st ed.
ⓒ 2019　9th ed.

ISHIYAKU PUBLISHERS, INC.
　　7-10, Honkomagome 1 chome, Bunkyo-ku,
　　Tokyo 113-8612, Japan

監修の序

　本書の前身である『総論栄養学』（医歯薬出版 KK）がコンパクトな B5 版の形で 1988 年に刊行された当時に比べ，近年は世人の健康への関心がますます高まり，正確な栄養知識を身につけることは現代人が備える必須の知識ともなってきている．しかし栄養現象は個人の食生活と健康状態の経験に密接にかかわっているため，個人的成功体験が科学的裏付けなしに流布されることも多いので，今日ほど栄養情報の取捨選択能力が求められる時代はないといえる．

　科学の進展にともなう栄養分野の発展も日進月歩の状況ではあるが，栄養現象を理解するために要求される基礎の大筋は，それほど大きく変化していないものである．本書は実験栄養学の最新成果を取り入れながら，しかも化学方程式をあまり使わずに，栄養現象について学ぶ者にとって必要な事項を重点的にまとめることに意を尽くした．したがって，大学・専門学校などにおいて，家政学・食物学など，あるいは栄養士・管理栄養士課程において栄養学を学ぶ者が，本書を通して栄養学に必要な基礎を把握し，この分野に新鮮な興味を抱きたくなるような教材書でもありたいと願っている．同時に，本書は管理栄養士国家試験ガイドラインおよび 「管理栄養士養成のための栄養学教育モデル・コア・カリキュラム」（2019 年）にも準拠して内容が構成されている．したがって，本書は管理栄養士・栄養士，調理師など食物にかかわる職業人や学生の勉学に役立つ内容になっていることはもちろんであるが，同時に，健康を願う世人の関心が高い食分野を取り上げているので，健康な生活を送るうえで重要な栄養の基礎知識を得たいと希望する一般の人々にとっても，有用な指針をもたらすことができる 1 冊でありたいと願っている．

　本書の編者である篠田粧子教授と南　道子教授は，ともに，私が教鞭を執っていた東京都立立川短期大学の栄養化学研究室で卒業研究に励んだ後，米国の州立大学あるいは日本の国立大学を卒業してから，さらに基礎栄養学分野の研究者として研鑽を重ねる一方で，教育者としても熟達して今日に至った教授達である．私が長年にわたり関与してきた『総論栄養学』は，『基礎栄養学』『新基礎栄養学』と書名を変更しながら進化してきたところであるが，この分野の進歩に加えて執筆陣の交代もあって，これらの旧版を土台としたうえで，上記 2 教授の編者が中核となり，基礎栄養学にかかわる分野で現役として活躍中の有能な教育者・研究者が執筆に参加されて，ここに出版に至ったのである．一方で，本書が優れた教科書あるいは啓発書として長く愛読されるためには，編者・執筆者による最新の知見を示すための努力が常に望まれるところでもある．

　最後に，そもそも人類生存にとって食糧の確保（食の量的安全）が必要不可欠で，それが栄養の基礎でもあるということを，栄養学を学ぶ者は常に留意する必要があるということを付言しておきたい．末筆ながら，本書の出版にあたり，いろいろとご配慮いただいた医歯薬出版編集部と斎藤絵里子氏に深謝する次第である．

2019 年 12 月

監修者記す

第9版の序

　モータリゼーションの進行は先進国の社会生活に大きな影響を与えたが，それに加えて現代の日本では，24時間営業のレストランやコンビニエンスストアの増加，シフトワークや長時間労働により，人々の食生活は激変している．その結果，戦後70年の間に血中コレステロール値は上昇し，贅沢病・金持ち病といわれた糖尿病が国民病として認識されるようになっている．

　栄養研究への分子生物学的手法の導入は，栄養学の領域にさまざまな新しい知見をもたらしている．遺伝子多型と生活習慣病発症や栄養素感受性の問題，摂食のタイミングや時間栄養学など，その進展には目を見張るものがある．基礎栄養学に関する研究は生化学や生理学を基盤としているが，その究極の目的は栄養現象の解明だけでなく人の健康に貢献するということにある．医療の発展や食生活の改善で平均寿命は飛躍的に延びたが，健康寿命との差は縮まらない．また，行き過ぎた食の欧米化は脂質エネルギー比の増大をもたらし，肥満や生活習慣病の増加など，健康の基盤としての食生活が揺らいでいる．栄養士には，これらの食の変化に対応すると同時に，個人の遺伝的素因に即した指導が求められる時代が来ている．

　2005年に厚生労働省・文部科学省・農林水産省の三省で制定された食育基本法には，栄養バランスの偏った食事や不規則な食事の増加，肥満や生活習慣病の増加，過度な痩身志向など，解決すべき課題として栄養学に関連する項目が多く含まれ，国民の食に国が危機感をもって食育の推進を制定している．食育基本法の理念は，学校や地域，家庭，職場で食育を行うことによって解決することが望まれているが，それを担うのは管理栄養士，栄養士や栄養教諭が中心である．具体的には，病院や保健所での食事指導や栄養相談，学校給食や授業での生徒への正しい栄養知識の普及，職場や学校でのバランスのとれた給食の提供などである．本書はそれら栄養学の知識を必要とする学生の一助となることを念頭に書かれたものである．2020年の食事摂取基準改定を踏まえ，管理栄養士国家試験，管理栄養士養成のための栄養学教育モデル・コア・カリキュラムに対応した内容で，各章の先生には基本を押さえつつ最新の内容で執筆をお願いした．

　編者二名は監修の吉田　勉先生には公私ともに40年以上の交誼を得ていますが，今回の改訂でも有意義な示唆を与えていただきました．また，医歯薬出版編集部の斎藤絵里子さんには，忍耐強く，寛容で配慮の行き届いたお力添えをいただきました．お二人に深謝申し上げます．

2019年12月

編者記す

はしがき

　健康を願う世人の指向が著しく高められた今日において，栄養に関する正しい知識を身につけることは，現代人の備えるべき常識となりつつある．しかし一方，栄養現象は個人の食生活と健康状態の経験に密接しているため，個人的体験が科学的な裏付けなしに常識化することも起こりうる．したがって，今日ほど，栄養情報の取捨選択能力が求められる時代はないといえる．

　ほかの分野と同じく，栄養に関する知見も日進月歩ではあるが，栄養学を理解するために要求される基礎の大筋は，それほど大きな変動をしないものである．

　本書は，基礎栄養学の分野で活躍している研究者が，実験栄養学の最新の成果をとりこみながら，しかも化学方程式はあまり使わずに，食品のもつ栄養効果について学ぶ者に必要な事項を，重点的にまとめたものである．とくに，大学・短大・専門学校などの，家政学科・食物学科あるいは栄養士・管理栄養士課程において，"栄養学"というものを学ぶ学生に対して，必須不可欠な基礎を把握させ，かつ新鮮な興味を抱かせる教材でありたいというのが，執筆者共通の願いである．

　本書によって，客観性ある科学的な栄養学を身につけた学生や健康に関心をもつ人びとが，往々にして非科学的な各種の個人的体験を見直しかつ是正して，栄養学の内容をさらに深めることに役立てることは可能であろう．そのような意味で，本書はきわめて実践的な栄養学入門書でもある．

　最後に，本書の出版に当たり，種々な面で配慮頂いた医歯薬出版編集部に深謝する次第である．

　1988年7月

編者記す

目次

監修の序 —————————————————————————————— iii
第9版の序 —————————————————————————————— iv
はしがき —————————————————————————————— v

第1章 栄養の概念 1

1 栄養の定義 ————————————————————— 南 道子 1
❶ 生命の維持…1　❷ 健康の保持…3　❸ 健康の保持のための食生活…4

2 栄養と健康・疾患 —————————————————— 篠田粧子 5
❶ 欠乏症…5　❷ 過剰症…6　❸ 生活習慣病…7　❹ 健康増進…7　❺ 平均寿命
と健康寿命／佐川まさの…8

3 栄養学の歴史 ————————————————————————— 8
❶ 呼吸とエネルギー代謝の研究…9　❷ 三大栄養素の消化と利用…9
❸ 糖質の研究…10　❹ 脂質の研究…10　❺ たんぱく質の研究…11
❻ ビタミンの発見…12　❼ ミネラルの栄養…13　❽ 遺伝子およびその他…13

第2章 摂食行動 大池秀明 15

1 摂食行動の調節 ———————————————————————— 15
❶ 空腹感・満腹感と食欲…15　❷ 味覚と食物の認知…16　❸ 脳の役割…17

2 摂食の調節機構 ———————————————————————— 17
❶ 摂食中枢と満腹中枢…17　❷ 摂食調節因子…18

3 食事のリズムとタイミング（時間栄養学） ————————— 19
❶ 概日リズム（サーカディアンリズム）…20　❷ エネルギー代謝の概日リズム…22
❸ 栄養補給のタイミング…23　❹ 食事の回数と時間…24
❺ 子どもの欠食と学力・体力の関係…24

第3章 消化・吸収 西村直道 27

1 消化・吸収の定義 ——————————————————————— 27
❶ 定義…27　❷ 基本概念…27　❸ 消化作用の分類…28

2 消化器系の構造と機能 ————————————————————— 28
❶ 消化器の構造…28　❷ 胆のう・膵臓…28　❸ 肝臓の構造と機能…30

3 消化酵素 ——————————————————————————— 30
❶ 酵素・補酵素・補因子…30　❷ 消化酵素…31

vii

4 消化液と消化過程 ——————————————— 31
❶ 口腔・食道…31　　❷ 胃…31　　❸ 小腸…33　　❹ 大腸…35

5 管腔内消化の調節 ——————————————— 35
❶ 脳相・胃相・腸相…35　　❷ 自律神経系による調節…36
❸ 消化管ホルモンによる調節…36

6 吸収の機構 ——————————————————— 38
❶ 受動輸送…38　　❷ 能動輸送…39

7 栄養素別の消化・吸収 ————————————— 39
❶ 糖質・食物繊維…39　　❷ 脂質…41　　❸ たんぱく質…43　　❹ ビタミン…44
❺ ミネラル…45

8 吸収後の経路 ————————————————— 46
❶ 門脈系…46　　❷ リンパ系…46

9 消化管内微生物相 ——————————————— 46
❶ 口腔内と胃内の細菌…46　　❷ 腸内細菌…47　　❸ 腸内細菌叢の安定性と変化…47
❹ 腸内細菌叢の働き…48　　❺ プレバイオティクス，プロバイオティクス…49

10 生物学的利用度（有効性）——————————— 50
❶ 消化吸収率…50　　❷ 栄養価…51

第4章 炭水化物の栄養 田邊宏基 53

1 炭水化物の化学 ——————————————— 53
❶ 炭水化物の分類と構造…53

2 糖質の体内代謝 ——————————————— 56
❶ グルコースを中心とする代謝…57　　❷ 糖質代謝の臓器差…60
❸ 臓器間を往還する糖質代謝…62

3 血糖値とその調節 —————————————— 62
❶ 血糖調節に関与するホルモン…62　　❷ 血糖曲線…64
❸ 食後，食間，空腹時の糖質代謝…65

4 糖質とその他の栄養素との関係 ——————— 66
❶ アミノ酸，脂肪酸との相互変換…66　　❷ 糖質摂取によるたんぱく質節約作用…66
❸ 糖質摂取によるビタミン B_1 必要量の増加…67　　❹ 炭水化物の摂取量と目標量…68

5 食物繊維 —————————————————— 68
❶ 定義と分類…68　　❷ 生理作用…69　　❸ 食物繊維の摂取量と目標量…72

第5章 脂質の栄養

阿部志麿子

1 脂質の化学
❶ 脂質の分類と構造…75　❷ 脂肪酸…75　❸ 単純脂質…76　❹ 複合脂質…76
❺ 誘導脂質…78

2 脂質の体内代謝（食後・食間）

3 脂質の臓器間輸送と貯蔵エネルギーと臓器別体内代謝
❶ 脂質の臓器間輸送と貯蔵エネルギーと臓器別体内代謝…80
❷ 肝臓中の脂質代謝…83　❸ 脂肪細胞中の脂質代謝と脂肪組織細胞の役割…84
❹ ホルモン感受性リパーゼと血中遊離脂肪酸…84　❺ 筋肉細胞中の脂質代謝…85
❻ ケトン体の代謝…87

4 コレステロール代謝の調節
❶ コレステロールの合成・輸送・蓄積とフィードバック…87
❷ 胆汁酸（コレステロールの排泄形態）とコレステロールの腸肝循環…89
❸ ステロイドホルモンの合成と作用…89　❹ コレステロールの食事摂取基準…90

5 脂質の役割
❶ 必須脂肪酸…91　❷ 脂肪酸由来の生理活性物質（プロスタグランジンなど）…91
❸ 他の栄養素との関係ほか…92
❹ 脂質の過酸化と抗酸化物質（ビタミンA, E, C）…93

6 「日本人の食事摂取基準（2020年版）」―摂取する脂質の量と質の評価
❶ 脂肪のエネルギー比率…93　❷ 飽和脂肪酸・多価不飽和脂肪酸…93
❸ その他の脂質…94

第6章 たんぱく質の栄養

南 道子

1 たんぱく質の化学
❶ たんぱく質の定義…97　❷ たんぱく質の分類と構造…97
❸ アミノ酸・ペプチド…97　❹ たんぱく質の高次構造…100
❺ たんぱく質の機能…101

2 たんぱく質の体内代謝
❶ たんぱく質の消化と吸収…101　❷ たんぱく質の合成…101
❸ たんぱく質の分解…102　❹ 食後・食間・空腹時のたんぱく質代謝…103
❺ たんぱく質・アミノ酸代謝の臓器差…103

3 たんぱく質の栄養価評価
❶ 生物学的評価方法…104　❷ 化学的評価方法…105

4　アミノ酸の代謝 ———————————————————— 106

❶ アミノ酸の働き…106　　❷ アミノ酸の生合成…107

❸ アミノ酸の分解・異化…108　　❹ アミノ酸の代謝と臓器間輸送…109

❺ 尿素サイクル…109

5　他の栄養素との関係 ———————————————————— 110

❶ エネルギー代謝とたんぱく質…110　　❷ 糖新生とたんぱく質代謝…110

❸ 脂肪酸代謝とたんぱく質代謝…111　　❹ ビタミンとたんぱく質代謝…111

6　たんぱく質の食事摂取基準 ———————————————————— 111

第7章　ビタミンの栄養　　　　　　　　　　　　　櫛山　櫻　113

1　ビタミンの定義と分類 ———————————————————— 113

❶ ビタミンの定義…113　　❷ 必須ビタミンの分類…113

❸ ビタミンの役割の歴史的変遷…113

2　ビタミンの構造と機能 ———————————————————— 115

❶ 脂溶性ビタミン…115　　❷ 水溶性ビタミン…118

3　ビタミン代謝と栄養学的機能 ———————————————————— 122

❶ ビタミンAとビタミンDのホルモン様作用…122

❷ 抗酸化作用とビタミンC・ビタミンE・カロテノイド…123

❸ ビタミンの補酵素としての役割…124　　❹ 血液凝固とビタミンK…126

❺ 造血作用とビタミンB_{12}・葉酸…126

❻ 糖質・脂質代謝とビオチン・パントテン酸…126

4　ビタミンの生物学的利用度 ———————————————————— 126

❶ 脂溶性ビタミンと脂質の消化吸収の共通性…126

❷ 水溶性ビタミンの組織飽和と尿中排泄…127

❸ 腸内細菌叢とビタミン産生…127

❹ ビタミンB_{12}と吸収機構の特殊性…127

5　他の栄養素との関係 ———————————————————— 128

❶ エネルギー代謝とビタミン…128　　❷ 糖質代謝とビタミン…128

❸ たんぱく質とビタミン…128　　❹ 核酸代謝とビタミン…129

❺ カルシウム代謝とビタミン…129

第8章　ミネラルの栄養　　　　　　　　　　　　　篠田粧子　131

1　ミネラルの分類と栄養学的機能 ———————————————————— 131

❶ 多量元素…131　　❷ 微量元素…131　　❸ ミネラルの栄養学的機能…131

2　硬組織とミネラル ———————————————— 132

❶ カルシウム（Calcium, Ca）…132　　❷ リン（Phosphorus, P）…135

❸ マグネシウム（Magnesium, Mg）…136　　❹ 骨形成に影響を与える因子…137

❺ 硬組織とフッ素（Fluorine, F）…137

3　生体機能の調節作用 ———————————————— 137

❶ ナトリウムと塩素（Sodium, Na と Chlorine, Cl）…137

❷ カリウム（Potassium, K）…139　　❸ クロム（Chromium, Cr）…140

4　酵素反応とミネラル ———————————————— 140

❶ 銅（Copper, Cu）…140　　❷ 亜鉛（Zinc, Zn）…141

❸ マンガン（Manganese, Mn）…141　　❹ セレン（Selenium, Se）…142

❺ 鉄（Iron, Fe）…142　　❻ モリブデン（Molybdenum, Mo）…143

❼ ヨウ素（Iodine, I）…143

5　鉄代謝と栄養 ———————————————— 143

❶ 鉄（Iron, Fe）の体内代謝と蓄積…143　　❷ ヘム鉄と非ヘム鉄の吸収…144

6　ミネラルの生物学的利用 ———————————————— 144

7　その他の元素 ———————————————— 145

❶ イオウ（Sulfur, S）…145　　❷ コバルト（Cobalt, Co）…145

第9章　水の機能と出納
篠田粧子　147

1　水の出納 ———————————————— 147

❶ 代謝水…147　　❷ 不感蒸泄…148　　❸ 不可避尿量…148

❹ 不可避水分摂取量…148　　❺ 脱水，浮腫…148

2　電解質の代謝 ———————————————— 149

❶ 水・電解質・酸塩基平衡の調節…149　　❷ 高血圧とナトリウム・カリウム…150

第10章　エネルギー
153

1　エネルギーの定義と分類 ————————————— 江口昭彦　153

❶ エネルギーの定義…153　　❷ エネルギーの単位…153　　❸ カロリー…154

2　食品のもつエネルギー ———————————————— 154

❶ 物理的燃焼値と生理的燃焼値…154　　❷ 食品のエネルギー計算…155

3　エネルギー代謝の測定法 ———————————————— 156

❶ 直接測定法…156　　❷ 間接測定法…156　　❸ 燃焼したたんぱく質量…157

❹ 燃焼した糖質と脂質の量…157　　❺ 総熱量のもとめ方…158

4 エネルギー消費量 ———————————————— 159

❶ 基礎代謝量（basal energy expenditure；BEE）…**159**
❷ 安静時代謝量（resting energy expenditure；REE）…**160**
❸ 睡眠時代謝量（sleeping energy expenditure；SEE）…**161**
❹ 活動時代謝量（activity energy expenditure；AEE）…**161**
❺ 食事誘発性体熱産生（diet-induced thermogenesis；DIT）…**161**
❻ 生活時間調査（タイムスタディ，行動時間調査）…**162**

5 推定エネルギー必要量 ———————————————— 162

6 臓器別エネルギー代謝 ——————————— 雨海照祥 165

❶ 筋肉…**165**　　❷ 肝臓…**167**　　❸ 脳…**168**　　❹ 脂肪組織…**169**

第11章 遺伝子発現と栄養 原 一雄 **173**

1 遺伝形質と栄養の相互作用 ———————————————— 173

❶ ヒトゲノムと遺伝子…**173**
❷ 遺伝子多型・変異は人類の多様性を生み出す源である…**173**
❸ 栄養に対する反応の個人差と遺伝子多型…**174**
❹ 栄養素の遺伝子発現に対する影響…**174**

2 後天的遺伝子変異と食品成分 ———————————————— 176

❶ 後天的遺伝子変異とがん…**176**　　❷ 食品中の発がん物質と遺伝子変異…**177**
❸ 食事とがんの関係…**178**

COLUMN

食事の量と時間と長寿の関係…**25**
私たちの消化管は免疫の最前線…**50**
HbA1c と AGEs…**71**
脂肪細胞のサイズとサイトカインについて…**85**
ファイトケミカル…**112**
カルシウム欠乏の状況と骨粗鬆症…**134**

文　献 ———————————————— 179
付　表 ———————————————— 181
索　引 ———————————————— 191

第1章 栄養の概念

1 栄養の定義

栄養とは，生物が外部から以下の①〜③を含む食物を摂取し，それを利用して生命を維持し生活する現象である．
①身体の発育や各組織の代謝回転に必要な成分
②身体の活動に必要なエネルギー
③身体の恒常性の保持と，組織・体液間の浸透圧やpHの調整を行う物質

1 生命の維持

ヒトは，植物のように無機物だけを取り入れ有機物をつくる独立栄養ではなく，有機物を取り入れる従属栄養で生命を維持している．そのため，生命の維持には上記①〜③の目的で有機物も無機物も取り入れ，栄養を行う必要がある．

1）身体の発育や各組織の代謝回転に必要な成分

成長著しい乳児期から思春期にかけて，食物摂取は身体の活動と各組織の消耗にともなう代謝回転を促すためだけでなく，筋肉をつくり身長を伸ばすために他の年代よりも多く摂取する必要がある．中学生男子のカルシウム推奨量は1,000 mg/日，女子は800 mg/日で，30代のそれぞれ750 mg/日，650 mg/日と比べ，特に多くなっている（第8章ミネラルの栄養参照）．

また，食物から摂取するたんぱく質目標量は，平均的な体格でデスクワークの多い身体活動レベルⅠの成人（30代）男性は75〜115 g/日，女性は57〜88 g/日であるが，実際に体の中でつくられるたんぱく質の合成量は180〜240 g/日である．この合成量と食物による外部からのたんぱく質の供給量の差は，体の中ですでにある組織や細胞が分解して供給している量を示している．実際には，筋肉たんぱく質の半減期は約半年で，肝細胞のそれは2〜3日といわれている．食物から供給されない場合は，体内のたんぱく質の消耗をもたらすことになる．私たちヒトは，このことを忘れず毎日の食事に気を配る生活が必要である（第6章たんぱく質の栄養参照）．

2）身体の活動に必要なエネルギー

筋肉を動かすために，アクチン繊維とミオシン繊維がアデノシン三リン酸（ATP）の分解エネルギーを使って行う．それに必要なエネルギー量は1日の総エネルギー量の約4割近くを占めるといわれている．ATPは不安定なため貯蔵することができず，常に合成をしなくてはならない．筋肉運動を激しく行っているときに，呼吸を頻繁に行い酸素を取り込み，ミトコンドリアでATPの合成をさかんにして消耗しているATPを急いで供給しているのはそれを裏付けるもの

食物摂取

わたしたちの食生活は，1日に必要な栄養素を，実際にはそれを含む食物を摂取することで行われている．私たちが食べている調理品は，その食品を加熱することで安全にし，しかもおいしく，消化・吸収しやすい形にして栄養素の摂取量を増やし，味が付いていることで摂食量を多くするという役割がある．栄養素以外にも，その食品に含まれる固有の非栄養的な成分を摂取する目的もあるので（第6章ファイトケミカルのコラム参照），なるべく多種の食品摂取が望ましい．

食品に含まれる栄養素は多岐にわたり，ある食品では炭水化物をおもに含み，またあるものではおもにたんぱく質を摂取する食品として，また野菜や果物は食物繊維やミネラル，ビタミンをおもに摂取するのが目的となる．それらをうまく組み合わせて，献立を立てることで合理的な食生活が営める．
また，ライフステージにおいて，それら食品の選択や調理方法を考えることで，肥満予防や高血圧予防ができる．食物摂取，および食品選択は健常時だけでなく疾患の予防の観点からも大切で，食品の栄養的な特徴を知り，選択することが必要になる．

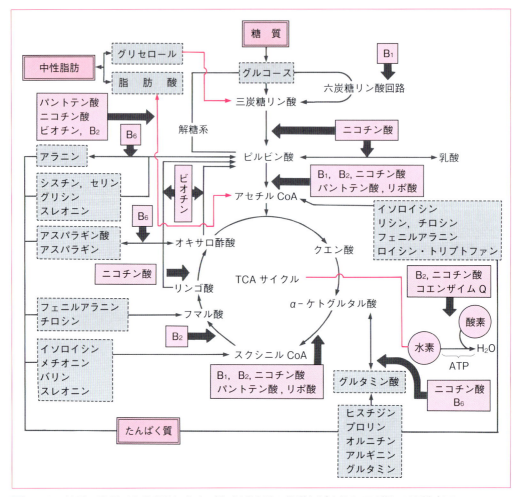

図 1-1　糖質，脂質（中性脂肪）およびたんぱく質の代謝とビタミン B 群との関係略図
前川昭男．(1) 食品と栄養．In：内藤　博，吉田　勉．編．栄養学：有斐閣；1979．

である．脳では，1 日のエネルギー量の 2 割を消費するといわれている．ATP はそれ以外に，体温を 37℃ 前後に保つ，物質の能動輸送や神経伝達など，身体活動においてさまざまな役割をもち，常につくられ消費され続けている．

ATP をつくるためには，三大熱量素であるたんぱく質，炭水化物，脂質の摂取が必要であるが，炭水化物抜きの食事をすると，たんぱく質や脂質が ATP 産生に使われてしまうことになる．生命を維持するのに必要なエネルギー量は基礎代謝量で表される．

3）身体の恒常性の保持と，組織・体液間の浸透圧や pH の調整を行う物質

食品から摂取したものを体に必要な栄養素にするために，さまざまな酵素が必要である．それらの酵素本体はたんぱく質でできているが，その組成はたんぱく質だけでなく，ビタミンやミネラルが結合することで酵素活性を発揮するものも多い．ビタミン B 群の関与を図 1-1 に示した．

図 1-2 は三大熱量素の肝臓での代謝を示している．食事由来のグルコースが

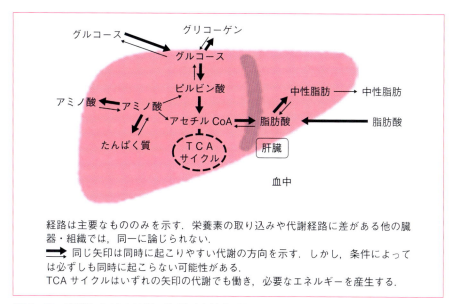

図1-2 肝臓における糖質，脂質（中性脂肪），たんぱく質の相互変換

門脈から肝細胞に流入すると，肝臓ではグルコースが代謝され，TCAサイクルでエネルギーが産生される以外に，グリコーゲンとして合成もされる．また，そのグリコーゲンは空腹時にはグルコースに分解されてTCAサイクルに入るか，血糖の維持のために血中に放出される．また，必要以上に摂取したグルコースは脂肪に合成され，皮下脂肪として蓄積される．食事から摂取されたアミノ酸はおもにたんぱく質に合成されるが，一部はエネルギーに変換される．グルコースの摂取が少ないとたんぱく質がエネルギーに変換される率が高まる．また，脂肪はおもに肝臓で脂肪酸から中性脂肪が合成され血中へ放出され，利用される組織へ血液を介して運ばれる．一部は肝臓でエネルギーとして変換される．このように，三大熱量素はエネルギーを産生する以外に，身体の恒常性を維持するために働いている．

2　健康の保持

健康とは，WHOの定義で「**肉体的，精神的，社会的に良好な状態であることをいい，単に病気や虚弱でないということではない**」とされている．健康を創出するには，日常生活で十分な睡眠をとり，定期的に健康診断を行い，適切な運動と正しい食生活をすることが大切である．生命の維持とは違い，健康の保持は生体の生命活動をより活発にするために必要である．食生活に焦点を当てると，現代人は多くの食品に囲まれ，しかも24時間開いている店を利用すればいつでも好きな食事をとることができる．また，仕事や勉強で夜更かしをする人口が増え，夜遅くに夕食を摂取し，朝食を抜いて，1日2食の人も若年層を中心に増加している．それら，摂食時間の遅延がもたらす肥満や生活習慣病については，時間生物学をもとにした時間栄養学の分野で遺伝子レベルの解明が進んでいる（第

ミネラル・ビタミンの働き

三大栄養素の代謝を行うのに必要な酵素が活性をもつのに必要なビタミンが供給されないと，TCAサイクルでの代謝が行えず，ATPの産生が行えない結果となる．DNA合成やRNA合成にはマグネシウムが必要であるが，マグネシウムが結合して酵素活性を発現する酵素は生体内に約300存在するといわれている．そのほかミネラルには，情報伝達の要であるリン酸化のリンや，カルシウム結合たんぱく質など，細胞内で多彩な働きがある．また，細胞の外液と内液で物質の輸送をすることで，不要な成分の排出，必要な成分の流入を行っている（第7章ビタミンの栄養，第8章ミネラルの栄養，第9章水の機能と出納参照）．

WHOの健康の定義

原文は，「Health is a state of complete physical, mental and social well-being and not merely the absence of disease or infirmity」である．

第1章 栄養の概念

食育基本法

2005年に農林水産省・厚生労働省・文部科学省の三省により制定された．以下の7つの理念に基づいて，現在，農林水産省で政策が進められている．
1．国民の心身の健康増進と豊かな人間形成
2．食に関する感謝の念と理解
3．食育推進運動の展開
4．子どもの食育における保護者，教育関係者等の役割
5．食に関する体験活動と食育推進活動の実践
6．伝統的な食文化，環境と調和した生産等への配慮および農山漁村の活性化と食料自給率の向上への貢献
7．食の安全性の確保等における食育の役割

日本人の食事摂取基準

厚生労働省が，個人や集団の健康維持や増進，食生活が原因となる疾病を予防するなどの目的で，エネルギーおよび各栄養素を年齢別，ライフステージの状況に応じて，具体的な数値を科学的なデータを元に示すものである．5年ごとに改定される．

食事バランスガイド

食事バランスガイドは，1日に必要な栄養素を調理品で摂取できるように考えられたもので，コマの形とイラストで示したものである．主食5～7SV（サービング），副菜5～6SV，主菜3～5SV，牛乳・乳製品2～3SV，果物2SV．

2章摂食行動，第11章遺伝子発現と栄養参照）．食の豊かさが増す一方，戦後の食生活の欧米化とモータリゼーションによる生活習慣病が増加している．生活習慣病は，その名のとおり不適切な生活習慣が原因で発症する疾患であるが，適切な運動や睡眠だけでなく，自分自身が1日に必要な食事の量を把握できている国民の割合は大変少ないと考えられる．さらに，第1項「生命の維持」で述べたように，食物摂取は本来①～③の目的があって行われているものである．決して，食欲の赴くまま好きなものを好きなだけ食べるのではなく，食事の本来の意味を認識して，日々の食事の調達をする必要がある．若い女性の過度なダイエットや男性の肥満の増加，加工食品への過度の依存，若年層からの朝食欠食の増加など，健康を保持するには懸念材料が多くなっている．

そのような現代のさまざまな食の問題を解決するために，2005年に**食育基本法**が制定された．制定された当時は国が食に関する法律をつくるということで大変注目されたが，それだけ日本の食環境が問題であるという認識を国がもっているということである．家庭，学校，地域，職場での食育の実施が明記され，自治体ごとの食育行政が始まり，職場での健康診断や学校においては栄養教諭の配置なども，食育基本法がもたらしたものである．食育基本法の理念の中には，栄養バランスのとれた食事の摂取，食の安心安全，朝ご飯の摂取など，健康の保持に直接かかわることも取り上げられている．

3 健康の保持のための食生活

私たちが健康な食生活を送るために必要な，1日の栄養素の基準値が「**日本人の食事摂取基準**」として定められている．また，食育基本法に関連して，摂取する調理品の必要数を示した**食事バランスガイド**（図1-3）も作成された．食事摂取基準では推定平均必要量または耐容上限量という数値で栄養素別の基準値が定められており，食事摂取基準に基づいて献立作成をすれば，食品群や調理品を基準に献立を立てるより正確に栄養素がとれる．

食生活全般については，2000年に厚生労働省・文部科学省・農林水産省が**食生活指針**を定めて，健康的な食生活を送るにはどうしたらよいか指針を示している（2016年一部改正）．厚生労働省の栄養・食生活の政策（**健康日本21**）では，現代の食生活についての分析をし，それに基づいて食生活の具体的な内容を示している．戦後，カルシウム不足の食事に乳製品を摂取することでカルシウムの摂取が向上したが，近年の食生活は欧米化が過度に行き過ぎ，脂質の過剰摂取，また，若年層を中心にした野菜摂取の減少，老年期のたんぱく質不足など，正しい食物摂取に関しての知識欠如が元になっている問題が表出している．

最近では，摂食時間についても具体的な研究結果が出ており，1日の栄養推奨量に応じた献立を立てるだけでなく，それを摂食する好ましい時間帯なども明らかになっている．また，徐々に欧米化の進んだ日本の食生活であるが，昭和50年代の食事内容がPFCバランスや栄養的に優れているという結果も出ている．栄養学の分野は，個体レベルの研究結果をもとに発展してきたが，最近では細胞

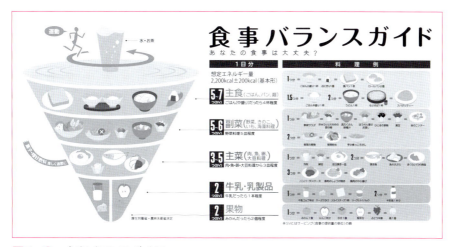

図1-3　食事バランスガイド

食生活指針（2016年）
1．食事を楽しみましょう
2．1日の食事のリズムから，健やかな生活リズムを
3．適度な運動とバランスのよい食事で，適正体重の維持を
4．主食，主菜，副菜を基本に，食事のバランスを
5．ごはんなどの穀類をしっかりと
6．野菜・果物，牛乳・乳製品，豆類，魚なども組み合わせて
7．食塩は控えめに，脂肪は質と量を考えて
8．日本の食文化や地域の産物を活かし，郷土の味の継承を
9．食料資源を大切に，無駄や廃棄の少ない食生活を
10．「食」に関する理解を深め，食生活を見直してみましょう

健康日本21（第二次）

PFCバランス
Protein, Fat, Carbohydrateの熱量が1日の熱量の何％を占めるか割合を示したもの．

レベルや，遺伝子レベルでの研究がさかんになり，さまざまな研究成果が蓄積されている．

2　栄養と健康・疾患

　食品には，栄養素のほかにもさまざまな機能性をもった成分が含まれる．栄養素とファイトケミカルなどの機能性成分とを分けるのは，栄養素には欠乏症が存在するということである．日本人の食事摂取基準の各指標を理解するための概念図（図1-4）を見ると，いずれの栄養素にも不足のリスクと過剰摂取によって健康障害が生じるリスクが存在する．生体には恒常性を維持する機能があるため，短期的な栄養素摂取の増減には対応できるが，長期にわたる栄養素の欠乏や過剰摂取は，生理機能の障害や疾患の原因となる．

　世界には多くの民族が存在し，長い歴史の中でそれぞれの居住地域や宗教に根ざした独自の食文化をつくり上げてきた．そのような食習慣においては，欠乏しやすい栄養素や過剰になりやすい栄養素の傾向は決まっている．日本型の食生活では，常にカルシウムは不足であり，食塩（ナトリウム）は過剰である．一方，急速に市場を拡大している加工食品やいわゆる健康食品では，新たな欠乏症と過剰症に注意をする必要がある．加工食品は微量元素（ミネラル）含有量が低いことが報告されているし，不足しやすい栄養素を簡単にとることができる**サプリメント**では，食欲によるコントロールは望めないため，意図せぬ過剰摂取に気を付ける必要がある．

1　欠乏症

　日本では食糧の不足による欠乏症は少なくなったが，食事（栄養素）バランスの悪化，調理離れ，加工食品への依存，ダイエットの流行，貧困率の上昇などを原因とする新たな欠乏症が増加している．とくに，若い女性のやせ（BMI 18.5以下）と高齢者の低栄養は，ともに4人に1人という高い頻度でみられる．

サプリメントの定義
米国では，ダイエタリーサプリメントは従来の食品・医薬品とは異なるカテゴリーの食品として「ダイエタリーサプリメント健康教育法」（Dietary Supplement Health and Education Act = DSHEA）で定義されている．日本では，保健機能食品として特定保健用食品，機能性表示食品，栄養機能食品が定義されているが，「サプリメント」に法的な定義はない．

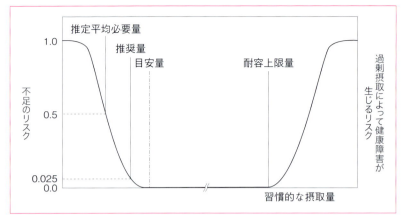

図1-4　食事摂取基準の各指標を理解するための概念図

BMI
Body Mass Index. 体重と身長から求める体格指数. 体重(kg)÷(身長(m))² 日本では18.5～25を適正としている.

＊1：平成22年度　児童生徒の食事状況等調査報告書【食事状況調査編】

見えない油
調理に使う油にはこだわっていても, 外食で使われている油は分からないことが多いし, インスタント食品やレトルト食品の原材料をいちいちチェックする人も多くはない.

＊2：水や調味料, サプリメントなど.

＊3：日本でも高齢者のPEMは増加傾向にある.

マラスムス
エネルギーとたんぱく質がともに不足している状態. 骨格筋の分解, 体重減少, 貧血などが起こる.

クワシオルコル
成長期にみられるPEM. エネルギー量は比較的とれているもののたんぱく質が不足して, 低たんぱく血症, 浮腫, 腹部の膨張, 脂肪肝などを呈する. 発展途上地域では, 弟妹が生まれて母乳が十分に摂取できなくなった幼児に多発し, 精神の発育もみられるが, たんぱく質の補給によって治癒することが可能である.

　独立行政法人日本スポーツ振興センターが2010年に実施した調査＊1では, 小・中学生のカルシウムや鉄, 食物繊維摂取量は推奨量や目標量を大きく下回る一方で, 脂肪のエネルギー比率はきわめて高く, 日本人の食習慣が数十年のうちに大きく変化したことがわかる. 調理離れはさらに加速する傾向にあり, 自分が何を食べているのかわからない—**見えない栄養素**—の比率が高くなりつつある. 食品とは, 少数の例外＊2を除いては動植物の細胞であり, 摂取することで細胞に含まれるさまざまな栄養素が吸収される. そのため, 意識しなくても鉄を除く微量なミネラルは充足されていたと考えられる. しかし近年, 若年層で増加している味覚障害の原因は, 食生活の乱れによる亜鉛欠乏と推測されている. ビタミン欠乏の様相も変化しており, 経済成長期には減少していたビタミンB_1欠乏による不定愁訴, 妊婦の葉酸欠乏, 母乳栄養児のビタミンD欠乏などが注目されている.

　一方, 世界では9人に1人が飢餓に苦しんでいると推定され, 改善はみられるものの女性, 子ども, 高齢者を中心に慢性的な栄養不足がみられる＊3. なかでも発展途上地域にみられる重篤なエネルギー量とたんぱく質の不足（**protein energy malnutrition；PEM**）をマラスムス（marasmus）とクワシオルコル（kwashiorkor）という. 開発途上地域における三大微量栄養素欠乏症は, 鉄欠乏性貧血, ヨウ素欠乏症, ビタミンA欠乏症である. 乳児期・小児期の鉄欠乏は認知能力, 行動および身体的成長に影響し, ヨウ素欠乏は知的障害, ビタミンA欠乏は失明の原因となる.

2　過剰症

　日本型の食生活においては, 食塩（ナトリウム）の過剰摂取がもっとも知られている. 食塩摂取量は低下傾向にあるが, 推定平均必要量の6～7倍を摂取しており, 脳血管系の疾患などを予防するためにさらなる減塩が求められる. 食塩は米飯と相性がよいので, 米の消費が多い地域で過剰になる傾向があったが, 近年は, 若年層でスナック菓子やインスタントラーメンなどからの食塩摂取量が高い

傾向にある.

欧米先進諸国では，エネルギーの過剰摂取と運動不足による消費エネルギーの低下を原因とする肥満が増加し，生活習慣病の発症の大きな原因となっている．日本も例外ではなく，生活習慣病の前段階である内臓脂肪症候群（メタボリックシンドローム）の視点から特定健診を実施し，内臓肥満の予防・解消をめざしている．日本における脂肪エネルギー比率の上昇は急速で，昭和20年代（約70年前）には12%であった比率が，平成元年（1989年）には25%を上まわった．現在，27%程度で目標量の20〜30%内にはあるが，前述の調査では約半数の児童・生徒が30%を超えており，若年層の脂肪摂取量を低下させる必要がある．

サプリメントやいわゆる健康食品によるビタミンやミネラルの過剰摂取は，新たな問題である．これらの食品には，一般的な食品からは一度に摂取できないような量[*1]を含むものもあり，食欲ではコントロールすることができない．

3　生活習慣病

生活習慣病は，「食習慣，運動習慣，休養，喫煙，飲酒等の生活習慣が，その発症・進行に関与する疾患群」と定義されている．生活習慣病の発症には，長期にわたる栄養素の欠乏や過剰とその他の要因，さらに遺伝的な素因や環境要因も関係する．今後，遺伝子診断によって生活習慣病発症リスクを予想することが可能と考えられており，ヒトゲノムの中で個人間で異なる部分（**一塩基多型**）の探索・解析が進んでいる．**SNPs**の解明に基づき，認知症，がん，糖尿病，高血圧等の疾患を対象に，効率的な予防の実現へつなげようとする試みが始まっている（第11章遺伝子発現と栄養）.

また，近年の時間栄養学分野の研究から，生体リズム（体内時計）の調節や食事の時刻が生活習慣病の発症に関与することが明らかとなっている（第2章時間栄養学の項）．朝食の欠食は「社会的時差ぼけ」とよばれる生体リズムの乱れの原因となるし，夜遅い食事は体脂肪合成を活性化し血中コレステロールを上昇させる可能性がある．さらに，高血圧や糖尿病の発症にも関係することが明らかになりつつある．生活習慣病の発症については，食事の摂取バランスとともに食事の時刻や欠食なども重要な影響因子として考慮する必要がある．

4　健康増進

健康と病気の間には，「未病」とよばれる領域がある．特に自覚症状がないにもかかわらず検査値異常を指摘される状態で，血中コレステロールや血糖値，血圧の上昇なども未病の段階と考えることができる．超高齢社会である日本では，未病の段階で病気を発症させないための一次予防の健康対策や，症状が現れていない（発症前期，無症候期）人を対象に疾病の早期発見と早期治療を実施する二次予防が重要である．

省力化が進んだ現代社会においては，「食事だけ」，「運動だけ」で健康を維持することは難しく，①食事，②運動，③休養のバランスをよく保ち，さらに④生

[*4]：レモン100個分の○○．しじみ300個分の○○など.

ビタミン・ミネラルの過剰症

一般に，過剰な水溶性ビタミンは尿中に排泄され，脂溶性ビタミンは体内蓄積によって過剰症になりやすい．個々のビタミン，ミネラルの過剰症については，第7章ビタミンの栄養，および第8章ミネラルの栄養で解説する．

一塩基多型

遺伝子の塩基配列の中に，一塩基の変異が約1%以上の頻度でみられるものを一塩基多型（single nucleotide polymorphism：**SNP** or **SNPs**）とよぶ．この多様性が生活習慣病の遺伝的背景（体質）になると考えられ，健康増進，疾病予防への応用が研究されている．しかし，生活習慣病の発症には多くの遺伝子が関与すると考えられ，数個の遺伝子の診断で体質を調べるというような安易な遺伝子診断の流行には注意が必要である．

第1章 栄養の概念

平均寿命と健康寿命の差

2010年と2016年の平均寿命を比較すると、男性で1.4年（79.6年→81.0年）、女性で0.8年（86.3年→87.1年）延長した。同期間における健康寿命も男性1.7年（70.4年→72.1年）、女性1.2年（73.6年→女性74.8年）延びた。

平均寿命と健康寿命の差は2010年男性9.2年（79.6年/70.4年）、女性12.7年（86.3年/73.6年）、2016年では男性8.9年（81.0年/72.1年）、女性12.3年（87.1年/74.8年）となり、日常生活に制限のある期間は男女とも短縮した。また、平均寿命（男女）1位は日本人の84歳であったが、各国の男女別健康寿命をみると、日本はシンガポールより1歳短く2位である。

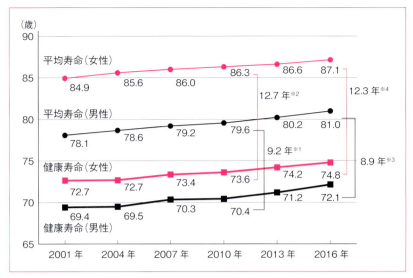

図1-5 男女別平均寿命と健康寿命の推移と差

*1, 2：平均寿命と健康寿命の差（2010年）.
*3, 4：平均寿命と健康寿命の差（2016年）.
厚生労働省：第11回健康日本21（第二次）推進専門委員会資料（2018年3月）より作図.
https://www.mhlw.go.jp/file/05-Shingikai-10601000-Daijinkanboukouseikagakuka-Kousei-kagakuka/0000166296_7.pdf

きがいをもつことなどが重要である。本書では、食事について第3章以降で、消化・吸収、各栄養素の摂取および体内動態、機能および欠乏・過剰を概観し、日本人の食事摂取基準について言及する。

5 平均寿命と健康寿命

　平均寿命（life expectancy at birth）とは、0歳児の平均余命である。健康寿命（healthy life expectancy at birth）は、平均寿命から「病気や障がいにより自立した生活ができない期間」を差し引いた生存期間であり、世界保健機関（World Health Organization；WHO）が2000年に概念を公表した。平均寿命が延びても健康寿命が短ければ生活の質（quality of life；QOL）が低くなるため、平均寿命と健康寿命の差を短縮することが重要である（図1-5）。

3 栄養学の歴史

ヒポクラテス
古代ギリシャの哲学者であり医学者。医学の父といわれている。

四体液説
身体の赤い血液、粘液、黄色い胆汁、黒い胆汁の4液が食物に由来し、この4液の調和によってこそ病気にならず健康が保たれるという考え方。

　紀元前460年ごろ、**ヒポクラテス**が**四体液説**を主張したのが栄養学の始まりであり、栄養学は医学とともに発展の道を歩んでゆくことになる。ハーベイ（Harvey；1578～1657年）は血液循環説を提示し、プリーストリー（Priestley；1733～1804年）による酸素の発見（1774年）を経て、近代栄養学の開祖といわれるラボアジェ（Lavoisier；1743～1794年）が酸素と命名した。

① 呼吸とエネルギー代謝の研究 （表1-1）

表1-1　呼吸とエネルギー代謝の研究

1783〜1785年	ラボアジェ（Lavoisier）は空気中の酸素が消費されて二酸化炭素が生成することを発見．呼吸は燃焼と同じ現象であり呼吸が体内における熱の発生や機械的労作のエネルギーを与えていることを証明した．エネルギー代謝研究の基礎を築いた．
1849年	レニオル（Regnault）とルイゼ（Reiset）は閉鎖系呼吸装置で，摂取する食べ物（栄養素）によって，吸収される酸素と排泄された二酸化炭素の比が異なることを明らかにし，後にプリューガー（Pflüger）がこの比を呼吸商（respiratory quotient；RQ）とよんだ．
1866年	フランクランド（Frankland）はボンブカロリーメーター（爆発熱量計）を使用して，1g当たりの熱量が砂糖3.348 kcal，バター7.264 kcal，卵白4.896 kcalと発表．その後，**物理的燃焼値**は1g当たりで炭水化物4.1 kcal，脂質9.45 kcal，たんぱく質5.65 kcalと算出された．
1878年	ルブナー（Rubner）はエネルギー等価の法則を見出し，1g当たりの**生理的燃焼値**を糖質4.1 kcal，脂質9.3 kcal，たんぱく質4.1 kcal（尿中含窒素化合物の燃焼値1.3 kcalを差し引く）としたルブナー係数を定めた[*5]．
1891年	ルブナー（Rubner）は静止代謝熱量（後の基礎代謝）が体重より体表面積に比例すると示した．
1895年	アトウォーター（Atwater）は主要食品の一般分析とヒトを対象にした消化率試験により生理的熱量を求め，糖質4 kcal/g，たんぱく質4 kcal/g，脂質9 kcal/gになるとエネルギー換算係数（アトウォーター係数）を発表．
1899年	ツンツ（Zuntz）は呼吸熱量計を考案し，種々の筋肉労作に際してのエネルギー必要量を測定[*6]．
1911年	ダグラス（Douglas）はダグラスバッグによる呼気試験を考案．
1916年	デュボア（DuBois）は身長と体重から体表面積を算出する式を示した．
1918年	ハリス（Harris）とベネディクト（Benedict）は基礎代謝基準値を求めるハリス・ベネディクトの式を発表した．
1925年	高比良英雄は，日本人の身長と体重と体表面積との関係式を示した．
1936年	古沢一夫は労作強度指数としてエネルギー代謝率（relative metabolic rate；RMR）を示した．
1952年	ベーンケ（Behnke）は体脂肪を除いた体成分を「lean body mass；LBM」とよぶことを提案．

② 三大栄養素の消化と利用

　1827年にプラウト（Prout）は，食物の栄養成分を現在の三大栄養素に相当する糖（saccharinous），油状（oily），卵白様物質（albuminous matter）の3つに分類した．1842年，リービヒ（Liebig）は脂肪とでんぷんは熱量素（体温の維持），たんぱく質は成形素（構成素，栄養の本質はたんぱく質の補充）であるという考えを発表した．19世紀後半にリービヒ（Liebig）は，体内窒素が尿素・尿酸として尿中に排泄され，尿中窒素量は分解した身体組織の分量と正比例すること，食品によってエネルギー量が異なることを解明した．

物理的燃焼値と生理的燃焼値

物理的燃焼値とは，熱量素を空気中で燃焼させたときに発生する熱量であり，生理的燃焼値とは生体で利用される熱量素のエネルギー値である．糖質と脂質は物理的燃焼値に消化吸収率を乗じた値が生体で利用されるが，たんぱく質は物理的燃焼値に消化吸収率を乗じた値から尿中に排出される損失エネルギー量を差し引いた値が生体で利用されることになるため，栄養素の物理的燃焼値と生理的燃焼値の差は，たんぱく質でもっとも大きい．

[*5]：その後に，食事摂取にともなう熱発生，すなわち食事誘発性熱産生を見出した．

食事誘発性熱産生（diet-induced thermogenesis；DIT）

特異動的作用（specific dynamic action；SDA）ともよばれる．食べ物を食べることにより消化吸収などの活動が活発になり，体熱が産みだされエネルギー消費量が増える現象．食後間もなくから起こり，1時間後に最高となった後，徐々に減りながら5〜10時間ほど続く．

[*6]：また，食後12時間を経過し常温で安静状態の代謝が一定であることを示した．1906年マグヌス・レビ（Magnus-Levy）により基礎代謝と命名．

第1章 栄養の概念

3 糖質の研究 （表1-2）

表1-2 糖質の研究

1810年	ゲイルサック（Gay-Lussac）とテナール（Thénard）はショ糖（砂糖），でんぷん，乳糖の元素分析で，水の生成に必要な割合の水素と酸素が炭素に結合していることを明らかにした．
1811年	キルヒホフ（Kirchhoff）はでんぷんをブドウ糖に転化した．
1833年	ペイヤン（Payen）とペルソ（Persoz）は麦芽からでんぷんをブドウ糖に変える作用のある酵素を分離し，ジアスターゼと名付けた．
1834年	ペイヤン（Payen）は植物の細胞壁から化学的に抵抗力の強い物質を分離し，セルロースと名付けた．
1844年	シュミット（Schmjdt）は血液中に糖の存在を証明．でんぷんやショ糖を炭水化物とよんだ．
1845年	ミヤール（Miahle）は唾液をアルコール処理することにより，でんぷんを分解する活性物質が存在することを明らかにした．
1856年	ベルナール（Bernard）はグリコーゲンが肝臓で生成，貯蔵されることを発見した[*7]．
1894年	高峰譲吉が小麦ふすまの麹からジアスターゼを抽出しタカジアスターゼと名付けた．
1930年	エムデン（Embden）とマイヤーホーフ（Meyerhof）は，解糖系を明らかにした．
1937年	クレブス（Krebs）はクエン酸回路（TCA回路，クレブス回路）を発見．
1971年	バーキット（Burkitt），トロウェル（Trowell）は「食物繊維仮説」の中で，健康や疾病（大腸癌）予防に対する食物繊維の摂取の重要性を発表．

[*7]：さらにグリコーゲンが唾液や膵液により麦芽糖に変えられること，でんぷんと同様に希酸と煮沸するとブドウ糖を生ずることを確認．

4 脂質の研究 （表1-3）

表1-3 脂質の研究

1814年	シュブルイユ（Chevreul）はトリアシルグリセロール（トリグリセリド，中性脂肪）が脂肪酸とグリセロールからなることを明らかにした．
1844年	ベルナール（Bernard）は膵液中のリパーゼにより，脂質が脂肪酸とグリセロールに分解されることを示した．
1844～1846年	ゴブレー（Gobley）は卵黄からグリセロール，脂肪酸のほか窒素とリンを含む物質を単離し，レシチンと命名．1868年ストレッカー（Strecker）はレシチンの含窒塩基がコリンであると発見．
1854～1860年	ベルテロー（Berthelot）はグリセロールと脂肪酸から脂肪の合成を試み，脂肪の化学構造を解明．
1905年	クヌープ（Knoop）が脂肪酸のβ酸化を発見[*8]．
1929～1932年	バー（Burr）夫妻は無脂肪食の動物実験により，リノール酸，リノレン酸が必須脂肪酸であることを示した．
1952年	リーネン（Lynen）は脂肪酸のβ酸化によるアセチルCoAの生成を証明．
1954年	グリーン（Green）はβ酸化の存在を証明．

[*8]：さらに脂質が加水分解されると脂肪酸，胆汁酸，モノグリセリドのエマルショングルコース粒子となって吸収される説を発表．

5 たんぱく質の研究

1）消化など（表1-4）

表1-4 たんぱく質の研究 消化など

1806年	ボークラン（Vauquelin）とロビッケ（Robiquet）はアスパラギンを発見.
1824年	シュワン（Schwann）は胃液から消化能をもった物質ペプシンを分離.
1828年	ウェーラー（Wöhler）らは尿素の人工合成に成功したが，体内で合成される経路はこれと異なることを発表[*9].
1838年	ムルダー（Mulder）はたんぱく質を**プロテイン**とよぶことを提唱.
1874年	キューネ（Kühne）は膵液にたんぱく質消化能があることを発表.
1898年	コッセル（Kossel）はたんぱく質がアミノ酸の結合したポリペプチド鎖からなると推定．20世紀にフィッシャー（Fischer）により確認.
1906年	コーンハイム（Cohnheim のちにケストナー（Kestner）に改姓）はたんぱく質がペプシンやトリプシンにより，アミノ酸まで加水分解されると発表．また，小腸分泌液に含まれるたんぱく質分解酵素をエレプシン（erepsin）と命名.
1932年	クレブス（Krebs）が尿素回路を発表.
1936年	ローズ（Rose）がトレオニン（歴史上最後に発見されたたんぱく質の構成アミノ酸）を発見[*10].
1939年	シェーンハイマー（Schoenheimer）は食事中たんぱく質から供給されるアミノ酸が絶えず体内で入れ替わる動的平衡状態であることを実験により確認.

2）出納実験（表1-5）

表1-5 たんぱく質の栄養価，出納実験

1836年	ブサンゴー（Boussingault）は窒素平衡の概念を提唱.
1883年	ケールダール（Kjeldahl）が考案した湿式窒素定量法により，たんぱく質の栄養評価が可能となった.
1908年	ホプキンス（Hopkins）らは必須アミノ酸の生理的効果を確認.
1919年	オズボーン（Osborne）とメンデル（Mendel）は各種の単一たんぱく質の栄養価（質）は構成されているアミノ酸の構成比（組成）の違いにより差異が出てくることを発表[*11].
1936年	ローズ（Rose）はトレオニンを発見．これにより，必須アミノ酸と非必須アミノ酸に分類されるようになった.
1945年	アリソン（Allison）は窒素出納指数法（nitrogen balance index；NBI）を発表.
1946年	ミッチェル（Mitchell）とブロック（Block）は全卵たんぱく質のアミノ酸組成を基準とする化学価（chemical score）の概念を明らかにした.
1949年	リッテンバーグ（Rittenberg）らは，^{15}Nで標識したアミノ酸などの種々の同位体を用いる実験により，体たんぱく質の合成，分解，代謝回転率を示した.
1957年	ベンダー（Bender）はたんぱく質正味利用率（net protein utilization；NPU）の測定法を発表.
1957年	国連食糧農業機関（FAO）がたんぱく価（protein score）を発表.
1973年	FAOとWHOの合同委員会がアミノ酸価（amino acid score）を発表.

[*9]：1932年にこの経路は，クレブス（Krebs）により尿素回路として同定された.

プロテイン
語源は「プロテウス」. ギリシャ語で「第一位のもの」という意味.

[*10]：これにより，必須アミノ酸と非必須アミノ酸に分類されるようになった.

[*11]：また，各種アミノ酸の成長試験により，制限アミノ酸の概念を発表．さらに，栄養価の劣るたんぱく質でも，不足するアミノ酸を添加するとシロネズミがよく成長することを発表．たんぱく質効率（protein efficiency ratio；PER）を提案.

第1章 栄養の概念

6 ビタミンの発見（表1-6）

　ビタミン発見の歴史は古く，壊血病は新鮮な野菜や果物で予防治療できることが知られ，1720年クレーマー（Kramer）はオレンジ汁で船乗り病を治療している．

表1-6　ビタミンの発見

1884年	高木兼寛は日本海軍における食事改善により脚気の原因が栄養因子であることを実証．
1897年	エイクマン（Eijkman）は東南アジアでの脚気の研究中，ニワトリの白米病を発見．
1907年	ホルスト（Holst）とフレーリヒ（Fröhlich）はモルモットで壊血病を作成し，野菜で症状を防げると発表．
1910年	鈴木梅太郎は米糠から抗脚気有効成分オリザニン（ビタミンB_1）を抽出した．1912年ドイツの生物化学雑誌に発表．
1911～1912年	フンク（Funk）は微量物質を分離し**ビタミン**と命名．ビタミン（B_1）が抗脚気因子であることを示した．
1913年	マッカラム（McCollum）は副栄養素としてバターなどに含まれる成長促進作用をもつ因子，脂溶性Aを報告．ドラモンド（Drummond）により脂溶性AはビタミンAと命名．
1915年	マッカラム（McCollum）は粗製乳糖中に抗麻痺作用のある水溶性Bがあることを報告．
1917年	マッカラム（McCollum）はビタミンAの欠乏による角膜乾燥症などの眼疾患の発症を報告．
1919年	ドラモンド（Drummond）が野菜に含まれる「抗壊血病因子」（現在のビタミンC）を水溶性Cと命名[*12]．
1921年	メランビ（Mellanby）は肝油中の脂溶性因子を酸化しても抗くる病因子は残ることを観察[*13]．
1922年	エバンス（Evans）はシロネズミの不妊症予防因子を発見．1923年シュアー（Sure）がビタミンEと命名．
1926年	シャーマン（Sherman）はビタミンBが1種類でないことを確認．1927年英国医学研究会議はこれらをビタミンB_1，B_2と命名．
1933年	クーン（Kuhn）らはビタミンB_2として黄色色素リボフラビンを分離．
1933年	ウイリアムス（Williams）はパントテン酸を発見．
1934年	ポール・ジェルジ（Paul-Györgyi）はビタミンB_6を発見．
1934年	エバンス（Evans）らは不飽和脂肪酸がネズミの繁殖と乳汁分泌に必要なことを確認し，ビタミンFと命名．
1935年	ダム（Dam）とドイジー（Doisy）は血液凝固因子である**ビタミンK**を発見し機能を解明．
1937年	エルビエム（Elvehjem）は，ペラグラ予防因子を単離し，ニコチン酸（ナイアシン）と命名．
1941年	スネル（Snell）らはほうれん草から乳酸菌増殖因子を分離し**葉酸**と命名．
1948年	フォルカース（Folkers）らは肝臓から悪性貧血に有効なビタミンB_{12}を単離．

ビタミン（Vitamin）
Vitalなamineという意味から名付けたが，のちにamineの性質はもたないことが判明し，末尾のeを削除した．

[*12]：ドラモンドによりビタミンA，B，Cの命名がなされ，1940年代までにビタミンD，E，K，さらに複数のビタミンBの存在が明らかとなった．

[*13]：その後，抗眼病因子としてビタミンA，抗くる病因子としてビタミンDが発見された．

ビタミンK
凝固を意味するドイツ語Koagulationsの頭文字．

葉酸
ほうれん草はラテン語でfoliumとよばれることから，folic acid（葉酸）と命名．

7 ミネラルの栄養 （表1-7）

表1-7　ミネラルの栄養

1748 年	ガーン（Gahn）は骨の主成分がリン酸カルシウムであることを発見.
1850 年	フォーブス（Forbes）はウシの平衡試験の結果，飼料にはカルシウムとリンの補給が必要と報告.
1918 年	オズボーン（Osborne）とメンデル（Mendel）は，リン欠乏食によるシロネズミの成長抑制から，リンは必須であることを発見.
1925 年	ハート（Hart）とエルビエム（Elvehjem）は，牛乳のみを与えて発症した貧血は無機鉄だけでは回復しなかったことから，無機鉄の利用には銅が必須であることを発見.
1931 年	マッカラム（McCollum）はマグネシウムが必須であることを発見.
1931 年	エルビエム（Elvehjem）はマンガンが必須であることを発見.
1934 年	エルビエム（Elvehjem）は亜鉛欠乏が味覚障害に関与することを発見.
1953 年	レンゾ（Renzo）らはモリブデンが必須であることを発見.
1957 年	シュワルツ（Schwarz）とフォルツ（Foltz）はセレンの有効性を明らかにした.
1959 年	シュワルツ（Schwarz）とメルツ（Mertz）は糖代謝にクロムが必要なことを証明.

8 遺伝子およびその他 （表1-8）

遺伝現象はヒポクラテスの時代から知られていたが，その理論付けは困難であった．メンデル（Mendel）はエンドウマメの形質（特徴）に注目して 1856 年から交配実験を行い，1865 年に**分離の法則，独立の法則，優性の法則**の 3 つを報告した．その後ウィリアム・ベイトソン（Bateson）により「遺伝子」と命名される．

表1-8　遺伝子およびその他

1865 年	メンデル（Mendel）は「雑種植物の研究」を発表し，1900 年（死後 16 年）に評価される.
1900 年	高峰譲吉が牛の副腎からアドレナリンを抽出.
1914 年	佐伯矩が私立の栄養研究所を設立.
1935 年	トッド（Todd）はヌクレオチドの構造を解明.
1944 年	アベリ（Avery）らは核酸 DNA が遺伝子の働きをしていると発表.
1950 年	米国ジャクソン研究所が，ob/ob マウス系統（Obese：肥満）を確立.
1953 年	ワトソン（Watson）とクリック（Crick）は DNA 分子が二重らせん構造をとることを証明.
1961 年	ジャコブ（Jacob）とモノー（Monod）は RNA の存在を提示.
1966 年	米国ジャクソン研究所は db/db マウス系統（diabetes：糖尿病）を確立.
1994 年	フリードマン（Friedman）とザン（Zhang）は肥満遺伝子を発表.1995 年この肥満遺伝子に由来するホルモン（OB たんぱく質）をレプチン（leptin）と命名.
2003 年	ヒトゲノム全塩基配列の解読完了（2000 年開始，2004 年論文発表）.

分離の法則，独立の法則，優性の法則

優位性の法則（優劣の法則）とは，遺伝子には優性のものと劣性のものがあり形質（特徴）として優性のものが現れること．分離の法則とは，1 世代目では発現しなかった形質（特徴）も，その遺伝子は消えてなくなったのではなく，世代を越えて発現すること．またそれぞれの形質は，独立した遺伝情報としてもっており，互いに影響しあわないことを，独立の法則という.

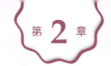

第2章 摂食行動

1 摂食行動の調節

　摂食は，動物が栄養素（エネルギーや身体の材料など）を摂取するために欠かせない行動である．拒食や不適切な食物の摂取は，そのまま死につながることから，さまざまな制御機構が進化してきた．ヒトの場合，食欲や好奇心が引き金となって食物を口に運び，咀嚼しながら，味やにおい，テクスチャーなどの感覚を総動員して食物を味わい，嚥下することで消化器官に受け渡される．ここには，食物として適切なものを摂取するための本能的な判断が含まれるとともに，ヒトの場合は記憶，情報，雰囲気などに起因する心理的・嗜好的な要素も多く含まれる．食物を十分に摂取すると満腹感・満足感が生まれ，摂食行動は終了する．また，摂食時の経験に加え，摂食後数時間の体調変化による無意識的な学習も含めて，その後の嗜好性が影響を受け，ふたたび摂食行動の調節に関与する．

1 空腹感・満腹感と食欲

　摂食行動を引き起こす空腹感や，抑止力となる満腹感は，体内のエネルギー状態や内臓の生理的情報を脳がモニタリングした結果生まれる．その代表的な情報として，グルコースが使われており，血中濃度（血糖値）が低下すると空腹感が生じ，上昇すると満腹感が生じる．別の情報として，胃の内容物量に応じた胃壁の伸展・収縮もあげられる．たとえば，胃が膨れるまで水を飲んだ場合，エネルギーがないにもかかわらず，ある程度の満腹感が得られる．胃の伸展情報は，**迷走神経**を介して脳に伝えられ，空腹感および満腹感に寄与する．ただし，胃を切除した人においても空腹感や満腹感は生じるし，胃が空っぽの状態で，血中にグルコースを投与して血糖値を上昇させた場合にも，やはり満腹感が得られることから，必ずしも胃の伸展情報が必須というわけではない．また，空腹時に脂肪（トリグリセリド）が分解されて生じる遊離脂肪酸や，肝臓で生成される**ケトン体**が血中に増えることでも空腹感は増強される．さらに，絶食時に胃から分泌されるペプチドホルモンであるグレリンは空腹感に寄与し，食後に脂肪組織から分泌されるレプチンは満腹感に寄与する．このように，血液や消化器官から送られてくる生理的な情報を，脳が感知することで，空腹感・満腹感が生み出される．

　ちなみに，食欲というのは，空腹感や満腹感を含んだ，より上位の感覚である．空腹感・満腹感をベースにして，食物の見た目，におい，情報，記憶，雰囲気，体調，疲労などの要素も加えて食欲が形成される．したがって，「空腹感はあるけど食欲がない」ということもあるし，反対に，「満腹感は強いけれど食欲はある」ということもある．

迷走神経（vagus nerve）

12対ある脳神経の1つ（第10脳神経）で，首から腹部までのほぼすべての内臓を支配している．したがって，消化器情報の多くは迷走神経により脳まで伝えられている．

ケトン体（ketone body）

アセト酢酸，βヒドロキシ酪酸，アセトンの総称．絶食時などグルコースが不足した状態において，おもに肝臓において脂肪酸が代謝されたときに生成される．

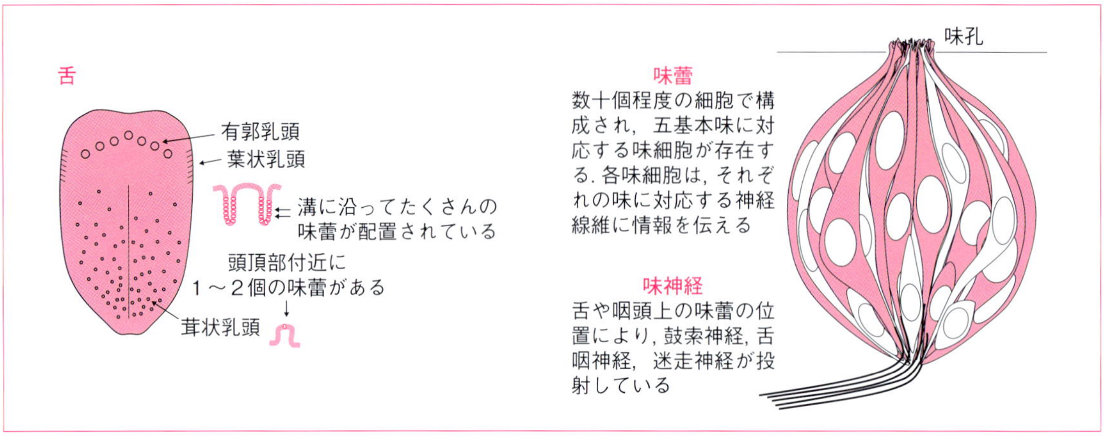

図2-1 味蕾の位置と構造

2 味覚と食物の認知

味覚は，食物の情報を得るために欠かせない感覚である．学術的な狭い意味での味は，口腔内に存在する味蕾と呼ばれる組織（**図2-1**）が起点となる感覚で，甘味，**うま味**，苦味，酸味，塩味の五味である．ただし，一般的に食物の味といった場合は，この五基本味に加えて，**体性感覚神経終末**で直接感知される辛味をはじめ，渋味，えぐ味，こく味，あるいは，テクスチャーや風味（におい）までをも含んでいる．カニの味，味噌汁の味，チョコレートの味などと私たちが特定の食物の味と感じているものの大半は，におい情報に起因している．したがって，鼻をつまんで食物を口にすると，味が識別しづらいということが起こる．このように，個別の食物の識別はおもに嗅覚情報が担うのに対して，五基本味は，食物の基本的な栄養特性を判断するのに役立つ．甘味は，おもに糖類の味であり，食物中の炭水化物の存在を示す．うま味は基本的にはアミノ酸（ヒトの場合はグルタミン酸をとくに強く感じる）の味であり，たんぱく質の存在を示すことから，これら2つの味は栄養素的に好ましい（摂取すべき）味としてとらえられる．また，塩味は，ナトリウムイオンを主としたミネラルの味であり，低濃度では好ましい味に感じるが，高濃度（塩辛い）になると忌避的要素が出てくる．酸味は腐敗を感知するのに重要であり，基本的には避けるべき味である．ただし，甘味と組み合わさることで減弱することから，熟した果物などにおいては，酸味よりも甘味が勝って好ましい味と感じる．苦味は毒性を示す味であり，やはり避けるべき味である．ただし，野生動物においては，苦味（受容体）の欠落は死に直結すると考えられているものの，ヒトの場合は，安全な苦味物質を学習することで，苦味を楽しむこともできるようになる．一般的に，子どもの頃は苦味や酸味などの忌避味が苦手であるが，大人になるにつれて徐々に受け入れられてくる．また，摂食後数時間以内に腹部の不快感が生じた場合，その食べ物に対する忌避行動（嫌悪）が形成されることがあり，これを味覚嫌悪学習とよぶ．

五基本味の検出は，味蕾の細胞に存在する味覚受容体によって受け取られるこ

うま味（umami）

東京帝国大学（現在の東京大学）の池田菊苗（いけだきくなえ）が昆布のだし成分としてグルタミン酸を発見し，その味を第5の基本味として"うま味（umami）"と命名した．長い間，欧米の科学者には受け入れられなかったが，現在では味覚受容体（TAS1R1とTAS1R3）も同定され，五基本味の1つに分類されている．

体性感覚（somatic sensation）

体性感覚とは，触覚や温痛覚，深部感覚（動きや運動の感覚）を表し，内臓感覚や特殊感覚（視覚，聴覚，味覚，嗅覚，平衡感覚）と区別される．辛味は痛覚や温度感覚を伝える三叉神経（さんさしんけい）によって受容・伝達される．

とに始まる．1つの味蕾は数十から百個程度の細胞によって構成されており，その中に，それぞれの基本味を受容する細胞が存在している．たとえば，甘味やうま味を受け取る細胞は甘味やうま味受容体（**TAS1R 遺伝子群**）を発現しており，苦味を受け取る細胞は苦味受容体（**TAS2R 遺伝子群**）を発現している．それぞれの味の受容細胞が味物質を受け取ると，その信号は，同じ味を伝える味神経細胞（舌の前3分の2は鼓索神経，後ろ3分の1は舌咽神経の中に存在）に伝達される．そこから延髄孤束核，視床を経由して，大脳味覚野に到達する．高次中枢においては，におい，見た目，触感，記憶など他の情報と統合処理される．

3 脳の役割

脳において，食物の情報は，味覚や嗅覚のみならず，視覚や記憶情報など，さまざまな情報と合わされた結果，おいしさ，食欲，満足感，記憶といったアウトプットになる．ヒトの場合，心理的な要因が食欲やおいしさに与える影響は大きい．たとえば，皿に盛った野菜が，千切りとなっていて，切る前の状態よりも容量が増えている場合，食べた人は量が多いと感じて，満足感（満腹感）が大きくなりやすい．あるいは，普段と同じ食材でも，一人で食べる場合と，家族や友人とで賑やかに食べる場合とでは，満足感やおいしさの感じ方が異なる．さらには，緊張やストレスによって食欲やおいしさが低下することもある．拒食症や過食症といった摂食障害の場合，血糖値や胃の伸展といった生理的な応答に問題があるというよりは，心因性（脳の反応）の原因であることが多い．

2 摂食の調節機構

摂食量の調節には，さまざまな摂食調節因子がかかわっている．脳における摂食調節はおもに視床下部（**図2-2**）が担当しており，体内のエネルギー状態に関するホルモン情報や迷走神経からの臓器情報などが集められてくる．また，後述の概日リズムの中枢である視交叉上核も視床下部に存在しており，日内リズムに合わせて摂食行動を調節している．摂食調節にかかわる因子や神経回路は動物実験から得られた知見が多く，裏を返せば，動物全般に共通している基本的な仕組みである．

1 摂食中枢と満腹中枢

脳が摂食量の調節を制御していることは，動物（ラットやネコなど）の脳の特定部位を破壊したり，刺激したりする実験により，その理解が進んだ．視床下部の外側野（lateral hypothalamic area；LHA）を破壊すると，動物は摂食量が減ってやせていく．一方で，腹内側核（ventromedial hypothalamic nucleus；VMH）を破壊すると，過食して肥満になる．また，LHA を電気的に刺激すると摂食が促進され，VMH を刺激すると摂食の抑制がみられる．LHA と VMH には，血中グルコースに対してそれぞれ反対の応答を示す神経が存在しており，血糖値が上昇すると LHA の神経は抑制され（グルコース感受性ニューロン），

TAS1R 遺伝子

甘味とうま味の受容体をコードする遺伝子ファミリー．T1R 遺伝子ともよぶ．TAS1R1，2，3の3種類があり，1と3の組み合わせでうま味受容体，2と3の組み合わせで甘味受容体として機能する．

TAS2R 遺伝子

苦味受容体をコードする遺伝子ファミリー．T2R 遺伝子ともよぶ．哺乳類ではゲノム中に30種類程度存在し，ヒトでは26種類，マウスでは35種類の遺伝子が報告されている．苦味として避けるべき物質は動物の食性によって異なっていることから，動物種ごとに進化している部分が多い．

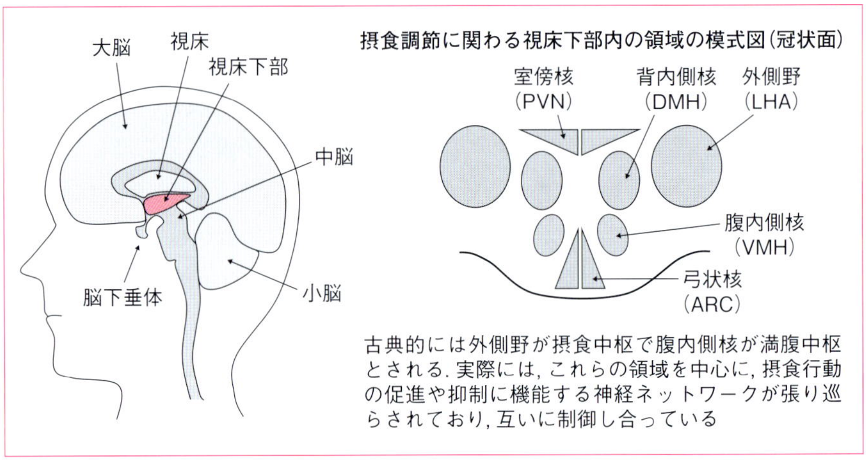

図2-2 視床下部の位置と構造

VMH の神経は活性化される（グルコース受容ニューロン）．これらのことから，基本的には LHA が摂食中枢（空腹中枢）で，VMH およびその周辺（室傍核や弓状核も含めた視床下部の内側部）が満腹中枢であると解釈されている（**図2-2**）．ただし，実際には，この周辺領域はもっと複雑な神経ネットワークを形成して入り組んでおり，必ずしも単純な脳領域で切り分けられない側面もある．

近年では，**光遺伝学**の技術が発達し，光により特定の神経回路のみを活性化したり抑制する実験が可能になった．そこから，弓状核においてニューロペプチドY（NPY）とアグーチ関連ペプチド（AgRP）を産生する神経（NPY/AgRP ニューロン）の活性化が，摂食行動の促進（空腹感）に必須であることや，反対に，プロオピオメラノコルチン（pro-opiomelanocortin：POMC）を発現する神経（POMC ニューロン）の活性化が，メラノサイト刺激ホルモン（α-MSH）を介して摂食行動を抑制することなどが明らかになっている．神経回路網の全容解明にはもう少し時間がかかるが，徐々にこのような神経回路に関する知見が増えてきている．

2 摂食調節因子

上述のとおり，血糖のように，摂食・満腹中枢を活性化・抑制する刺激により摂食行動が調節されている．同様に，これらの中枢に働きかけ，摂食を調節する因子が多数明らかになっている（**表2-1**）．

レプチンは脂肪細胞で産生されるペプチドホルモンで食後に分泌量が増加し，視床下部の満腹中枢に作用して摂食を抑制する．また，エネルギー消費も促進することから，レプチン遺伝子，あるいは，レプチン受容体遺伝子が働かなくなったマウスは，過食をともなう過度の肥満となる．レプチンの産生量は脂肪組織量に比例して増加し，摂食抑制とエネルギー消費の促進に働くことから，脂肪量を一定に保つ方向に働くと考えられるが，肥満者（肥満動物）においては，レプチンが効かなくなるレプチン抵抗性が生まれやすく，肥満が解消されない原因とな

光遺伝学（optogenetics）

光で活性化されるイオンチャネルなどの遺伝子を，特定の細胞に発現させることで，その細胞の活性を光によって操るような研究領域．

レプチン変異マウス

レプチン遺伝子に変異が入って正常なレプチンをつくれなくなったマウス．代表的なものとして ob/ob マウスがおり，肥満研究に広く利用されている．その名前は obese（肥満）に由来する．また，レプチン受容体遺伝子に変異が入りレプチン受容体が機能しない db/db マウスも有名．その名前は diabetes（糖尿病）に由来し，どちらのマウスも極度の肥満となる．

3 食事のリズムとタイミング（時間栄養学）

表2-1　おもな摂食調節物質[*1]

	摂食抑制	摂食促進
代謝物	グルコース	遊離脂肪酸 ケトン体
ペプチドホルモン （末梢組織から分泌）	レプチン インスリン コレシストキニン（CCK） ペプチド YY（PYY） グルカゴン様ペプチド-1 （GLP-1）	グレリン
神経ペプチド （中枢で分泌）	コルチコトロピン放出ホルモン （CRH） メラノサイト刺激ホルモン （α-MSH）	アグーチ関連ペプチド（AgRP） ニューロペプチド Y（NPY） オレキシン メラニン凝集ホルモン（MCH）
神経伝達物質	セロトニン ヒスタミン ドーパミン	ノルアドレナリン

[*1]：消化管組織から分泌され，摂食を促進するホルモンとしてグレリンが知られており，摂食を抑制するものとしては，グルカゴン様ペプチド（GLP-1），コレシストキニン（CCK），ペプチド YY（PYY）などが知られている．これらの消化管ホルモンの作用は，おもに迷走神経を通じて延髄孤束核経由で視床下部に伝達されると考えられている．そのほか，脳内で分泌され，摂食を促進するペプチドホルモン（神経ペプチド）として，AgRP，NPY，メラニン凝集ホルモン（MCH），オレキシンなどがあり，摂食を抑制するものとして，コルチコトロピン放出ホルモン（CRH），α-MSH などが知られている．また，視床下部において，神経伝達物質であるセロトニン，ヒスタミン，ドーパミンは摂食を抑制し，ノルアドレナリンは促進に働く．

る．

　レプチンと反対の作用を示すペプチドホルモンとしてグレリンがあり，摂食を促進させる．グレリンは胃や脳で産生され，絶食時に胃からの分泌量が増え，摂食により低下する．

　これらの調節機構を介して，ヒトや動物は無意識のうちに摂食量を調節し，必要なものを適度に摂取する仕組みになっている．たとえば，低エネルギーのものであれば，多めに摂取し，高エネルギーのものであれば少ない量で満腹感が現れ，結果的には同程度のエネルギー摂取量のところで摂食抑制がかかる．また，特定の栄養素が欠乏している状況では，その栄養素を含む食品に嗜好性が高くなるような制御もある．ただし，報酬系（ドーパミン神経回路）を強く活性化する刺激に関しては依存性（中毒性）が生じやすく，高脂肪食などがやみつきになってしまうことと関係があると考えられている．また，肥満はレプチン抵抗性を生んで摂食抑制が効きにくい状態になることから，過食が促進されやすくなる．

3　食事のリズムとタイミング（時間栄養学）

　日本人のエネルギー摂取量の推移を数十年単位で見ると，1970 年代をピークに 2010 年あたりまで減少し続けている（**図2-3左上**）．近年では 1950 年ころの戦後食糧危機の時代よりも低い水準にまで低下しているにもかかわらず，糖尿病患者は増え，男性の肥満率は増加し続けている（**図2-3左下**：女性の肥満率はほぼ横ばい）．肥満や糖尿病が増加している背景には，運動不足や動物性脂肪の摂取量の増加がよくあげられているが，食生活リズムの夜型化や不規則化の影響も無視できない．なぜなら，栄養効果は食べる時刻やパターンによって変化することが明らかになってきているからである．典型的なものとしては，同じエネルギーの食事を摂取した場合，朝食のほうが太りにくく，夜食のほうが太りやすい

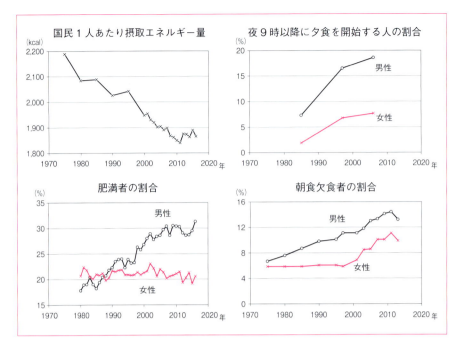

図2-3 日本人の食生活の変化を表すデータ
厚生労働省「国民健康・栄養調査」を元に作成.

ということや，シフトワークが肥満のリスクを増加させるという知見である．ここには，食事のリズムやタイミングという視点が必要であり，体内時計の概念を取り入れた栄養学を**「時間栄養学」**とよぶ．

1　概日リズム（サーカディアンリズム）

　ほとんどの動植物には，おおよそ24時間周期の内因性リズムがそなわっており，ヒトも例外ではない．このリズムを一般的には体内時計とよび，学術的には概日リズム，あるいは，**サーカディアンリズム**とよぶ．動物の場合，*Period* や *Clock* などの時計遺伝子とよばれる十数個の遺伝子群が転写・翻訳のフィードバックループを形成し，そのアウトプットとして約24時間の周期が生まれる（**図2-4**）．したがって，リズムの源は全身の個々の細胞内に存在しているが，細胞同士のリズムが同期することで，睡眠／覚醒，深部体温，心拍，血圧といった生理現象レベルでの大きな24時間リズムとなる．外部の環境時刻に合わせて体内の時計を適切な時刻に同期させる手がかりとして重要なものが，光，食事，活動のタイミングである（**図2-5**）．

　睡眠／覚醒といった活動リズムのペースメーカーとなる時刻情報を与えているのが**視交叉上核**の神経ネットワークであり，中枢時計とよばれる．ラットやマウスにおいて視交叉上核を破壊すると，24時間周期の活動／睡眠リズムがみられなくなり，ランダムに睡眠と覚醒を繰り返すようになる．ただし，総睡眠時間や総活動量は変わらないことから，24時間リズムのみが消失していることがわかる．視交叉上覚には視神経からの入力があり，外部の光情報に合わせて時刻の同

時間栄養学（chrono-nutrition）
体内時計などの生物時計を扱う学問を時間生物学（chronobiology：クロノバイオロジー）とよぶ．栄養学と組み合わせることで時間栄養学という造語がつくられ，関連分野として，薬理学と組み合わせた時間薬理学（chrono-pharmacology）というものもある．

サーカディアンリズム（circadian rhythm）
ラテン語でおおよそを表す circa と，1日を表す dies に由来している．

視交叉上核（suprachiasmatic nucleus）
脳の視床下部に存在する約2万個の細胞からなる小さい領域．その名のとおり，左右の視神経が交叉している場所の上に存在し，視神経からの光情報の一部が入ってくる．

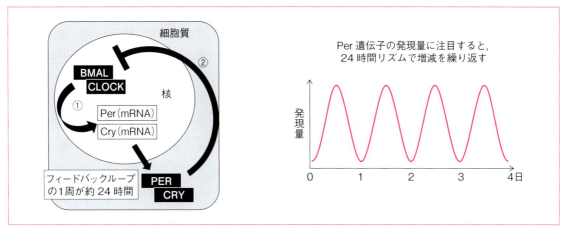

図2-4　概日リズムの仕組み
（左図）概日リズムの中心となるフィードバックループの簡略モデル
①BMAL/CLOCK たんぱく質は Per や Cry 遺伝子の転写を促進する（プロモーター中の E-box とよばれる配列に結合する）．
②翻訳された PER/CRY たんぱく質が細胞質に溜まると，核内に移行して BMAL/CLOCK の転写活性を阻害する．
③PER/CRY たんぱく質が減少し，BMAL/CLOCK の転写活性がふたたび上昇する（⇒①に戻る）．
（右図）BMAL/CLOCK の転写制御を受けている遺伝子の発現リズム（Per の例）

　その他の例として，脂質代謝で中心的な役割を果たす PPAR α 遺伝子も同様に BMAL/CLOCK によって調節されている（プロモーターに E-box 配列がある）．したがって，脂質代謝は概日リズムに従った日内変動を示す．

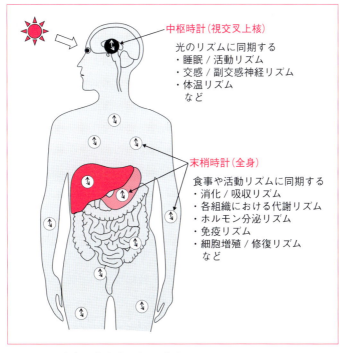

図2-5　全身に存在する概日時計

期を行っている．これをもとに，活動期と休息期の情報を体内に発信している．一方で，全身の細胞にも時計遺伝子は発現しており，概日リズムを刻んでいる（中枢時計に対し，末梢時計とよばれる）．末梢時計の同期には，光の情報は直接使われず，中枢からの神経支配や，ホルモン（インスリン，グルココルチコイド

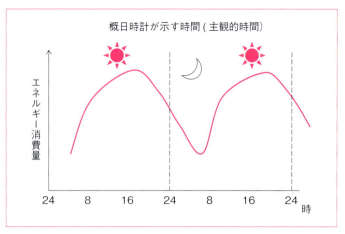

図2-6　安静時消費エネルギーの日内変動
明暗サイクルや睡眠/活動リズムがない状態でも，深部体温や安静時のエネルギー消費量は，概日時計に従って，主観的休息期（概日時計が示す夜間）に下がり，主観的活動期（概日リズムが示す昼間）に上がる日内変動を示す．

など），体温などの因子が使われているが，組織によってどの因子に同期しやすいかは異なっている．組織ごとの時計調節機構については不明な部分が多いが，実践的には食事のタイミング（栄養情報）や活動・運動のタイミングに同期する組織が多い．たとえば，消化吸収にかかわる組織では，食事タイミングの影響が大きく，メインの同期シグナルはインスリン/インスリン様成長因子（IGF-1）であると考えられている．たとえば，夜行性のマウスを昼間のみ食餌を与える昼行性条件で1週間ほど飼育すると，肝臓や胃腸などの時計はインスリン分泌リズムに合わせて時刻情報が反転し，昼行性となる．一方で，光のリズムに同期する視交叉上核の中枢時計は夜行性のままであり，このような体内時差がパフォーマンスの低下や肥満につながるものと考えられている．ヒトにおいても，起床/就寝時刻は変えずに，3食のタイミングだけ後ろに5時間ずらした実験において，6日後に脂肪組織の時計遺伝子発現リズムを調べたところ，2時間程度後ろにずれていたことが報告されている．

2　エネルギー代謝の概日リズム

ヒトのエネルギー代謝量は，食事や運動，睡眠などの影響を大きく受けて時々刻々変化しているが，1日中安静にした状態においても，24時間一定というわけではない．たとえば，**コンスタントルーティン**とよばれる方法を使い，睡眠，食事，活動の影響がない状態で深部体温や**安静時消費エネルギー**を測定すると，概日リズムに応じた日内変動が検出される（**図2-6**）．概日時計に合わせて，活動期に増加し休息期に下がることから，シフトワークなどによって急激に活動リズムがずれてしまうと，全身のエネルギーコントロールのバランスが崩れてしまう．これがシフトワークによって肥満のリスクが上がる一因ではないかと考えられている．

また，朝食で摂取した栄養素は，熱産生をはじめ，消費エネルギーに回る割合

コンスタントルーティン（constant routine）

ヒトの概日リズム現象を計測する際に，睡眠，食事，運動などの影響を排除するために利用される方法の1つ．具体的には，リクライニングチェアなどに横たわり，安静にして，36～48時間ほど睡眠はとらない．食事は2時間おきなどに小分けして摂取し，トイレなどを除いて運動もしない．

安静時消費エネルギー

呼吸器，循環器，体温，脳活動などの基本的な身体活動を維持するために消費するエネルギーのことであり，ほぼ基礎代謝量を反映した値となる．

が多いのに対し，夕食・夜食で摂取したエネルギーは，消費されずに脂肪蓄積に回される割合が増えることが知られている．食事で摂取したエネルギーのうち10〜15％程度は熱産生に使われるが（食事誘発性熱産生，diet induced thermogenesis：DIT），これは概日時計の朝の時間帯で大きく，夜の時間帯になると小さくなる．また，3大栄養素に分けると，たんぱく質によるDITがもっとも大きく（約30％），脂質がもっとも小さい（約4％）．たんぱく質を含むバランスのよい朝食を摂取することでDITが増え，体温が上昇することにより活動自体も活発になることから，その後のエネルギー消費量が増加するという活発な循環が生まれる．このことと，先ほどの安静時エネルギー代謝の日内リズムを合わせて考えると，1日当たりの総摂取エネルギーが同じ場合，朝食をきちんと摂取する人ほど太りにくいという知見と結びつく．

3 栄養補給のタイミング

　栄養素によって，摂取タイミングが大事なものがある．たとえば，筋肉の合成と分解には，運動負荷に加え，たんぱく質の摂取量やタイミングが影響する．栄養欠乏は筋肉の分解を促進するため，朝食を欠食すると，前夜の食事終了からの絶食時間が長くなり，筋肉の分解が促進されてしまう．つまり，筋肉の分解を止めるためには，たんぱく質を含む朝食を摂取することが重要である．また，1日当たりのたんぱく質の総摂取量が同じ場合，朝晩に分散させて摂取した場合と，夕飯ばかりで摂取した場合とでは，やはり効果が異なっており，分散させて朝にも摂取したほうが筋肉の分解抑制には有効である．一般的な食事メニューでは，たんぱく質の摂取量は朝に少なく，夜に多くなりがちであることから，朝のたんぱく質摂取を意識的に多くすることで，筋肉の維持効果が得られやすくなる場合が多い．実際に，若年者であっても，朝食欠食者は筋肉量が少ないことが報告されている．また，高齢者の筋肉維持量はたんぱく質の摂取量と相関していることも報告されている．

　血糖値の上昇にも日内リズムが知られている．これは，インスリン感受性の日内リズムによるものと考えられており，朝は血糖値が上がりにくく（インスリンが効きやすく），夜は血糖値が上がりやすい（インスリンが効きにくい）．したがって，血糖値を一定にコントロールするという観点からは，夕飯を軽めに抑えるほうがよい．また，空腹時間が長くなると血糖値は上がりやすいことから，夕飯が遅くなる人は血糖値の急上昇のリスクがさらに高くなる．これは，事前に分食することで，トータルで同じ量を摂取するとしても軽減可能である．最近では，食後の急激な血糖の上昇（血糖値スパイク）が糖尿病の前段階として注意を要するとされていることから，食べる時刻を注意するとともに，**血糖値の常時モニタリング**も重要視されている．

　その他の栄養素や栄養成分に関しても，確立されている知見は少ないが，吸収や代謝分解などに日内リズムが存在するものは多いと考えられる．今後，摂取時刻を意識することで効率よく補給できるものや，一日を通してまんべんなく摂取

血糖値の常時モニタリング

近年では，ウエアラブルセンサーにより，2週間ほどであれば，血糖値を連続的にモニタリングできるようになってきている．アボット社のフリースタイルリブレなどが有名．

したいもの，気にする必要のないものなど，明らかになっていくものと考えられる.

4 食事の回数と時間

現代では1日3食という食事のとり方が標準となっているが，必ずしも2食や4食よりも優れているという根拠が多いわけではない．江戸時代では1日2食という記述もあることから，生活様式や社会的影響を少なからず受けるものである．現代の栄養学的視点から，1日1〜2食よりも3食が推奨される一番の理由は，栄養素をまんべんなく摂取できるということである．まず，食事を3回に分けることにより，品目のバラエティーが出る．そして，先ほどのたんぱく質摂取と筋肉維持の話のように，栄養素を1日の中で分散させて摂取することにより，体内で利用可能な時間帯を広げる効果がある．さらに，糖尿病予防の観点からも，血糖値の急上昇が少なくなるように分食が推奨されている．この点では，3食に限定せず，1日当たりの総摂取量が同じであれば，4食，5食に分けることも理にかなっている．ただし，夜遅い時間の食事は肥満や消化器疾患のリスクを高める可能性があり，その点では注意が必要である．

国民健康・栄養調査から日本人の夕食開始時刻を見ると，1985年（昭和60年）には夜9時以降に夕食を始める人は4.4％（男性7.3％，女性1.9％）しかいなかったの対して，2006年（平成18年）には12.7％（男性18.6％，女性7.7％）にまで上昇している（**図2-3右上**；とくに男性で顕著）．また，朝食の欠食率についても，1975年（昭和50年）には男女ともに6％程度であったものが，2010年（平成22年）には男性で13.7％，女性で10.3％にまで増加している（**図2-3右下**）．日本人の食生活リズムはここ数十年で急激に変化しており，とくに男性における夕食遅延や朝食欠食の急増は，肥満者割合の増加とタイムコースもよく似ている．実際，国内外において，朝食欠食や夕食遅延により，肥満，メタボリックシンドロームのリスクが高まるという研究報告が増えていることから，食事時刻の夜型化は避けることが望ましい．また，これらの遅延型の食生活は，循環器疾患やがんなどのリスクも増加させるという疫学報告もあり，病気予防という観点から，食生活パターンの遅延と不規則化には注意する必要がある．

5 子どもの欠食と学力・体力の関係

文部科学省では，過去10年以上，小中学生の全国学力調査に合わせて，食生活を含めた生活習慣のアンケートを実施している[*2]．朝食の欠食率はここ20年ほど10％未満の低い割合に抑えられているが，欠食頻度が高い児童においては学力テストの点数が低い結果となっている．また，スポーツ庁から公表されている体力テストの結果についても，やはり朝食や夕食の欠食頻度が高くなるほど点数の低下が認められる（**図2-7**）．結果の解釈に注意は必要であるが，日常的に欠食する環境にいる子どもの学業・体力成績が低いことは事実であり，子どもの健やかな成長には，欠食せずに規則正しく食事をとらせる環境づくりが重要であ

[*2]：全国学力・学習状況調査の結果は，国立教育政策研究所のホームページで公開されている.

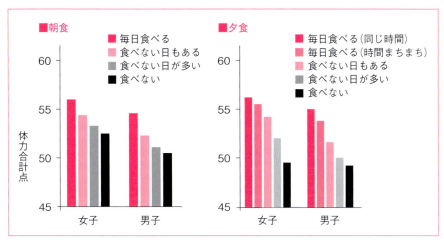

図2-7　全国の小学5年生における食事習慣と体力テストの関係
スポーツ庁「平成29年度 全国体力・運動能力, 運動習慣等調査」の結果を元にグラフを作成.

る. また, 20代, 30代の若い男性においては, ここ20年ほど, 朝食欠食率が30%付近の高い値が続いていることから, 子どもの頃の朝食習慣をどのように継続させるかということも重要な課題である.

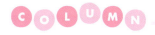

食事の量と時間と長寿の関係

　動物を使った実験では, 摂取エネルギーを減らすと寿命が延びることが知られています. 実験マウスの場合, エネルギーを半分以下くらいまで制限することで, 1.5倍ほど長生きします. ヒトではなかなか実証できませんが（100年くらいかかってしまいますね……）, 最近, エネルギーを約30%減らして30年近く飼育したアカゲザルの実験で, やはり寿命を延ばす効果が確認されました. おそらく, ヒトでも効果があるものと考えられます. 実は, エネルギーを制限しなくても, 食べる時間を制限するだけで, 寿命を延ばすことができます. 効果はエネルギー制限よりは弱くなりますが, まとまった半日程度で1日分の食餌を与え, 半日程度は絶食させて飼育したマウスは, それだけで寿命が1割くらい延びます. 1日の中で食餌をとる時間帯ととらない時間帯をしっかり分けることで, 体内時計のリズムが深くなり（今が何をするべき時間帯か, 身体がわかっている状態）, エネルギー代謝が改善されることに一因があるようです. この方法を応用して, ヒトの代謝異常をリセットしようという試みも進んでいます. 糖尿病予備軍の男性を集めて, 朝8時から午後2時までの間に1日の3食をすべてとる生活を5週間続けてもらったところ（1日トータルの摂取エネルギーは減らさない）, インスリン感受性が改善し, 血圧や酸化ストレスが減少したということが報告されています. 早い時間帯に1日分の食事を終えることがポイントで, 夜だけの1食では, この効果はあまり得られないようです. 体内時計のリズムに合わせて, 規則正しい朝型の食生活にするだけで代謝改善効果や健康長寿効果が期待できるのです.

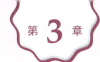

第3章 消化・吸収

1 消化・吸収の定義

1 定　義

　われわれは，からだを構成する栄養素および日常生活を営むためのエネルギーを獲得するため，毎日適当量の食物を摂取する必要がある．摂取する食物中の成分には，水，ミネラルあるいは低分子の有機化合物（たとえば，単糖類，脂肪酸，グリセロール，アミノ酸，アルコール，コレステロールなど）のように，そのまま消化管から吸収される化合物もあるが，二糖類，少糖類，多糖類，脂質，たんぱく質などのほとんどは，そのままの形では体内に吸収されない．とくに，たんぱく質は生物の種特異性があるため，そのまま体内に入ると，異種たんぱく質の侵入と認識され，アレルギー反応を起こす．そのため，食物中の高分子化合物を分解し，種特異性を示さない低分子化合物に変化させてから，消化管壁を通過させた後，あらためて自己に特異性をもった化合物に合成する必要がある．

　このように，食物として摂取した栄養素を，消化管内で分解し，消化管の粘膜を通過して吸収されやすくすることを消化という．消化管内で消化された物質が消化管の粘膜を通過して体内に取り込まれることを吸収という．

2 基本概念

　食物を摂取し，そのなかに含まれる栄養素を消化管で消化・吸収するうえで，それぞれの物質の化学特性，とくに水に対する物質の挙動が重要である．すなわち，水への溶解度が消化・吸収に大きく影響する．消化では，水に溶解した各消化酵素の作用をうけるために物質が水に溶解もしくは分散していることが大切である．吸収では，細胞膜がおもに脂質から構成されているため，親水性物質（極性物質）の移動に際しその膜は障壁となる．そのため，膜に備わった特異的な経路が必要になる．一方，疎水性物質は脂溶性が高く，細胞膜を透過するように吸収される．さらに，吸収後に物質を体内輸送する際にも物質の水に対する挙動が重要である．すなわち，体内輸送でも，水に可溶であること，もしくは水に分散していることが重要である．疎水性物質の場合，水に分散もしくは溶解可能な状態を形成する必要がある．このようにそれぞれの物質の水に対する溶解性が消化と吸収に大きな影響を及ぼし，それぞれに適応した消化・吸収の仕組みが存在することを忘れてはならない．

第3章 消化・吸収

3 消化作用の分類

消化作用には機械的（物理的）消化，化学的消化および生物学的消化の3種があり，このうちの前二者がおもな消化である。

- **機械的消化**：口腔内での咀嚼，胃腸での**蠕動**などがあり，その結果，食物が砕かれ，消化液との混合・攪拌，かつ水への溶解もしくは分散を促進する。
- **化学的消化**：消化の中心的なものであり，大部分は消化酵素による加水分解である。酸による分解や溶解，アルカリによる中和，胆汁による脂質の乳化などの化学的変化も含まれる。
- **生物学的消化**：主として大腸内に存在する腸内微生物による分解・発酵のことをさす。腸内微生物（とりわけ腸内細菌）がもっている酵素により，小腸で消化されず大腸に到達した物質が分解される（本章第4節）。

蠕動

消化物をある一定方向に動かすために生じる消化管運動。これにより消化物が移動するだけでなく，消化物の破砕も進む。

2 消化器系の構造と機能

1 消化器の構造

消化管は口腔から肛門に至る曲がりくねった長い管で，口から食道の約40 cmが横隔膜の上にあり，その下の胃，小腸，大腸はすべて腹腔内におさまっている（**図3-1**）。咽頭・食道・胃，十二指腸，小腸および結腸の平均的長さはそれぞれ約65，25，280および110 cmである。消化管壁の一般的構造は**図3-2**に示したように，粘膜層（粘膜上皮，粘膜固有層，粘膜筋板からなる），粘膜下層，筋層（輪状筋層，縦走筋層からなる），神経叢，漿膜から構成されている。

消化によって，低分子化された栄養素やミネラルなどの大部分が小腸で吸収される。小腸粘膜は多数のひだと絨毛，さらに微絨毛（刷子縁）の存在によって吸収表面積が200 m^{2}以上（テニスコート程度の面積）に達する（**図3-3**）。これにより単なる円筒状のときと比べ，表面積は600倍に増す。絨毛の密度は小腸上部ほど高く，小腸上部の25%で全小腸表面積の50%を占める。

2 胆のう・膵臓

胆のうは，肝臓で絶えず生成され分泌される胆汁を貯蔵する器官である。胆のう容量は最大で30〜60 mLである。1日に900 mL程度の胆汁が肝臓から分泌されるが，大半を占める水や電解質が胆のうから吸収され胆汁は元の1/5〜1/20まで濃縮される。濃縮された胆汁には胆汁酸塩，コレステロール，レシチン，ビリルビンが含まれる。消化物が十二指腸に流入すると，コレシストキニンによるホルモン刺激を受け，胆のうが収縮し胆汁が十二指腸に分泌される。膵臓は，胃に平行して胃の真下に存在し，内部構造に複合した腺（腺房）を有する大きな器官である。腺房からはさまざまな消化酵素が分泌され，それぞれの腺房をつなぐ導管部の細胞からは胃酸を中和するため，**重炭酸ナトリウム**（炭酸水素ナトリウム，$NaHCO_3$）が多量に分泌される（**図3-4**）。導管はつぎつぎに合流し，

重炭酸ナトリウム（炭酸水素ナトリウム）

膵液中に含まれ，水溶液中で弱アルカリ性を示す。膵液中では重炭酸イオンとナトリウムイオンとして存在する。

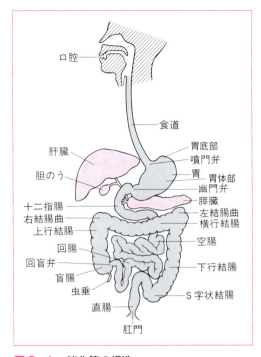

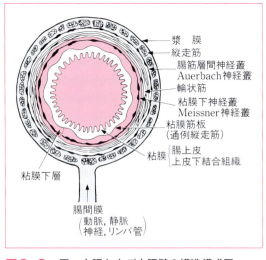

図3-2 胃，小腸および大腸壁の構造模式図
Ganong WF（星 猛，他訳）．医科生理学展望第17版：丸善；1996.

図3-1 消化管の構造
吉田 勉，編．基礎栄養学第8版：医歯薬出版；2018.

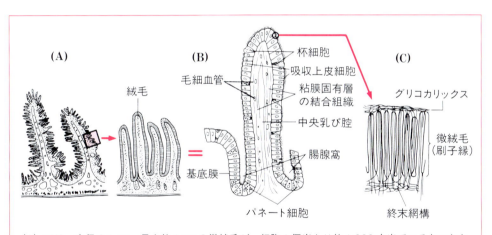

（C）では，直径0.1μm，長さ約1μmの微絨毛が，細胞1個当たり約1,000本出ているといわれている．この微絨毛の先端は，ムコ多糖類からなる網目状あるいは樹枝状の糖被（グリコカリックス）で，あたかも雲がなびくように一面に覆われている．なお，絨毛の内部には中央乳び腔だけでなく，毛細血管も分布している．図の（B）は，（A）の絨毛部を拡大して示している．

図3-3 小腸粘膜表面の構造
吉田 勉，編．基礎栄養学第8版：医歯薬出版；2018.

膵管へと至る．この膵管は十二指腸に開口しており，開口部を大十二指腸乳頭（ファーター乳頭）とよぶ．膵臓から十二指腸に分泌される様式を膵外分泌という．一方，膵臓は血液中にも物質を分泌し，これを膵内分泌という．膵臓には腺房組織以外にランゲルハンス島とよばれる組織が存在する．ランゲルハンス島にはβ細胞（ランゲルハンス島に含まれる細胞の60%程度），α細胞（同25%程

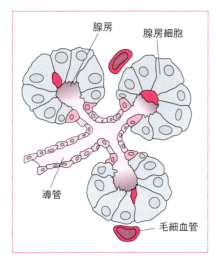

図3-4 膵腺房の構造
河合良勲，監修．臓単：NTS；2005.

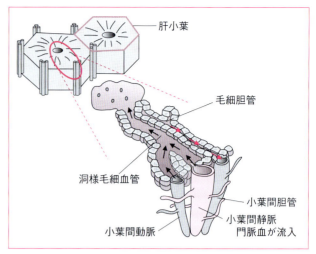

図3-5 肝小葉の構造およびその血管走行
河合良勲，監修．臓単：NTS；2005.

度）およびδ細胞（同10%程度）があり，それぞれインスリン，グルカゴンおよびソマトスタチンを生成し，血液中に分泌する．

3 肝臓の構造と機能

　肝臓はもっとも大きな臓器であり，体重の約1/50の重量がある（成人で約1.2〜1.5 kg）．肝臓の基本的な機能単位は肝小葉とよばれる円柱状の構造単位である．ヒトの肝臓には肝小葉が約500,000個存在している．**図3-5**に示したように，肝小葉は中心静脈のまわりに形成され，中心静脈は肝静脈に流入し，さらに下大静脈へと続く．肝小葉はおもに多くの肝細胞索から構成されている．それぞれの細胞からは胆汁が毛細胆管に分泌され，胆管へと続く．肝臓に流入する血管は2つあり，門脈と肝動脈である．血流量としては圧倒的に静脈である門脈が多く，肝動脈の3倍の血流量がある．門脈から消化管で吸収された栄養素が供給され，肝動脈から酸素が供給される．

3 消化酵素

1 酵素・補酵素・補因子

　酵素は生物の細胞で生成されるたんぱく質からなる触媒である．生体内で複雑な化学反応が円滑に進行するが，これは酵素の触媒作用による．37℃かつほぼ中性という温和な条件下で触媒作用なしにほとんどすべての反応は生命維持に必要な速さで進行できない．酵素にはたんぱく質のみから成り立つものと，たんぱく質と非たんぱく質部分の結合したものがある．消化酵素は前者に相当する．後者の酵素において，たんぱく質部分をアポ酵素，低分子の非たんぱく質部分を補因子と称し，補酵素がこの役割を担うことが多い．両者の結合した完全な酵素をホロ酵素という．

２　消化酵素

消化管内に存在し，栄養素の消化を行う酵素を消化酵素と称する．**表3-1**に，ヒトの消化管内に分泌される，または小腸粘膜に存在するおもな消化酵素を一覧した．これらはすべて加水分解酵素に属する．

4　消化液と消化過程

１　口腔・食道

口腔内消化には唾液が欠かせない．唾液は唾液線から分泌され，おもな唾液腺に耳下腺，舌下腺，顎下腺がある．耳下腺から出る唾液は**ムチン**が少なく，消化酵素α-アミラーゼに富み，一方，舌下腺と顎下腺から分泌される唾液の成分はこれと逆である．成人1日の唾液分泌量は1〜1.5 Lで，ほぼ中性（pH 6〜7）である．唾液分泌には日内変動があり，昼は持続的分泌（基礎分泌量は毎分約0.5 mL）が認められるが，睡眠中に分泌は止まる．

口腔内消化は，①咀嚼，②唾液α-アミラーゼによるでんぷんの分解が主である．でんぷんを多く摂取するとα-アミラーゼを多く含む耳下腺液の分泌が促されその消化を促進し，固形物が多いと舌下腺液・顎下腺液が多量に分泌されて食物を嚥下しやすくする．α-アミラーゼの活性は，pH 6.7のときに至適であるが，唾液のpHはこれを満たしている．この消化作用は，食物が胃に移行しても胃の塩酸によって食物内部のpHが低下するまで持続する．口では栄養素の吸収は起こらない．

食道は，消化物を胃に送り込む管である．したがって，消化に大きな役割をはたしていない．ただし，唾液α-アミラーゼによるでんぷんの消化は食道を流れる間も進む．食道から分泌される消化液は存在せず，吸収も行われない．

２　胃

胃底部から胃体部に分布する胃底腺の主細胞・壁細胞・副細胞という3種の腺細胞（胃腺）から分泌される胃液が，胃液の大部分を占める．主細胞からはペプシノーゲン（ペプシンのプロ酵素；不活性），壁細胞からは塩酸，副細胞からはムチンを主成分とする粘液が分泌される．ペプシノーゲンは胃酸の主成分である塩酸で活性化されてペプシン（たんぱく質分解酵素）となり，生成されたペプシンがさらにペプシノーゲンに働いてペプシンの生成が進む．幽門部の壁細胞からビタミンB_{12}の吸収に必要な内因子（本章第7節4項参照）も分泌される．成人1日の胃液分泌量は2〜3 Lで，pHは1〜2であるが，分泌量や分泌持続時間は食物の量や種類によって変化する．その分泌はたんぱく質摂取によって活発になる．

胃における消化は，おもにたんぱく質の消化である．その消化は，①胃運動による食塊の細分化，②胃酸によるたんぱく質の分解，③ペプシンによるたんぱく

ムチン

動物の上皮に存在する粘液産生細胞（杯細胞）で生成される粘性をもつ糖たんぱく質．消化管粘液の主成分である．

表3-1 主要な消化酵素

存在部位	酵　素	賦活物質	基　質	触媒作用または分解産物
唾液腺	唾液 α-アミラーゼ（プチアリン）	Cl^-	でんぷん	α-1,4 結合を加水分解，α-限界デキストリン，マルトトリオース，麦芽糖
舌　腺	舌リパーゼ		トリグリセリド	脂肪酸と 1,2-ジアシルグリセロール
胃　腺	ペプシン[ペプシノーゲン]	HCl	たんぱく質，ポリペプチド	芳香族アミノ酸につながるペプチド結合を切断
	リパーゼ		トリグリセリド	ジグリセリドと脂肪酸
膵外分泌腺	トリプシン[トリプシノーゲン]	エンテロキナーゼ	たんぱく質，ポリペプチド	アルギニンまたはリジンにつながるペプチド結合を切断
	キモトリプシン[キモトリプシノーゲン]	トリプシン	たんぱく質，ポリペプチド	芳香族アミノ酸につながるペプチド結合を切断
	エラスターゼ[プロエラスターゼ]	トリプシン	エラスチンその他	脂肪族アミノ酸につながる結合を切断
	カルボキシペプチダーゼ A[プロカルボキシペプチダーゼ A]	トリプシン	たんぱく質，ポリペプチド	芳香族または分岐脂肪族側鎖を有する C 末端アミノ酸を切断
	カルボキシペプチダーゼ B[プロカルボキシペプチダーゼ B]	トリプシン	たんぱく質，ポリペプチド	塩基性側鎖を有する C 末端アミノ酸を切断
	コリパーゼ	トリプシン	脂肪滴	胆汁酸-トリグリセリド-水界面に結合，リパーゼの錨を形成
	膵液リパーゼ	表面活性物質	トリグリセリド	モノグリセリドと脂肪酸
	膵液エステラーゼ（コレステロールエステラーゼ）	胆汁酸	コレステロールエステル	コレステロールと脂肪酸
	膵液 α-アミラーゼ	Cl^-	でんぷん	唾液 α-アミラーゼと同じ
	リボヌクレアーゼ	……	RNA	ヌクレオチド
	デオキシリボヌクレアーゼ	……	DNA	ヌクレオチド
	ホスホリパーゼ A_2[プロホスホリパーゼ A_2]	トリプシン	リン脂質	脂肪酸とリゾリン脂質
小腸粘膜	エンテロペプチダーゼ（エンテロキナーゼ）	……	トリプシノーゲン	トリプシン
	各種のアミノペプチダーゼ	……	ポリペプチド	ペプチドからN末端アミノ酸を切断
	各種のカルボキシペプチダーゼ	……	ポリペプチド	ペプチドからC末端アミノ酸を切断
	ジペプチダーゼ	……	ジペプチド	アミノ酸2分子
	グルコアミラーゼ（マルターゼ）	……	マルトース，マルトトリオース	グルコース
	ラクターゼ	……	ラクトース	ガラクトースとグルコース
	スクラーゼ	……	スクロース	フルクトースとグルコース
	α-限界デキストリナーゼ（イソマルターゼ）	……	α-限界デキストリン，イソマルトース	グルコース
	アルカリホスファターゼ	……	リン酸化合物	リン酸など
	ヌクレアーゼその他	……	核酸	五炭糖，プリンまたはピリミジン塩基
粘膜細胞の細胞質	各種ペプチダーゼ	……	ジ，トリ，テトラペプチド	アミノ酸

[　] 内はプロ酵素，（　）内は別名.

Ganong WF（星　猛，他訳）. 医科生理学展望第 17 版：丸善；1996. 一部改変.

質の分解からなる．胃に流入したたんぱく質は胃酸により変性および分解される．至適 pH 1～2 のペプシンも作用し，たんぱく質の消化が進む．ペプシンは**エンド型プロテアーゼ**であるため，アミノ酸の生成はほとんどない．胃酸やペプシンはムチンを分解できないため，ムチンで胃粘膜を覆うことで胃酸やペプシンから胃粘膜を保護する．胃液の主成分の塩酸は消化吸収に重要な役割を果たす．すなわち，ペプシノーゲンの活性化，ペプシンの至適 pH 維持，たんぱく質の変性による消化性の向上，およびカルシウムや鉄などの可溶化による吸収の向上などがあげられる．食塊に含まれる唾液 α-アミラーゼは胃内の pH で失活する．

また，胃では酸性下でも活性をもつ胃リパーゼが分泌され，脂肪の消化に寄与する．この消化により胃内で**エマルジョン化（乳化）**が進み，この後に続く小腸における脂肪の消化を促進する．

こうして食塊を胃内に滞留させながら，①～③の作用により均等な液状に近い消化粥に変化させ，少量ずつ規則的に十二指腸へ送り込む．一般的にたんぱく質の胃内停滞時間は糖質より長く，脂肪のそれはたんぱく質よりもさらに長い．脂肪とたんぱく質の混合物は個々に摂取したときよりも長く滞留する．脂肪では液体のものほど早く，乳化されたものはよりすみやかに消失する．

③ 小　腸

栄養素の消化吸収の大半は小腸で行われる．小腸は 3 つの部位に区分され，胃に近いほうから十二指腸，空腸，回腸という．十二指腸は約 25 cm 程度で，胃からの消化粥を受け取る．消化吸収に重要な膵液や胆汁はこの部位に分泌される．残りの小腸の上部 40% 程度を空腸，下部 60% 程度を回腸という．

直径 2 mm 以下の粒子になった胃内容物は平均 2 mL ずつ 1 分間に 3 回の割合で十二指腸に送られる（1 時間に約 200 kcal）．その後内容物は腸管の**分節運動**と蠕動により，小腸粘膜の分泌物（腸液），膵液，胆汁と混合され，下部に移送される．小腸に流入する水分量は 1 日当たり 9～10 L に及ぶ．そのうち 2 L は飲食，7～8 L は消化管とその付属腺の分泌液による．そのうち大腸に入るのは 1～2 L にすぎない．このように小腸では腸液，膵液，胆汁が多量に分泌され，さらに吸収される．これらの消化管への分泌液の詳細は次のとおりである．

1）膵液

膵臓の腺細胞（**膵外分泌腺**）で生成された膵液は，膵管を通り，総胆管を経て十二指腸に分泌される．1 日の分泌量は成人で 1～3 L である．膵液中に含まれる重炭酸ナトリウム（$NaHCO_3$）は，胃から排出された酸性の内容物を中和し，十二指腸壁が酸で分解されるのを防ぐだけでなく，膵液や小腸粘膜中の消化酵素の至適 pH に近づける働きがある．

糖質の消化酵素として膵液 α-アミラーゼが，脂質の消化酵素として膵リパーゼ，コレステロールエステラーゼ，ホスホリパーゼ A_2 などが含まれる．また，コリパーゼというたんぱく質も含まれ，リパーゼが脂肪に作用するのを助ける．たんぱく質の消化酵素は，不活性型のトリプシノーゲンおよびキモトリプシノー

エンド型プロテアーゼ

たんぱく質のアミノ酸鎖を内側から切断するたんぱく質分解酵素．アミノ酸鎖の末端から切断するものを，エキソ型プロテアーゼという．

エマルジョン

2 種の液体の一方が他方の液中に分散したものをいう．エマルジョン形成を助ける物質を界面活性剤という．消化の場合，胆汁酸塩が相当する．

分節運動

小腸と大腸に生じる消化管運動で，一定間隔で腸管がくびれ，多数の分節に分けたようになる．内容物と消化液を混合する役割を果たす．

膵外分泌

膵臓から体外（十二指腸管腔内）に分泌されることをさし，消化酵素（もしくはプロ酵素）と重炭酸ナトリウムの分泌が主である．

第3章 消化・吸収

ゲンとして分泌される．前者は，エンテロキナーゼによってトリプシンに活性化され，そのトリプシンがさらにトリプシノーゲンに働いてトリプシンへの変換を進める．後者は，トリプシンによって活性化されてキモトリプシンになる．ほかにもカルボキシペプチダーゼ（プロカルボキシペプチダーゼとして分泌）が存在する．これ以外にも**表3-1**に示したような酵素が膵液に含まれる．

膵液中の酵素は適応分泌され，でんぷん性食品をとると膵液中にアミラーゼが増え，たんぱく質性食品をとるとトリプシノーゲンが多くなる．膵液分泌は食物摂取後まもなく開始され，1時間経つとやや多くなり，胃内容物が十二指腸に入る2～3時間後に多量に分泌される．

2）腸液

十二指腸に存在する十二指腸腺（ブルンネル腺）および小腸全体に広く分布する小腸腺（リーベルキューン腺）から分泌される消化液を腸液という．成人の1日分泌量は，前者で約60 mL，後者で1.5～3 Lである．ブルンネル腺の腸液はムチンを多く含むアルカリ性（pH 8.2～9.3）の分泌液であり，胃内容物の中和に貢献する．腸液中に酵素は存在しない．腸液の分泌は，消化物が小腸に流入するにつれて盛んになる．

3）胆汁

胆汁は，肝細胞でつくられる微アルカリ性の黄褐色の液で，胆汁酸塩，胆汁色素，コレステロール，ステロイドホルモン，レシチンなどを含む．成人の1日分泌量は0.5～1 Lである．胆汁酸塩は肝臓でコレステロールから合成される．肝臓でつくられた胆汁は胆のうに貯蔵され，1/5～1/20に濃縮される．胆のう管は胆管と一緒になって総胆管となり，さらに膵管と合流して十二指腸に開口する．

アミド結合
カルボキシ基（-COOH）と1級アミン（-NH₂）もしくは2級アミン（-NH-）が脱水縮合してできた結合をいう．ペプチド結合もこれに属する．

胆汁に消化酵素は含まれないが，強い界面活性作用を示す胆汁酸塩が含まれ，腸管内における脂質，脂溶性ビタミンの消化吸収に欠かせない．胆汁酸には数種類あり，コール酸やケノデオキシコール酸が，グリシンまたはタウリンと**アミド結合**したものがほとんどである．小腸内に分泌された胆汁酸塩の95～98%は回腸下部から能動輸送で再吸収され，合成部位の肝臓に戻る．これを腸肝循環という．

胆汁色素ビリルビンは赤血球中ヘモグロビンの構成成分であるヘムの分解産物で，黄褐色を呈し，腸管通過中に細菌の作用でステルコビリンという茶色色素に変化して，糞中に排泄される．これが糞便の色である．食物摂取後，10～30分で十二指腸内に胆汁の分泌が開始され，1～2時間でもっとも盛んになる．すなわち，消化粥が十二指腸に到達する前に，すでに準備が完了する．一般的に高脂肪食を摂取すると胆汁の分泌量は増加する．

刷子縁膜
小腸の吸収上皮細胞および腎臓の近位尿細管細胞の微絨毛が密に形成されている領域の膜をいう．微絨毛がブラシ（刷子）状にみえることが名前の由来．

小腸では膵液中の消化酵素によって，たんぱく質や糖質はオリゴペプチドや二糖類，三糖類にまで低分子化される（管腔内消化）．アミノ酸や単糖類までの分解は，小腸粘膜細胞の管腔内に面している**刷子縁膜**上にある酵素（アミノペプチダーゼやマルターゼなど）により行われる（膜消化）．これら膜消化にかかわる

酵素を称して膜消化酵素とよぶ．ただし，ジペプチドやトリペプチドの形のまま
でも吸収され，そのペプチドは吸収後に粘膜細胞の細胞質にある各種ペプチダー
ゼ（**表3-1**）によりアミノ酸に分解される．吸収されたアミノ酸や単糖類は，
門脈経路で肝臓に輸送される（本章第8節）．

　中性脂肪（トリグリセリド）は胆汁により乳化（エマルジョン化）された後，
大部分は膵液リパーゼにより脂肪酸と2-モノグリセリドに加水分解される．炭
素数14以上の長鎖脂肪酸や2-モノグリセリドは，胆汁酸塩とミセル（エマル
ジョンの100分の1程度の粒子径，3〜10 nm）を形成し，小腸上皮細胞から吸
収される．吸収された長鎖脂肪酸や2-モノグリセリドは，上皮細胞内でトリグ
リセリドに再構成され，**リポたんぱく質**（カイロミクロン）を形成した後，リン
パ系に入る．一方，吸収された中鎖脂肪酸や短鎖脂肪酸はトリグリセリドに再構
成されることなく，そのまま門脈に入り輸送される（詳細は本章第7節）．

　リン酸化合物は，アルカリホスファターゼにより加水分解された後，吸収され
る．ビタミンやミネラルも小腸で吸収される．

リポたんぱく質
疎水性の高い脂質を親
水性の高いたんぱく質
と両親媒性のリン脂質
で覆い，親水性を付与
された脂質輸送複合
体.

4　大　腸

　ヒトの大腸は全長約150 cm程度であり，約540 mLの容量を有する．毎日約
1.5 kgの内容物が小腸から流れ込む．しかし，この内容物の大半を占める水は速
やかに吸収される．成人の大腸内に存在する内容物量は平均220 gで，このうち
35 gが乾燥固形物である．大腸内の移動時間はとても長く，20〜140時間であ
る．この間に内容物の水分含量は86%（盲腸）から77%（直腸）に減少する．
約120 gの糞便が毎日排出され，糞便固形物の55%が細菌からなる．食事のは
じめの部分が食後に盲腸に達するまでの時間は約4時間で，その最終部がすべて
大腸内に入るのは約8〜9時間後である．盲腸には食事の未消化物のほか，分泌
粘液や剥離した粘膜細胞が入り，分解可能な成分は腸内細菌により利用される
（本章第9節参照）．大腸を内容物が移動するにつれ細菌による分解が進むため，
大腸内の栄養素量は肛門方向に向かって減少していく．また，腸内細菌による代
謝産物により，局所的に大腸内のpH環境を変える．このような内容物の移動と
同時に，水の吸収も進む．

　水のほか，ミネラルや腸内細菌が合成するビタミン（B群およびK）も大腸か
ら吸収される．

5　管腔内消化の調節

1　脳相・胃相・腸相

　管腔内消化は，脳-胃-小腸が密接に連携し，①脳相，②胃相，③腸相とよばれ
る3相で調節される（**図3-6**）．

　脳相は，視覚や嗅覚などの刺激により，消化器に機能的な変化が生じることを
いう．また，食物を摂取しそれが胃に到達する前に，口腔内や鼻腔内などにおけ

る化学的刺激（味，においなど）や咀嚼や嚥下などの機械的な刺激を受けて消化器の機能に影響を与えることも脳相にあたる．

これに対し，胃相は食物が胃に流入したときに，胃およびその他の消化器の機能が変化することをさしている．一方，腸相は胃から小腸上部（とくに十二指腸）に消化物が移行したときに引き起こされる胃液分泌の抑制や膵液や胆汁の分泌促進をさす．

これら3相による管腔内消化の調節は，自律神経系および消化管ホルモンにより行われる．

2 自律神経系による調節 （図3-6）

自律神経系は意思と無関係に体の諸器官（血管，心臓，呼吸器，消化管など）を制御する末梢神経系をさし，**交感神経系**と**副交感神経系**で構成される．

消化管は，自律神経系と内在神経系（腸管神経系，消化管壁内の局所神経回路をさす）により支配される．これらの2つの神経系は互いに密接に連携し，消化液分泌や消化管運動を調節する．自律神経系のなかでも，通常の消化管機能は副交感神経刺激に依存する．迷走神経（副交感神経の一つ）の求心性神経線維（求心：消化管から中枢に情報を伝達）と遠心性神経線維（遠心：中枢から消化管に情報を伝達）は食道から上行結腸を支配し，消化管機能の調節に重要な役割を果たしている．内在神経系は消化管運動および消化管機能の調節にかかわるが，副交感神経の影響をうける．

口腔内における唾液分泌はおもに神経系により調節される．唾液腺による唾液分泌はほとんど神経シグナルによってのみ制御される．この点は胃液や膵液の分泌（神経とホルモンによる制御）と異なる．におい，見た目，味，食感は中枢神経系の唾液神経核を興奮させ（脳相），唾液腺を支配する副交感神経活性を亢進させる．これにより，唾液分泌は6～8倍に増加する．

胃では胃液の分泌が神経系により制御される．胃に食物が流入すると胃が伸展し，迷走神経反射および**局所反射**を引き起こす．これにより食物が胃に滞留する数時間，胃液分泌が促進される（胃相）．

小腸に消化粥が流入すると，内在神経系，交感神経系，迷走神経を介した腸胃反射を生じ，胃液分泌を抑制する（腸相）．この反射は，小腸の膨脹，小腸上部への酸の流入やたんぱく質消化物の存在により生じる．

ほかにも，神経系による調節は，胃の膨脹による胃排出の促進および**高張**な消化粥の十二指腸内への流入による胃排出の抑制にもかかわっている．また，膵外分泌の調節にもかかわる．たとえば，胃の膨脹や小腸内への脂肪やたんぱく質の流入は，迷走神経のインパルスによりアセチルコリン放出を促進する．その結果，酵素をたくさん含んだ膵液の分泌が促進される．

3 消化管ホルモンによる調節

自律神経系による調節のほかに，消化管ホルモンによる調節がある．消化管ホ

交感神経系

全身の活動状態が活発なときに活性化している自律神経系．これが活性化すると，心拍数増大，血圧上昇，血管収縮，発汗などを生じる．

副交感神経系

安静時に活性化している自律神経系．交換神経系と相反する作用を示す．迷走神経は副交感神経系に属する．

局所反射

局所的に生じる反射．たとえば，消化管内に存在する物質や消化管壁の伸展などにより生じる．

高張

溶液の浸透圧が高い状態をいう．生物の体液の浸透圧より高い状態をさす．ヒトの体液の浸透圧は，約290 mOsm/Lである．

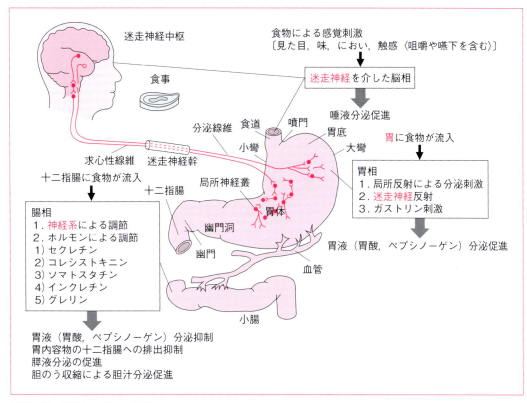

図3-6 脳相-胃相-腸相

ルモンは主として，①胃・十二指腸および小腸上部の腺細胞で産生され，②食物摂取とその消化物の刺激により，血液中に内分泌され，③消化管やその付属器官である膵臓，肝臓および胆のうに作用し，消化液の分泌や消化管運動を調節するホルモンである．これらのホルモンはペプチドホルモンである．下記におもな消化管ホルモンを示す．

1）ガストリン

ガストリンは，胃幽門洞で生成される．このホルモンは胃酸とペプシノーゲンの分泌および胃運動を促進する．また，胃粘膜細胞，とりわけ酸分泌粘膜細胞（壁細胞）の増殖に重要な役割をもつ．ガストリンは，胃内にたんぱく質が存在すると，幽門洞のG細胞から分泌される．G細胞からのガストリン分泌は胃内のpHが3以下になると抑制される．この分泌調節機構が食事を摂取した場合の胃酸分泌量の調節にかかわる．

2）セクレチン

セクレチンは最初に発見された消化管ホルモンで，十二指腸のS細胞から血液中に分泌される．このホルモンは十二指腸の管腔内が酸性になると分泌が促進される．おもな機能は膵臓から十二指腸内への重炭酸塩の分泌促進である．これにより消化粥を中和し，膵液中酵素による小腸内における消化を亢進する．また，G細胞からのガストリン分泌を抑制し，胃酸分泌を抑制する．

3）コレシストキニン（CCK）

コレシストキニンは十二指腸と空腸の内分泌細胞から分泌され，食後の膵酵素分泌と胆のう収縮を促す．小腸に脂肪やたんぱく質が存在すると分泌される．

4）ソマトスタチン

ソマトスタチンは，消化管の内分泌細胞（δ細胞）から分泌される．このホルモンは，消化管ホルモンの分泌や消化液分泌（胃酸，ペプシン，膵外分泌，小腸分泌）に強い抑制作用を示す．

5）インクレチン

膵β細胞からのインスリン分泌を促す小腸から分泌される消化管ホルモンの総称で，グルカゴン様ペプチド-1（GLP-1）やグルコース依存性インスリン分泌刺激ポリペプチド（GIP）がある．

GLP-1（glucagon-like peptide-1）：糖質を認識して，小腸下部のL細胞から分泌され，膵β細胞からのインスリン分泌を促進する．

GIP（glucose-dependent insulinotropic polypeptide）：脂肪の刺激により小腸上部のK細胞から分泌され，膵β細胞からのインスリン分泌を促進する．

6）グレリン

胃から産生・分泌される．下垂体に作用し，成長ホルモンの分泌を促すとともに，視床下部に作用して食欲を増進させる．絶食により分泌が亢進し，摂食により抑制される．また，肥満の人の血中濃度は低く，やせの人で高くなる．

6　吸収の機構

吸収の定義は，消化された物質が胃腸の粘膜を通過して体内に取り込まれることである．したがって，栄養素が吸収されるためには一般的に細胞膜を介して小腸上皮細胞内に取り込まれなければならない．また，吸収された栄養素も上皮細胞の**基底膜**側から排出されなければならない．細胞膜を経て栄養素が吸収される様式には2つ存在する．一つは受動輸送で，もう一つは能動輸送である．

生体膜はリン脂質を主成分とした脂質二重層（**図5-4**参照）から成る．したがって，水分子や水溶性物質は膜を透過しにくい．細胞膜にはたんぱく質が存在し，膜を貫いているものも多い．このたんぱく質を利用し，膜を通過させ，水分子や水溶性物質を輸送できる．これらのたんぱく質にはチャネル，輸送体（トランスポーター），ポンプがある．

1　受動輸送

受動輸送は，膜を隔てた両側の物質の濃度勾配にしたがい，高濃度側から低濃度側に物質移動する様式である．これによる輸送にエネルギー（ATP）を必要としない．この輸送には①単純拡散，②促進拡散の2つの様式が存在する．

単純拡散は生体膜のチャネルや分子間隙を通って，物質が移動する様式である．これは2つの経路に依存する．一つは脂質二重層の分子間隙を介した経路であり，脂溶性物質の輸送に利用される．たとえば，脂肪酸はこれにより輸送され

基底膜

動物組織の上皮細胞層と間質細胞層の間に存在する薄い膜をさす．消化管の場合，上皮細胞の管腔側の反対側をいう．

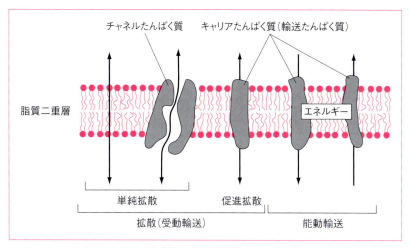

図3-7　細胞膜における吸収機構（受動輸送と能動輸送）

る．もう一つは膜を貫くチャネルを介した経路である（図3-7）．

　一方，促進拡散は物質と輸送体との相互作用を必要とする．輸送体は物質と化学的に結合することで膜を介した物質輸送を助ける．単純拡散では物質濃度が高くなると，拡散速度は増加するが，促進拡散では輸送体を利用するため，輸送する物質が高濃度になると飽和現象がみられる．すなわち，ある濃度以上で，輸送速度はそれ以上に上昇しない．限られた輸送体を利用するため，多量の物質が存在すると，利用できる輸送体が飽和するために起きる．フルクトースはこの様式で吸収される．

2　能動輸送

　生体内では濃度勾配に逆行して物質を低濃度側から高濃度側に移動させる必要が生じる．たとえばカリウムイオン（K^+）は細胞内に，ナトリウムイオン（Na^+）は細胞外に高濃度に維持される．そのために濃度勾配に逆らって細胞内のNa^+を細胞外に，細胞外のK^+を細胞内に輸送しなければならない．これらを受動輸送で実現することは不可能である．したがって，エネルギー（ATP）を利用し，膜の両側の濃度勾配に逆らって物質を輸送する様式が使われる（図3-7）．これを能動輸送という．これには生体膜上の輸送体やポンプが利用される．この様式によって輸送される代表的な物質には，D-グルコース，ほとんどのL-アミノ酸，Na^+，K^+，カルシウムイオン，鉄イオンなどがある．

7　栄養素別の消化・吸収

1　糖質・食物繊維

　ヒトの消化酵素で消化されるおもな糖質は，多糖類のでんぷん，二糖類のマルトース，ラクトース，スクロースである．

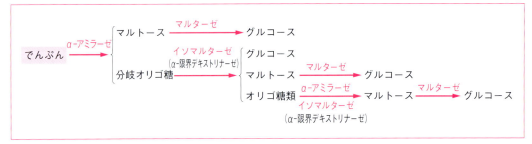

図3-8　でんぷんの消化過程
吉田　勉，他．栄養生理学：医歯薬出版；1985．一部改変．

1）でんぷんの消化（管腔内消化）

でんぷんは一部ミセル構造を形成し結晶化している．水を加えて70〜75℃以上で熱すると，たいていのでんぷんはミセル構造が崩れ糊化し，さらに加熱を続けると粘性をもったコロイド状になる．最初のミセル構造をもつ生でんぷんをβ-でんぷんとよび，糊化したでんぷんをα-でんぷんという．消化酵素が作用しやすいのはα-でんぷんである．まず，口腔内に分泌される唾液中のα-アミラーゼにより，α-1,4グリコシド結合が加水分解され低分子化する．しかし，口腔内での食物停滞時間は短く，分解されるのはわずかである．

胃に到達したでんぷんに対し，しばらくの間は唾液α-アミラーゼははたらくが，強酸性（pH：1.5〜2.0）の胃内でこの酵素は次第に失活する．胃を経由して小腸に送られた大部分のでんぷん消化物（デキストリンなど）は，膵液α-アミラーゼによってマルトースもしくはマルトトリオースに分解される（図3-8）．しかし，α-アミラーゼはα-1,6グリコシド結合に作用しないため，この結合をもつイソマルトースやα-限界デキストリンが生じる．したがって管腔内消化でグルコースまで分解することはできない（図3-8）．グルコースまで分解するため，後述する膜消化が重要な役割を果たす．

レジスタントスターチ
大半のでんぷんは消化されるが，でんぷん構造に物理的もしくは化学的に酵素が作用しづらく，消化抵抗性を示すでんぷんをいう．

一方，**レジスタントスターチ**とよばれる難消化性のでんぷんや，消化酵素が存在しないため小腸で消化・吸収されない多糖類（食物繊維）は，大腸に送られ，一部は腸内細菌による分解や発酵を受け，吸収性の低分子化合物が生じる．

2）二糖類等の消化（膜消化）

でんぷんの管腔内消化により生じたマルトースや，食物中のスクロース，マルトースおよびラクトースは，小腸粘膜上皮細胞の刷子縁の膜表面（図3-3）に存在する二糖類分解酵素（それぞれスクラーゼ，マルターゼおよびラクターゼ）によって加水分解され単糖になる．その後速やかに細胞内に取り込まれる．この過程を膜消化とよぶ（図3-8）．

また，マルトトリオース，イソマルトースおよびα-限界デキストリンは上記に示した膜消化酵素に加え，イソマルターゼが作用することによりグルコースにまで分解され，すみやかに吸収される（図3-8）．

3）吸収

管腔内消化によって低分子化した糖質，すなわちマルトース，ラクトース，ス

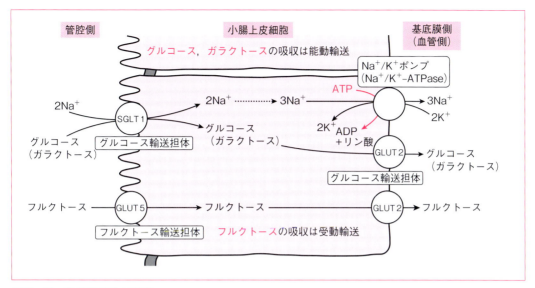

図3-9 単糖類の吸収過程

クロースなどの二糖類は膜消化により単糖に分解され，小腸粘膜上皮細胞から吸収される．しかし，**単糖の吸収機構**は異なり，グルコースやガラクトースは能動輸送，つまりグルコース輸送体，および ATP と Na^+，K^+-ポンプ（Na^+，K^+-ATPase）の働きにより小腸粘膜上皮細胞を通過する（**図3-9**）．小腸粘膜細胞内の Na^+ が Na^+，K^+-ポンプにより，基底膜側に排出されると電気的な濃度勾配が生じる．この Na^+ の輸送に ATP を必要とする．生じた濃度勾配を利用して管腔側から Na^+ とともにグルコースが共輸送で取り込まれる．一方，受動輸送に依存するフルクトースは，管腔内の濃度が**基底膜**側の濃度よりも高い場合に吸収が速くなる．一般的に能動輸送される糖の吸収のほうが受動輸送によるそれよりも速い．

単糖の吸収速度

グルコースの吸収速度を100とすると，ガラクトース110，フルクトース43とされる（ラット研究）．ただし，糖質の濃度や共存する他の糖の影響をうける．

2 脂 質

脂質は水に溶けない性質をもつため，他の栄養素の消化吸収とは異なった様相を示す．われわれが摂取する脂質は，トリグリセリド，リン脂質，ステロールでほぼすべてを占める．なかでもトリグリセリドは摂取する脂質の 90～95% を占める．

1）トリグリセリドの消化（管腔内消化）

トリグリセリドの一部は，胃粘膜から分泌される胃リパーゼにより胃で消化される．胃リパーゼは胃内の環境に適応し，酸性下で活性が高い．このリパーゼによりトリグリセリドが分解されると，脂肪酸と 1,2-ジグリセリドが生成される．生成した脂肪酸と 1,2-ジグリセリドは，胃内で食事脂肪のエマルジョン化を促す．また，胃運動による内容物の粉砕や混合で脂肪滴の分散が促される．

ヒトの乳には，中鎖脂肪酸を比較的多く含むトリグリセリドが含まれており，胃リパーゼによって効率よく消化されやすい．乳児では胃リパーゼの活性が高い

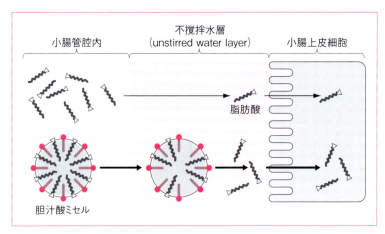

図3-10 脂質の吸収機構

が，膵リパーゼ活性は低いため，胃リパーゼによる乳中トリグリセリドの消化は，脂肪を利用するうえで重要である．

トリグリセリドの消化の大部分は小腸で行われる．脂肪が十二指腸に流入すると，胆汁に含まれる胆汁酸塩の界面活性作用と腸の運動により，脂肪のエマルジョン化はさらに進む．これにより膵リパーゼが作用しやすくなり，脂肪酸と2-モノグリセリドに分解される．しかし，エマルジョン化した脂肪滴（粒子径300〜1,000 nm）に膵リパーゼが作用するためにはコリパーゼとよばれる膵液に含まれるたんぱく質が必要である．

リン脂質とコレステロールエステルは，膵液に含まれるホスホリパーゼA_2およびコレステロールエステラーゼによりそれぞれ分解される．

2）吸収

生成した脂質消化物（脂肪酸やモノグリセリドなど）は，いくぶん極性を有しているが，水に溶解するには限界がある．小腸上皮は不撹拌水層（unstirred water layer）とよばれる薄い水の層（約0.2 mm）に覆われている．脂質消化物が小腸上皮から吸収されるためにはこの水の層を通過する必要がある（図3-10）．そのため，胆汁酸塩の作用による脂質消化物のミセル形成が欠かせない．ミセル（粒子径3〜10 nm）を形成することにより，脂質消化物の水への溶解性が増し，不撹拌水層を通過し，小腸上皮に到達することが可能になる．小腸上皮細胞に到達した脂質消化物は受動拡散により吸収される．

3）トリグリセリドの再構成およびリポたんぱく質の構築

小腸上皮細胞内に取り込まれた長鎖脂肪酸および2-モノグリセリドは，細胞内でトリグリセリドに再構成される．再構成されたトリグリセリドは，リン脂質，アポたんぱく質，コレステロールエステルなどとリポたんぱく質（カイロミクロン）を構成し，リンパ液内に放出され，体内輸送される．一方，親水性が高い短鎖脂肪酸や中鎖脂肪酸はこの再構成に利用されずにそのまま門脈に放出され，体内輸送される．

ミセル
溶液中で界面活性剤濃度（消化吸収の場合，胆汁酸濃度）がある濃度以上になるとできる分子の集合体．

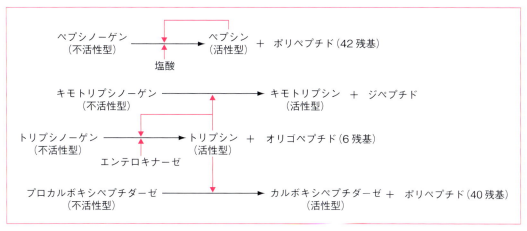

図3-11　胃と膵臓から分泌されるたんぱく質消化酵素の活性化
吉田　勉, 他. 基礎栄養学第8版：医歯薬出版；2018.

3 たんぱく質

　食物中のたんぱく質を栄養素として利用するため，アミノ酸に分解する必要がある．これには，非自己性をなくして拒絶反応を起こさないようにする目的と，吸収後の利用や輸送を容易にする目的がある．ヒトはたんぱく質およびその関連物質を分解する消化酵素を10種類以上もち，消化管の機械的な力とあわせて消化し，吸収する．

1）消化（管腔内消化と膜消化）

a：胃

　口腔で咀嚼され，細かく砕かれた食物塊が胃に入ると，分泌した胃酸で胃内容物はpH2程度になる．たんぱく質は変性・分解され消化酵素の作用を受けやすくなる．胃から分泌されるたんぱく質消化酵素ペプシンは，図3-11のようにペプシノーゲンという活性をもたない**プロ酵素**として分泌され，胃酸（塩酸）により活性化される（pH2以下）．また，ペプシン自身によっても自己触媒的に活性化される．ペプシンはたんぱく質のペプチド鎖をTrp, Phe, Tyr, Met, Leuのアミノ基側から加水分解し，プロテオースやペプトンといった誘導たんぱく質が生じる．また，低分子のペプチドやアミノ酸も一部生じる．

b：小腸

　胃で粥状になった内容物は十二指腸に送られ，膵液と混合されて消化が続く．膵液には，トリプシノーゲン，キモトリプシノーゲン，プロカルボキシペプチダーゼなど不活性型のプロ酵素が含まれる．それらは図3-11のように，エンテロキナーゼの作用でトリプシンに，そのトリプシンによりキモトリプシンやカルボキシペプチダーゼにそれぞれ変換され，消化酵素としての働きを示す．活性化したそれぞれの酵素は，特定のペプチド結合を選択的に加水分解し，プロテオースやペプトンを低分子のペプチドやアミノ酸に消化する．

> **プロ酵素**
> 不活性な，酵素の前駆体をいう．たとえば，ペプシノーゲン，トリプシノーゲン，プロカルボキシペプチダーゼなどである．

第3章 消化・吸収

c：膜消化

　小腸粘膜上皮細胞の微絨毛膜表面および細胞質内には，各種ペプチダーゼが存在し，膵液酵素で消化できなかったペプチドをアミノ酸に加水分解する．上皮細胞のジペプチダーゼ類は，その約10%が膜表面に結合しており，あとは細胞内にある．また，トリペプチダーゼ類は，約65%が膜表面にある．したがって，細胞膜表面上ですべてのジペプチドやトリペプチドがアミノ酸に分解されるのではなく，一部は細胞内にそのまま入り，そこで加水分解される．

2）吸収

　先述したように，細胞内にもジペプチド，トリペプチドが一部そのまま入り，アミノ酸に分解されるため，消化の最終段階と吸収の初段階を厳密に区別することは困難である．しかし，たんぱく質が消化吸収され，最終的に小腸粘膜上皮細胞から出るとき，通常アミノ酸として毛細血管に移行する．その後，門脈経路を経て肝臓に運ばれる．

　ジペプチドやトリペプチドは，H^+の濃度勾配を利用したペプチド輸送担体でH^+とともに上皮細胞内に取り込まれる．一方，アミノ酸の上皮細胞への取り込みは，アミノ酸輸送担体によるNa^+依存性の能動輸送が主であり，①側鎖の短い中性アミノ酸，②側鎖の長い中性アミノ酸，③塩基性アミノ酸，④酸性アミノ酸，⑤イミノ酸の5つの輸送系がある．よく知られている担体として，中性アミノ酸輸送系のメチオニン担体やサルコシン担体がある．前者は長い側鎖を，後者は短い側鎖をもつアミノ酸の取り込みを主としてうけもっている．酸性アミノ酸であるグルタミン酸とアスパラギン酸の輸送はほかと異なる．これらのアミノ酸は膜の通過にともないアミノ基転移が行われ，おもに中性アミノ酸のアラニンとなって**漿膜**側へ放出される．

サルコシン
N-メチルグリシンともいう．
$CH_3-NH-CH_2-COOH$

漿膜
内臓組織の表面を覆う薄い膜をいい，消化管の場合，外側（体内に相当する部分）がこの膜で覆われている．

❹ ビタミン

　ビタミンは，脂溶性ビタミン（ビタミンA，D，E，K）と水溶性ビタミンに分類される．糖質やたんぱく質のような複雑な消化はビタミンで認められない．

　食品中に多くみられるビタミンAの形態は脂肪酸（おもにパルミチン酸）が結合したレチノールエステル（動物性食品由来）と，カロテノイド（植物性食品由来でおもにβ-カロテン）である．レチノールエステルは，小腸で胆汁酸塩によりエマルジョン化された後，膵エステラーゼによりレチノールと脂肪酸に分解され，ミセルに取り込まれる．この後，レチノールは上皮細胞から能動輸送される．そのほかの脂溶性ビタミンは消化を必要とせず，胆汁酸塩や脂肪分解物などとともにミセルを形成し，小腸上皮細胞から吸収される．小腸上皮細胞内でカイロミクロンに組み込まれた後，リンパ管を経て輸送される．

　一方，水溶性ビタミンの場合，様相が異なる．食品中のチアミンは，チアミン二リン酸（TPP）やチアミン三リン酸として存在する．これらは小腸でアルカリホスファターゼによりリン酸が脱離した後，吸収される．食品中のリボフラビンは，フラビンアデニンジヌクレオチド（FAD）およびフラビンモノヌクレオチ

ド（FMN）のたんぱく質結合体として存在する．これらは胃酸によりたんぱく質との結合が分解され，遊離型の FAD および FMN となる．その後小腸でアルカリホスファターゼの作用により遊離のリボフラビンに変換され，吸収される．ナイアシンはニコチン酸とニコチンアミドをさす．これらは小腸から吸収される．ニコチンアミドモノヌクレオチドの場合，消化管内でニコチンアミドに加水分解された後，吸収される．食品中のビタミン B_6 の大部分はピリドキサールリン酸として存在する．ピリドキサールリン酸は小腸でアルカリホスファターゼによりリン酸が脱離され，吸収される．このようにリン酸が結合している形態の場合，アルカリホスファターゼによるリン酸の脱離が吸収に欠かせない．ビタミン B_{12} の吸収は複雑である．食品中のビタミン B_{12} のほとんどは，アデノシルコバラミンおよびヒドロキシコバラミンのたんぱく質結合体として存在する．胃で胃酸やペプシンの作用によりビタミン B_{12} が遊離した後，唾液中の糖たんぱく質（ハプトコリン）と結合する．十二指腸でハプトコリンが膵液中のトリプシンにより消化され，ビタミン B_{12} が再び遊離する．このビタミン B_{12} は十二指腸で胃壁細胞から分泌される内因子（intrinsic factor；IF，ビタミン B_{12} 結合糖たんぱく質）と強く結合し，B_{12}-IF 複合体を形成する．B_{12}-IF 複合体は回腸で特異的な受容体に結合し，**エンドサイトーシス**により上皮細胞に取り込まれ，吸収される．

エンドサイトーシス
細胞外物質を細胞内に取り込む方法のひとつ．細胞膜の一部が物質を包み込みながら陥没し，細胞膜から遊離して細胞内に取り入れる．

⑤ ミネラル

ミネラルは消化されずに小腸以降で吸収される．ミネラルには溶解度が低いものが多く，溶解度の違いが消化管からの吸収率に強く影響する．

食物中のカルシウムは，他の栄養素の消化時に食物から遊離し，イオン化し可溶化した形態となる．この状態で多くのカルシウムは吸収される．十二指腸，空腸では能動輸送，回腸では受動輸送により吸収される．カルシウム吸収に対する寄与度は回腸でもっとも大きく，吸収されるカルシウムのうち，60% 程度は回腸から吸収される．能動輸送にはカルシウム結合たんぱく質（カルビンディン）が利用される．また，大腸からもカルシウムは吸収され全吸収量の 5 ～ 23% を占める．大腸では発酵産物による pH の低下がカルシウムの可溶化を促進し，吸収量が増加する．

食品中の鉄にはヘム鉄と非ヘム鉄があり，ヘム鉄のほうが吸収がよい．ヘム鉄はヘモグロビン，ミオグロビンに由来する鉄で，赤身の魚肉や畜肉に含まれる．カルシウム同様，消化管内における可溶化が鉄吸収に影響を与える．カルシウムと異なり，鉄には 2 つのイオン化形態（二価鉄；Fe^{2+} と三価鉄；Fe^{3+}）を有する．食品中に含まれる大部分の非ヘム鉄は Fe^{3+} である．これらの鉄は胃酸でほぼ可溶化するが，十二指腸で中和されると，鉄の溶解度は極端に低くなる．このときの溶解度が Fe^{3+} に比べ Fe^{2+} で大きいため，鉄の吸収は Fe^{2+} のほうが Fe^{3+} より 2 ～ 10 倍高い．つまり，消化管内で還元型である Fe^{2+} で維持することにより吸収がよくなる．たとえば，アスコルビン酸（ビタミン C）を共存させると，

Fe^{2+}の状態で比較的多く小腸内に維持され、小腸内のpHでも可溶化が進み、吸収が促進する。なお、鉄の吸収率は小腸上部で高い。

8　吸収後の経路

消化管から吸収された栄養素は、門脈系もしくはリンパ系を経て輸送される。これらの経路は細胞外に存在する体液、つまり細胞外液で満たされている。細胞外液は、血漿と間質液（細胞間液ともいう）からなる。血漿は血液の液性成分であり、間質液と物質交換を行っており、リンパ液にも間質液が流入する。したがって、細胞外液の循環により吸収した物質を体内輸送する。

1　門脈系

水溶性の栄養素（アミノ酸、単糖類、グリセロール、短鎖脂肪酸、電解質、水溶性ビタミン）はおもに門脈経路によって輸送される。これらの栄養素は消化管から吸収されたのち、毛細血管に放出され門脈を経て肝臓に至る。肝臓は他の臓器と異なり、主要な血液供給が静脈である門脈でなされており、動脈による血液供給は全血流量の25％にすぎない。

2　リンパ系

脂溶性の栄養素や物質は、リンパ系を経て輸送される。脂肪の消化吸収後、細胞内で再構成されたトリグリセリドは、リポたんぱく質（カイロミクロン）に組み込まれ放出される。放出されたカイロミクロンは乳び管よりリンパ系に入り、リンパ管を経て左鎖骨下静脈に合流し、最終的に血液内を輸送される。リンパ管の左鎖骨下静脈への合流地点は、血液が心臓に戻る手前であり、その後、動脈を介して全身に輸送される。門脈系輸送の場合、栄養素が最初に肝臓に到達し代謝されるが、リンパ系輸送の場合、吸収された物質は最初に心臓に到達するため、代謝される前に全身に輸送することが可能である。したがって、この違いは薬剤を体内輸送するうえで重要な焦点となる。

9　消化管内微生物相

1　口腔内と胃内の細菌

口腔内は食物や外界環境から数多くの細菌にさらされる。口腔内で細菌が定着しうる表面は粘膜細胞である。したがって、それらの細胞を覆う粘液の存在や表面細胞の脱落は、口腔内への細菌の定着を減らすうえで重要である。しかし、口腔内に定着する細菌の多くが表面がほとんど脱落しない歯に認められる。歯に定着する細菌はう歯や歯周病にかかわる。

食後に胃に流入する細菌は内容物1 mL当たり10^5〜10^{6}個以上もいるにもかかわらず、胃内で生存している細菌数は内容物1 mL当たり10^{3}個程度である。これは胃酸により胃内のpHが低いことによる。つまり、食物などにより持ち込

まれた細菌の大半がこの低 pH 環境で死滅する．視点を変えれば，胃は食物と同時に入ってくる細菌を殺菌する器官といえる．これにより摂取した栄養素を消化吸収する前に細菌に利用されることを防いでいる．このような胃内の低 pH 環境に耐性をもつストレプトコッカス属や乳酸桿菌がよく検出される．

胃粘膜に定着している細菌は胃管腔内のものと類似している．ただし，ヘリコバクター・ピロリは例外である．この細菌は，低 pH を好むわけでも，酸耐性でもなく，増殖に最適な pH は 7 程度である．この細菌はおもに胃の幽門洞（**図3-6**）に認められ，胃粘膜を覆っている粘液中のムチンを分解し，粘液や胃上皮細胞に定着する．そこで胃液に含まれる尿素をウレアーゼで分解し，アンモニアを生成する．その結果，局所的に中和され，生育しやすい環境をつくり出す．胃体部では胃酸分泌量が多いため，アンモニア生成による中和が追いつかず，pHは 4 以下となる．そのため，胃体部では生育できない．

ヘリコバクター・ピロリは急性胃炎，慢性萎縮性胃炎，胃潰瘍，十二指腸潰瘍，胃腺がん，MALT リンパ腫などの原因となっている．胃潰瘍の 60 ～ 80%，十二指腸潰瘍の 70 ～ 95% がこの細菌による．また，胃がん発症にも関与することが示されており，この細菌が胃に定着しないようにすること，もしくはこの細菌を抗生物質で除去することが重要である．

❷ 腸内細菌

われわれの消化管内には，多種多様な細菌などが常在し，生体にさまざまな作用を与えている．これらの細菌を腸内細菌と称し，消化管内容物 1 g 当たり 10^{10} ～ 10^{11} 個存在する．消化管内の総細菌数は 40 兆個にも及び，この数はヒトの体細胞数（37 兆個）を凌駕する．消化管に存在する細菌種は 500 ～ 1,000 種と考えられている．これらの腸内細菌は消化管の部位により種類，数が異なり，とりわけ大腸で圧倒的に多い．これらの多様な細菌種どうしは，消化管内で互いに排除と共生関係を繰り返し，その結果均衡が保たれた生態系が形成される．このような腸内細菌の生態系を腸内細菌叢（microflora，microbiota）という．

われわれの消化管は口にはじまり，肛門に至るが，腸内細菌はそれぞれの消化管部位でさまざまな環境にさらされ，数や腸内細菌叢に大きな変化が生じる．胃では胃酸による低 pH にさらされるため，細菌数が激減する（10^1 ～ 10^3 個 /g）．小腸上部でも界面活性作用をもつ胆汁酸の作用で細菌の増殖は比較的抑えられている（10^4 個 /g 程度）．腸内細菌が極端に増加しはじめるのは，pH や胆汁酸による影響がほとんどなくなる回腸（10^7 個 /g 程度）以降，とりわけ大腸である（10^{12} 個 /g 程度）．

❸ 腸内細菌叢の安定性と変化

消化管内に適応して定住している腸内細菌を常在細菌とよび，これらの細菌群が腸内細菌叢の主役である．通常，常在細菌の菌叢は安定しており，新たに細菌が消化管内に常在するためにはいくつかの障壁を乗り越える必要がある．たとえ

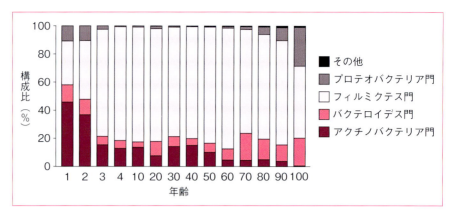

図3-12 加齢とともに変化する腸内細菌叢
アクチノバクテリア門にはビフィドバクテリウム属，バクテロイデス門にはバクテロイデス属，フィルミクテス門にはフィーカリバクテリウム属，ユーバクテリウム属，ルミノコッカス属，クロストリジウム属，プロテオバクテリア門には大腸菌などが含まれる．
Odamaki T. et al.：BMC Microbiol, 16：90, 2016.

ば，宿主側から消化管内に分泌される抗菌物質や免疫物質による細菌の排除や，先に消化管に定着している細菌から放出される抗菌物質や代謝産物による排除から免れたものが，常在細菌として定住できる．

　胎児は無菌状態であるが，出産時に産道を通過する際に多くの細菌に曝露され，さらに授乳と同時に細菌が消化管内に持ち込まれる．このようにして，徐々に消化管内の腸内細菌叢が形成される．ヒトの腸内細菌叢は2～3歳あたりで安定化し，それ以降は老年期を迎えるまで，比較的安定した腸内細菌叢を示す（**図3-12**）．

　しかし，これらの腸内細菌叢の定着はさまざまな環境要因の影響をうける．たとえば，分娩様式，授乳，食事，投薬などである．分娩様式には経腟分娩と帝王切開があるが，腟を経ない帝王切開による分娩では出産時にさらされる細菌が異なるため，初期に大腸に定着する細菌が異なる．また，新生児に与える母乳と調整乳の違いも細菌叢の定着に影響を与える．母乳には，調整乳に含まれない抗体，ラクトフェリン，サイトカイン，免疫グロブリンAなどが含まれており，定着する腸内細菌に違いをもたらす．さらに，離乳後に摂取する食事も腸内細菌叢に変化をもたらす．一方，抗生物質の投与は多くの細菌を死滅させ，単純な細菌叢に一時的に変化させる．極端に細菌叢が破綻した場合，クロストリジウム・ディフィシルの感染をまねき，偽膜性大腸炎を誘発することが知られている．このため，安易な抗生物質の服用に注意を払う必要がある．

4 腸内細菌叢の働き

　大腸に存在する腸内細菌は，回腸より流入する基質（難消化性糖質，未消化たんぱく質など）を利用し，発酵する．この結果，短鎖脂肪酸（酢酸，プロピオン酸，酪酸など），ガス（水素，メタン，二酸化炭素など），アンモニアなどが生成される．短鎖脂肪酸は大腸上皮細胞から吸収され，門脈を経て肝臓に至り，エネ

ルギー源として利用される．酪酸は，おもに大腸上皮細胞のエネルギー源として
積極的に利用され，その増殖に寄与している．また，酪酸はがん化した大腸上皮
細胞の**アポトーシス**を誘導し，大腸がんに抑制的に作用する．さらに近年，酪酸
が免疫系を修飾するという報告もされている．したがって，酪酸生成を促す腸内
細菌叢を大腸内につくり出すことが，大腸粘膜や免疫系の健全化に寄与する．

　ヒトの大腸では，一つの細菌種で難消化性糖質を分解し，酪酸を生成すること
は少ない．通常，難消化性糖質を分解する細菌（酢酸や乳酸を主に生成）と，酢
酸や乳酸から酪酸を生成する細菌の協働により酪酸生成が進む．難消化性糖質の
分解はおもにバクテロイデス属とビフィズス菌で担っている．難消化性でんぷん
の分解にルミノコッカス属がかかわる場合もある．一方，これらの細菌が生成し
た酢酸や乳酸から酪酸を生成する細菌として，フィーカリバクテリウム・プラウ
スニッツィイ，ユーバクテリウム・ハリー，ユーバクテリウム・レクタルおよび
アナエロスティペス属がおもに担う．このような協働関係が崩れると中間産物で
ある乳酸が蓄積し，下痢を引き起こす場合がある．

　また，腸内細菌は発がん物質の生成にも関与する．大腸発酵産物のインドール
やフェノールはそれぞれ膀胱がんや肝臓がんなどの**発がんプロモーター**として知
られている．脂質の消化吸収に欠かせない胆汁酸も，一部が回腸からの再吸収を
逃れ，大腸に流入し，そこで腸内細菌によりデオキシコール酸やリトコール酸
（いわゆる二次胆汁酸）に変換される．これらの二次胆汁酸は大腸がんのプロ
モーター作用をもち，大腸がんを誘発する．このように腸内細菌叢が消化管（と
くに大腸）に与える影響は大きい．

　そのほかに，ビタミンB群やビタミンKが腸内細菌によってつくられ，宿主
であるヒトがそれらを利用しており，ビタミン供給の視点からも重要である．

⑤ プレバイオティクス，プロバイオティクス

　ヒトの健康維持において腸内細菌の有益な面と不利益な側面がある．したがっ
て，健康に貢献しうる腸内細菌叢を構築することが重要である．腸内細菌叢を根
本から大きく変動させることは困難であるが，ある特定の栄養素，食品成分およ
び生菌を継続して摂取することで，消化管内に定常的に有益な細菌叢をもたらす
ことができる．

　プレバイオティクスは，腸内細菌の増殖や活性を亢進させ，その結果，宿主
（ヒト）の健康を改善する難消化性の食事成分のことをいう．たとえば，イヌリ
ン，フルクトオリゴ糖，難消化性でんぷん，およびその他の食物繊維などがこれ
にあたる．イヌリンはキクイモやチコリなどに多く含まれるフルクトースの重合
体であり，ビフィズス菌のような有益な腸内細菌を増加させ，同時に有害な細菌
を減少させる．これは，腸内細菌によるプレバイオティクスの発酵で生成される
短鎖脂肪酸によりpHが低下し，有害な細菌が生育しにくい環境をつくり出すか
らである．また，大腸運動の亢進による便通改善なども期待される．さらに，大
腸内のpHの低下により溶解度の低いミネラルを可溶化させ吸収を促進させる．

アポトーシス
生体をよい状態に保つ
ために積極的に引き起
こされる制御された細
胞死．すなわちプログ
ラムされた細胞死をい
う．

発がんプロモーター
発がん作用はないが，
他の発がん物質により
生じたがん細胞の分裂
を促進させ，成長させ
る作用をもつ物質．

このようにさまざまな生理作用を通じてヒトの健康への寄与が期待される.

プロバイオティクスは，腸内細菌叢のバランスを改善することにより，ヒトに有益な作用をもたらす生きた微生物のことをいう．プロバイオティクスの作用は，腸の健康改善，免疫の亢進，栄養素の利用性向上，アレルギー発症の緩和，ある種のがん発症の低減など多岐にわたる．代表的なプロバイオティクスとしてヨーグルト，乳酸菌飲料，サプリメントなどがある．これらのために商業的によく利用される細菌は乳酸桿菌，ビフィズス菌のような乳酸菌である．

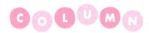

私たちの消化管は免疫の最前線

消化管は単層上皮細胞に覆われているが，その管腔内はいわゆる"体外"である．上皮は体外と体内を隔てており，生体内への異物侵入を防ぐ最前線である．管腔内には細菌や食物抗原など異物であふれている．そのため，さまざまな戦略で防衛網（腸管免疫系）が作り上げられている．異物に対する免疫グロブリンA（IgA），細菌成分を認識する受容体，粘液による物理的障壁を作り出すムチン，細菌を殺す抗菌ペプチド，上皮細胞を密着させることで異物侵入を防ぐタイトジャンクションなどである．なかでも消化管のリンパ組織（パイエル板）にあるB細胞でつくられるIgAはとても重要な役割を果たしている．消化管に存在するIgA量は全身のIgAの60%を占めており，消化管が免疫にいかに欠かせない組織であるかを物語っている．

消化管では外からの異物侵入を防ぎつつ，栄養素を体内に吸収するという相反することをやってのけている．ここには腸内細菌も常在しており，大腸にいたってはヒトの体細胞数を凌駕する数の細菌が住み着いている．すなわち，異物である細菌に過度な免疫応答を示さず共生関係を成り立たせている．さらに食物抗原に対しても過剰な免疫応答（アレルギー）を示さないように調節している（経口免疫寛容）．しかし，ひとたび病原性細菌のような異物が消化管から生体内に侵入した場合，ただちにIgAによる適切な免疫応答が展開される．このような腸管免疫の発達には腸内細菌の存在も必要であり，腸内細菌と腸管免疫系は互いに切っても切れない関係にある．

10 生物学的利用度（有効性）

1 消化吸収率

摂取した食品中の栄養素に対し，消化吸収された割合を示したものが消化吸収率である．単に消化率あるいは吸収率ということもある．消化吸収率にはみかけの消化吸収率と真の消化吸収率の2種類がある．みかけの消化吸収率は以下のように求められる．

$$\text{みかけの消化吸収率}(\%) = \frac{\text{吸収量}^*}{\text{摂取量}} \times 100 = \frac{(\text{摂取量} - \text{糞中排泄量})}{\text{摂取量}} \times 100$$

※吸収量は摂取量と糞中排泄量の差で算出できる.

　糞便には食物中の未消化物質のほかに消化液中の成分,剥離した消化管粘膜の細胞,腸内細菌などの,いわゆる内因性成分を含む.つまり,摂取量から糞中排泄量を差し引いて算出した吸収量は,本来の吸収量よりも少なく見積もったみかけの吸収量となる.たとえば無たんぱく質(無窒素)食を与えても,糞便中に窒素は排泄され,無脂質食でも粗脂肪(コレステロールが大部分)が排泄される.このような食物に由来しない窒素や脂質を内因性窒素あるいは内因性脂質とよぶ.したがって食物成分の真の消化吸収率は次式のように求められる.

$$真の消化吸収率(\%) = \frac{(摂取量-(糞中排泄量-糞中内因性成分量))}{摂取量} \times 100$$

　したがって,真の消化吸収率はみかけの消化吸収率よりも高い値となる.内因性の窒素排泄量や脂質排泄量を求めるには,無たんぱく質食や無脂質食を与えて測定する.しかし,無たんぱく質食や無脂質食を与えたとき,消化液の分泌や腸内細菌の種類・繁殖状態などが普通食の場合と異なることが容易に考えられる.したがって,この方法で求めた真の消化吸収率が,本当の意味で完全な消化吸収率を表しているわけではない.しかし,ほかにこれよりよい方法がないため,この方法が一般的に真の消化吸収率を求めるために用いられる.ミネラルの吸収率についても,この考えを用いて同様に求めることができる.

② 栄養価

　栄養学において栄養素の価値,つまり栄養価を評価することは重要である.栄養価を評価することが重要視され,その評価法についてさまざまな研究がなされてきた栄養素はたんぱく質である.たんぱく質の違いは生体内における利用度にも影響を与え,ひいては成長など生体における表現型もたんぱく質の違いにより顕著に表れる.

　これらの栄養価の評価法は,次の2つに大別でき,①生物学的方法,②化学的方法に分類される.生物学的方法は,生体に対するたんぱく質の作用を指標に評価する方法であり,たんぱく質効率,生物価,正味たんぱく質利用率などが代表的である.たんぱく質効率は生体の体重変化を指標とし,生物価と正味たんぱく質利用率は窒素出納を指標とした評価法である.一方,化学的方法は,たんぱく質の化学的特性を指標に評価する方法であり,アミノ酸スコア(アミノ酸価)がこれに値する.アミノ酸スコアは,たんぱく質のアミノ酸組成と評点パターンとして示されたアミノ酸組成を比較して評価する方法である.これらの詳細については第6章で述べる.

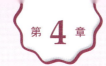

第4章 炭水化物の栄養

1 炭水化物の化学

20世紀初頭に多くの糖の化学構造が解明され，その元素組成が Cn(H₂O)m という一般式に合っており，一見，炭素の水和物とみられるところから，これらの重縮合体も含めて炭水化物と名付けられた．炭水化物の種類は非常に多いために例外もあるが，分子内に数個の水酸基(-OH)と1個の**カルボニル基**(-C(=O)-)をもつ．また，自然界には窒素（N），硫黄（S），リン（P）などを含む炭水化物も存在する．炭水化物は，**表4-1**に示すように単糖類，少糖類（オリゴ糖類），多糖類に分類される．

1 炭水化物の分類と構造

1）単糖類

a．単糖類の分類と構造

単糖はそれ以上加水分解を受けない，もっとも基本的単位となる糖である．ま

表4-1　おもな単糖類，少糖類，および多糖類

分類	糖の種類		構成する単糖類
単糖類	トリオース（三炭糖）	D-グリセルアルデヒド ジヒドロキシアセトン	
	ペントース（五炭糖）	D-リボース D-2-デオキシリボース	
	ヘキソース（六炭糖）	D-グルコース（ブドウ糖） D-ガラクトース D-マンノース D-フルクトース（果糖）	
少糖類 （オリゴ糖類）	二糖類	マルトース（麦芽糖） イソマルトース ラクトース（乳糖） スクロース（ショ糖）	グルコース グルコース グルコース・ガラクトース グルコース・フルクトース
	三糖類	マルトトリオース ラフィノース	グルコース グルコース・ガラクトース・フルクトース
	四糖類	スタキオース	グルコース・ガラクトース・フルクトース
多糖類	単純（ホモ）多糖類	でんぷん デキストリン グリコーゲン セルロース ペクチン	グルコース グルコース グルコース グルコース ガラクツロン酸
	複合（ヘテロ）多糖類	グルコマンナン アルギン酸 グアーガム	グルコース・マンノース・グルクロン酸 マンヌロン酸・グルクロン酸 ガラクトース・マンノース

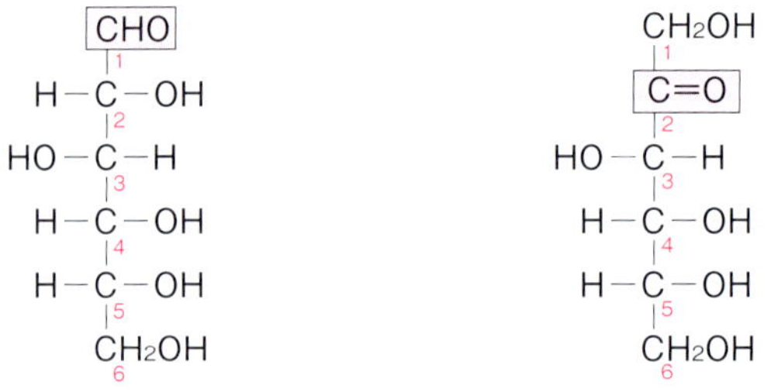

第4章 炭水化物の栄養

D-グルコース（アルドースの例）　　D-フルクトース（ケトースの例）

図4-1　アルドースとケトース

鏡像異性体

立体配置が鏡に映したような関係。右手と左手の関係を想像すると理解しやすい。掌，親指，人差し指，中指，薬指，小指で構成されているが，立体配置が異なる。

ず，単糖には鏡像異性体があるため，同じ構成成分であっても立体配置が複数存在することに注意する必要がある。単糖には D-体と L-体とがあり，生物はほぼすべて D-体の単糖を使用している。カルボニル基として**アルデヒド基**（-CHO）をもつ糖をアルドース，**ケトン基**（>CO）をもつ糖をケトースとよぶ（**図4-1**）。単糖は直鎖状の炭素鎖をもち，炭素数によって三炭糖（トリオース）から七炭糖（ヘプトース）まで存在する。とりわけ，六炭糖（ヘキソース）のD-グルコース（ブドウ糖），D-ガラクトース，D-フルクトース（果糖）は食品中に多く存在し，栄養学的に重要である。また，五炭糖（ペントース）のD-リボース，D-デオキシリボースも生体で核酸，糖たんぱく質，配糖体の構成成分として重要である。以降の単糖は生体内で用いられることを前提としているため，すべて D-体であり，D/L 表記を省略する。

単糖が環化することにより，アルドースの場合炭素1が，ケトースの場合炭素2が**アノマー炭素**とよばれる（**図4-1** 参照）。アノマー炭素に結合している酸素（カルボニル基）が他の構造と結合していない場合，強い還元性を示す。こういった糖を**還元糖**とよぶ。

アノマー炭素

ヘミアセタール（アルコールとアルデヒドの中間反応体）を作ることで新たに不斉炭素となるものをアノマー炭素という。

---

b．その他の単糖類

糖のアルデヒド基やケトン基をアルコールまで還元した物質を**糖アルコール**という。代表的なものはキシロースを還元したキシリトールであり，代替甘味料として工業的に作られる。還元性二糖類やオリゴ糖類からも作られる。自然界にも広く存在する。単糖の官能基がカルボキシル基に酸化された物質を**糖酸**という。代表的なものは，グルクロン酸，ガラクツロン酸などのウロン酸である。ウロン酸は薬物などの生体異物や最終代謝産物と抱合して水溶性を高め，解毒や排出を助ける。生体多糖の構成成分でもある。アミンを含む糖を**アミノ糖**といい，高等動物にはグルコースおよびガラクトースの2位の水酸基がアミノ基に置き換わったグルコサミン，ガラクトサミンの2種がある。これらは生体内多糖の必須成分である。ノイラミン酸，シアル酸はアミノ糖に似た構造をもつ化合物で，各種粘液や神経組織中の複合糖脂質に含まれている。

グリコシド結合

糖と別の有機化合物の間に存在する共有結合をさす。硫黄原子と結合した場合 S- グリコシド結合という。窒素，酸素原子と結合した場合，それぞれ N-～，O-～ と表記する。

2）少糖類

単糖の2～10分子程度が**グリコシド結合**で脱水縮合した糖質を少糖類（**オリ**

1 炭水化物の化学

表4-2 代表的な二糖類の構造と生理機能

名　称	構　造	生理機能・その他
マルトース	CH₂OH ... CH₂OH（構造図） α	でんぷんやグリコーゲンの基本構成単位である．遊離状態では，麦芽やハチミツなどに含まれる．グルコース2分子が α-1,4 結合．
ラクトース	CH₂OH ... CH₂OH（構造図） β	哺乳動物の乳汁に含まれ，人乳で約5～7%，牛乳で約4%である．乳児のエネルギー源である．グルコースとガラクトースが β-1,4 結合．
スクロース	CH₂OH ... CH₂OH（構造図） β, 2	サトウキビやサトウダイコンに含まれ，日常利用する砂糖の主成分．果汁中にも遊離状態で存在する．グルコースとフルクトースが α-1，β-2 結合．非還元性である．

　マルトース，ラクトースは α 型 β 型の異性体があるが，スクロースは異性体がない．よってスクロースが甘味度の基準となる．

ゴ糖類）という．構成単糖の分子数によって二糖類，三糖類，四糖類に分けられるが，構成単糖は1種類であるとはかぎらない．**マルトース（麦芽糖）**は2分子のグルコースが α-1,4 結合で接続し，**ラクトース（乳糖）**はグルコースとガラクトースが β-1,4 結合で接続している．いずれもアノマー炭素に水酸基をもつため還元糖である．一方，**スクロース（ショ糖）**はグルコースとフルクトースが互いのアノマー炭素に結合する水酸基を α-1，β-2 結合で接続するため還元性を示さない（**表4-2**）．また，単糖類，二糖類などは甘味を有するが，その甘味度には差がある．

　ヒトが通常摂取する少糖類はマルトースやスクロースなどで，量的には多いが種類は限られる．他の多様な少糖類は，その多くがヒトの消化酵素で消化されず，そのまま大腸に達し，腸内細菌により分解，利用される．そのため近年ではさまざまな少糖類のプレバイオティクスとしての効果が探索されている．

3）多糖類

　少糖類よりもさらに多数の単糖がグリコシド結合して高分子量の直鎖，あるいは分枝鎖をなしているものを多糖類という．多糖類には同一単糖のみからなるホモ多糖（ホモグリカン）と2種類以上の単糖からなるヘテロ多糖（ヘテログリカン）がある．**図4-2** には代表的な多糖類の構造を示した．

　でんぷんはヒトのエネルギー源としてもっとも重要な糖質で，植物における糖質の貯蔵形態である．でんぷんにはアミロースとアミロペクチンの2種類があり，アミロースは D-グルコースが**α-1,4 結合**で直鎖状に結合したもので，らせん構造をとる．ヨウ素反応では強い青色を呈する．アミロペクチンは，α-1,4 結合のほかに24～30分子のグルコース鎖ごとに**α-1,6 結合**を含み，枝わかれした分子構造をもつ．どの植物由来であっても通常のでんぷんは20～30%のアミロースと70～80%のアミロペクチンからなる．また，もち米，ワキシーコーン

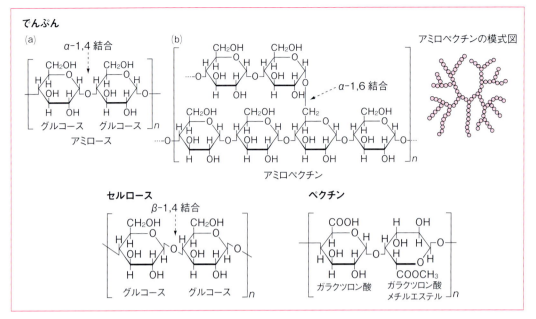

図4-2 多糖類の構造

ミセル
分子間力による多数の分子の集合体をさす．一般に界面活性剤の分子集合に用いられるが，本項では高分子物質を構成する微結晶をさす．

ミクロフィブリル
10 nm程度の繊維状の形態を示す微細な組織．

などのでんぷんは，ほとんどアミロペクチンのみからなる．でんぷん粒は結晶質であるが，全体が結晶状になっているものではなく，でんぷん鎖が密に整列し結晶化した部分（**ミセル**）もあれば非結晶質の部分もある．でんぷんを酸あるいは酵素による加水分解で低分子化したものは**デキストリン**とよばれる．

グリコーゲンは動物における糖質の貯蔵形態であり，おもに肝臓と筋肉に蓄えられる．アミロペクチンとほぼ同じ構造であるが，分枝の頻度がさらに高く，8〜12分子のグルコース鎖ごとにα-1,6結合をもつ．ミセル構造がほとんどないので，でんぷんに比べ水に易溶であり，ヨウ素反応では赤褐色を示す．

セルロースは植物や細菌がもつ細胞壁の主成分である．D-グルコースがβ-1,4結合で直鎖上に結合したもので，ミクロフィブリルを形成し，水に不溶である．ヒトはこのβ-1,4結合を切断する酵素をもたないため，消化・吸収できない．一方，草食動物は消化管内細菌の酵素によりセルロースを分解し，エネルギー源として利用している．

ペクチンは植物の一次細胞壁に多く存在し，果実に多く含まれる．ペクチンの主成分はD-ガラクツロン酸がα-1,4結合で重合したペクチン酸である．セルロースと同様にヒトは対応する消化酵素をもたない．

2 糖質の体内代謝

炭水化物の分類で示したように，食品に含まれる炭水化物の中にはヒトの消化酵素の作用を受けて生体内で主としてエネルギー獲得に利用されるものと，消化酵素の作用を受けず消化管を通り排泄されるものがあり，栄養学では前者を糖質，後者を食物繊維としている．日本食品標準成分表2015年版（七訂）では，

でんぷん，グルコース，スクロース等を利用可能炭水化物（単糖当量）と表記している．

1 グルコースを中心とする代謝

グルコースに連なる経路は6つに大別される．エネルギー獲得すなわち**アデノシン三リン酸（ATP）**が生成される過程には**解糖系，TCAサイクル，電子伝達系**の3経路がかかわる（**図4-3**）．グルコースからの**グリコーゲン合成と分解**，糖質以外からグルコースが生成される**糖新生系**もエネルギー量の調整にかかわる．エネルギーの獲得に直接的にかかわらない**ペントースリン酸経路**は核酸や脂質の合成素材を供給するために必須の経路である．

1）解糖系

解糖系は，1分子のグルコースを2分子の**ピルビン酸**に変え，その際に比較的少量のATPを産生する一連の反応である．細胞質で行われる．好気的条件下では，解糖はTCAサイクルと電子伝達系の前段階である．直接的には2分子のATPを産生するが，途中で産生された2分子の**ニコチンアミドアデニンジヌクレオチド（NAD$^+$）**は電子伝達系へ送られ，さらなるATP産生に貢献する．嫌気的条件下では，グルコースからピルビン酸を経て**乳酸**を産生する．この場合NADHは乳酸産生時に消費されるため，2分子のATP産生に留まる．激しい運動により筋肉への酸素供給が間に合わない場合，嫌気的に解糖が進行し，筋肉中に乳酸が蓄積する．これが筋肉疲労の原因である．

2）TCAサイクル

トリカルボン酸サイクル（tricarbonic acid cycle）の略で，クエン酸サイクル，クレブスサイクルともよばれる．**ミトコンドリアのマトリックス**で行われる．解糖系によって得られたピルビン酸は炭素源として回路に供給され，余剰の炭素と酸素は二酸化炭素として放出される．水素はNADH，フラビンアデニンジヌクレオチド（FADH₂）として**電子伝達系**へ送られる．TCAサイクルを一回りさせると1分子のGTP（ATPに変換される）が得られる．解糖系とTCAサイクルでATPが産生される過程を**基質レベルのリン酸化**とよぶ．電子伝達系では解糖系とTCAサイクルで産生されたNADH，FADH₂からATPが産生される．この過程は**酸化的リン酸化**とよばれる．

これらの経路により1分子のグルコースから肝臓，腎臓，心臓では32分子のATP，脳や筋肉では30分子のATPが産生される．この違いは解糖系で産生されたNADHをミトコンドリアのマトリックスへ輸送する際にグリセロリン酸シャトル（脳，筋肉）を用いるか，リンゴ酸アスパラギン酸シャトル（肝臓，腎臓，心臓）を用いるかによる．

3）ペントースリン酸経路

ペントースリン酸経路は，細胞質で，脂肪酸やコレステロール合成に用いられる**ニコチンアミドアデニンジヌクレオチドリン酸（NADPH）**の産生，核酸やヌクレオチド合成に用いられる**リボース5-リン酸**の産生，三炭糖〜七炭糖の相

NAD

すべての真核生物で用いられる電子伝達体．酸化型（NAD$^+$）と還元型（NADH）の形態をとり，多くの脱水素酵素の補酵素となる．ビタミンの章を参照．

ミトコンドリアのマトリックス

ミトコンドリア内膜の内側に存在する液体．TCPサイクル関連酵素などを多く含み，非常に粘度が高い．

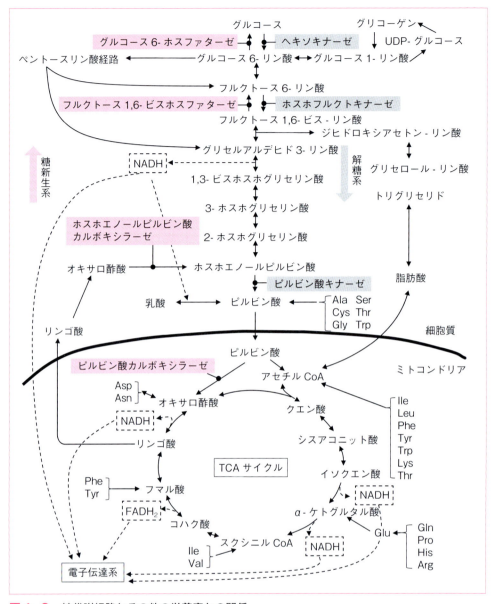

図4-3 糖代謝経路とその他の栄養素との関係
░░は解糖系特異的酵素，▒▒は糖新生特異的酵素.

互変換を行う．肝臓，脂肪組織，乳腺，副腎など脂肪酸やステロイド合成が活発な組織でとくに重要である．この経路は，不可逆的酸化反応と，引き続いて起こる一連の可逆的な糖－リン酸の相互変換によって構成されている．この経路では，ATPは直接消費も産生もされない．生体内ではNADPHの需要に比べてリボース5-リン酸の需要は少ない．したがって，リボース5-リン酸を利用せず1分子のグルコース6-リン酸を完全に利用すると12分子のNADPHが産生される（図4-4）．

4）グリコーゲンの合成と分解

グリコーゲンはグルコースの重合体であるが，そのまま重合させることはでき

2 糖質の体内代謝

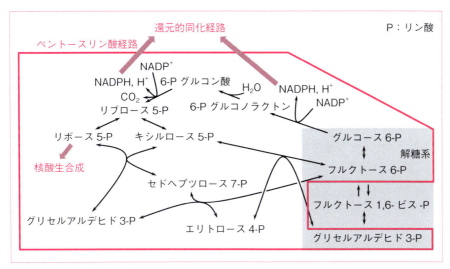

図4-4 ペントースリン酸経路

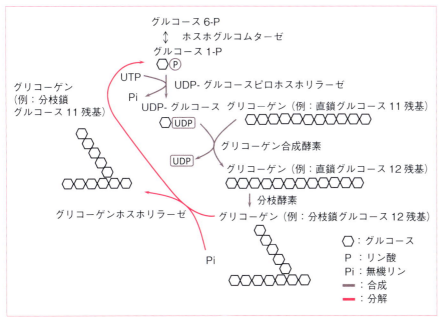

図4-5 グリコーゲンの合成と分解

ない．グルコース6-リン酸，グルコース1-リン酸を経てウリジン三リン酸（UTP）をエネルギー源として**UDP-グルコース**を産生し，素材とする必要がある．このUDP-グルコースは**グリコーゲン合成酵素**によってグリコーゲンの非還元末端にα-1,4結合で接続する．分枝は**分枝酵素**によって非還元末端のグルコースを切断し，α-1,6結合に付け替えることによって発生する．グリコーゲン合成酵素はインスリンによって活性化される．一方，グリコーゲン分解はグリコーゲンホスホリラーゼによってα-1,4結合を加リン酸分解してグルコース1-リン酸を生じる（図4-5）．**グリコーゲンホスホリラーゼ**は，肝臓ではグルカゴンやアドレナリンによって活性化され，筋肉では**cAMP**やアドレナリンによっ

cAMP

代表的なセカンドメッセンジャーの一つである．細胞外からホルモン刺激を受けた際，たんぱく質キナーゼを活性化して情報をより深部へ届ける役割を果たしている．

第4章 炭水化物の栄養

て活性化される.

5）糖新生系

糖新生では乳酸，グリセロール，糖原生アミノ酸，プロピオン酸など糖質以外からグルコースを産生する．ほとんどは**肝臓**で，一部は**腎臓**で行われる．1分子のグルコースを産生するのに6分子のATPを必要とする．基本的には解糖系の逆反応であるが，以下の4か所では特有の酵素を用いる．ピルビン酸からオキサロ酢酸へは**ピルビン酸カルボキシラーゼ**，オキサロ酢酸からホスホエノールピルビン酸へはホスホエノールピルビン酸カルボキシラーゼ，その後フルクトース1,6-ビスホスファターゼ，グルコース6-ホスファターゼによってグルコースが産生される（**図4-3**）．糖新生に必要なエネルギーは脂肪酸の分解によって得られる．

2 糖質代謝の臓器差

糖質はおよそすべての細胞のエネルギー源であると考えられている．したがって，どの臓器でも糖質代謝は行われるが，各臓器によって差がみられる．本項では血糖の調節において中心的な役割を果たし，エネルギー獲得以外の糖質代謝も活発な肝臓，糖質の消費に特徴のある脳および赤血球，筋運動のため独特の糖質代謝を行う筋肉，糖質を変換して蓄積する脂肪組織について言及する．

1）肝臓

グルコース分子は極性をもつため単独では細胞膜を通過できない．グルコースを細胞内外へ輸送するためには細胞膜上に**グルコース輸送担体（glucose transporter；GLUT）**が必要である．現在14種類の**アイソフォーム**が確認されているが，肝細胞膜上にはおもに**GLUT 2**が存在する．このGLUT 2はインスリン非依存的にグルコースを細胞内外へ輸送する．食後に血糖が上昇すれば，肝細胞内に多量のグルコースが流入し，解糖系やグリコーゲン合成に利用される．また，脂肪酸，コレステロール，アミノ酸への転換も行われる．血糖低下時には，肝臓に貯蔵されたグリコーゲンからグルコースが産生され，**血糖の維持**に利用される．貯蔵グリコーゲンは前述のグリコーゲンホスホリラーゼによってグルコース1-リン酸に切り出された後，グルコース6-リン酸を経て**グルコース6-ホスファターゼ**によってグルコースとなる．一方，糖新生によってもグルコースが産生され血糖の維持に利用される．糖新生の原資は筋肉や赤血球から放出された乳酸以外にグリセロール，糖原生アミノ酸，プロピオン酸など糖質以外の物質である．

ヒトが吸収する単糖はグルコースだけではない．おもに乳糖から生じるガラクトース，ショ糖から生じるフルクトースは，グルコースに次いで多く吸収される単糖である．吸収されたガラクトースは，門脈を経由して肝臓に入り，ほぼすべてグルコースに変換される．この際にガラクトース1-リン酸ウリジリルトランスフェラーゼ（GALT）を中心とした4酵素による反応を**ルロワール経路**とよぶ．フルクトースもガラクトースと同様に，吸収後速やかに肝臓に入り，ほぼすべてグルコースに変換される．フルクトースは，フルクトキナーゼの作用によりフル

アイソフォーム

構造は異なるが同じ機能をもつたんぱく質を指す．酵素に限った場合，アイソザイムとよばれる．

ガラクトース血症

GALTの変異はガラクトース血症を引き起こし，血中のガラクトース濃度が上昇する．目のガラクトース濃度が上昇すると水晶体にガラクチトールが蓄積し，白内障を引き起こす．

クトース 1-リン酸へ変換される．その後，アルドラーゼによりグリセルアルデヒドとジヒドロキシアセトンリン酸にわかれ，それぞれ解糖系に入る．

2）筋肉

筋細胞膜上にあるおもなグルコース輸送担体は **GLUT 4** である．この GLUT 4 はインスリン依存的であり，食後血糖の上昇によりインスリンが血中に放出されると筋細胞へのグルコース取り込みが促進される．筋細胞は上昇した血糖値の低下には貢献するが，低下した血糖値の上昇には貢献しない．筋肉中のグリコーゲンは，もっぱら筋収縮のためのエネルギー源として利用される．筋細胞は肝細胞や神経細胞に比べてミトコンドリアが少ないため，運動初期には嫌気的解糖によって乳酸を産生するが，酸素供給が十分になると TCA サイクルでの分解が活性化される．これを**パスツール効果**という．

3）脳

脳の神経細胞膜上にあるおもなグルコース輸送担体は **GLUT 3** である．このアイソフォームはインスリン非依存的かつ高親和性であり，いかに脳にとってグルコースが不可欠なものであるかを証明している．脳は成人の体重の 2％程度の組織にもかかわらず，生体の全エネルギー消費量の約 20％を消費している．**脳の主要なエネルギー源はグルコース**である．神経細胞膜の静止電位を維持するために，他の多くの臓器と異なり，覚醒時，睡眠時に関係なく常時グルコースを必要としている．血糖値が低下してグルコース供給が滞った場合には脂肪酸の代謝産物である**ケトン体**を利用するようになる．

4）脂肪組織

脂肪細胞の膜上にはおもに **GLUT 4** が存在するため，筋細胞と同様にインスリン依存的にグルコースを取り込む．取り込まれたグルコースは解糖系，TCA サイクルを経てエネルギー獲得に用いられるほか，ペントースリン酸経路に使用され NADPH の供給などに利用される．余剰のグルコースは長鎖脂肪酸の合成，グリセロール 3-リン酸を経た中性脂肪の生成などに利用される．生体内でエネルギーが必要なときには，中性脂肪はホルモン感受性リパーゼによって加水分解されて脂肪酸とグリセロールに変換される．このグリセロールは脂肪細胞では利用できず，肝細胞へ輸送された後，糖新生に用いられる．

5）赤血球

赤血球はミトコンドリアをもたないため，TCA サイクルと電子伝達系が存在しない．もっぱら解糖系からエネルギーを得るため，血糖の維持は赤血球にとっても重要である．また，同じ理由で赤血球からは大量の乳酸が産生される．この乳酸は肝臓に取り込まれて糖新生に利用される．もう一つ赤血球の糖質代謝で不可欠な経路はペントースリン酸経路である．他の組織と異なり，赤血球はNADPH をペントースリン酸経路でしか合成できない．とくに**グルコース 6-リン酸デヒドロゲナーゼ（G6 PD）**遺伝子の変異は G6 PD 欠損症を引き起こす．G6 PD 欠損による NADPH 不足は，赤血球の細胞膜を酸化障害から防御できず，溶血性貧血を引き起こす．

筋肉と血糖値

肝細胞と異なり，筋細胞にはグルコース 6-ホスファターゼが存在しないため，遊離のグルコースを産生できず，血糖値上昇に貢献しない．

レプチン

脂肪細胞が産生・放出するホルモンで，視床下部に作用して骨格筋細胞と肝細胞での糖代謝を調節するといわれている．

NADPH 生成経路

G6PD 以外では，リンゴ酸デヒドロゲナーゼとイソクエン酸デヒドロゲナーゼが NADPH を生成している．しかしながら，いずれも TCA サイクルに関係する酵素であり，赤血球には存在しない．

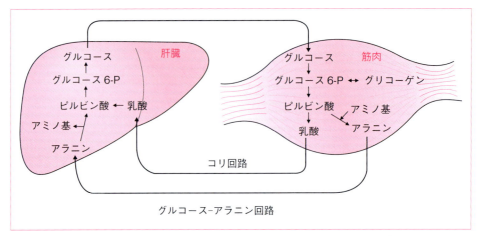

図4-6　肝臓と筋肉を往還する代謝：グルコース-アラニン回路とコリ回路

3 臓器間を往還する糖質代謝

　急速な筋運動により嫌気的解糖からエネルギーを獲得した際に，グルコースから乳酸が生じる．この乳酸は筋肉から血液中に放出されて肝臓に運ばれ，糖新生によってグルコースに再生される．その後ふたたび血液循環によって筋肉に運び込まれる．この組織を横断する大きな循環を**コリ回路**，または**乳酸回路**とよぶ（図4-6）．同じく肝臓と筋肉を横断する循環に**グルコース-アラニン回路**がある．筋肉の解糖系でグルコースがピルビン酸に分解された後，アラニントランスアミナーゼによってグルタミン酸からアミノ基が転移され，アラニンになる．アラニンは血液循環によって肝臓に運ばれ，肝臓のアラニントランスアミナーゼによってアミノ基が外されピルビン酸になる．このピルビン酸は糖新生によってグルコースに合成され，血液循環によって再度筋肉に運ばれる（図4-6）．

3 血糖値とその調節

　単糖類まで消化された糖質は，吸収されて血中に入り，血糖となる．ラクトースから生じたガラクトース，ショ糖から生じたフルクトースは，肝臓に取り込まれて速やかにグルコースに転換されるため，血糖値は血中グルコース濃度をさす．グルコースはすべての細胞にとって利用可能なエネルギー源であり，適量のグルコースが絶えず血液から供給されるためには，血糖値が70〜110 mg/dLに維持されている必要がある．そのため，血糖値は中枢神経系，内分泌系を介して間断なく監視・調節されている．

1 血糖調節に関与するホルモン

　猿人から数えて400万年間，人類の歴史はほとんど飢餓との戦いだった．良質な炭水化物を継続的に多量に摂取できることはまれで，進化の過程で血糖値低下を防ぐ生理的な仕組が構築されてきたと考えられている．ヒトには血糖値を上昇させるホルモンとしてグルカゴン，アドレナリン，グルココルチコイドなど複数

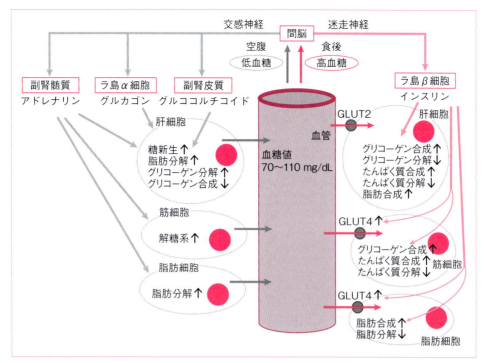

図4-7 血糖調節の概要

の種類が存在する．一方，血糖値を低下させるホルモンはインスリンのみである（図4-7）．現在は飽食の時代といわれるが，この現象は先進諸国に限られ，日本ではまだ半世紀しか続いていない．過剰のグルコース摂取による急激な血糖上昇には生体が対応しづらい状況にある．そのため，血糖調節に関与するホルモンとして現代日本においてもっとも重要視されるのはインスリンである．

　血糖が上昇すると，インスリンは膵臓のランゲルハンス島のβ細胞から分泌される．脂肪組織や骨格筋に作用して細胞膜上にGLUT4がトランスロケーションする．そこから血中のグルコースを取り込ませることによって血糖値を低下させる．骨格筋や脂肪組織では糖の利用が促進される．さらに脂肪組織では脂質の合成促進と分解の抑制が行われる．肝臓ではグルコース輸送担体による取り込みの促進はないが，糖新生の抑制，グリコーゲンの合成促進・分解抑制を行い，間接的にグルコースの利用を高める．

　血糖が低下すると，グルカゴンは膵臓のランゲルハンス島のα細胞から分泌される．オキサロ酢酸を経由してピルビン酸からホスホエノールピルビン酸を生成する酵素反応を促進させ糖新生に向かわせる．また，肝臓のリパーゼに作用し，細胞内の遊離脂肪酸濃度を上昇させ，糖新生を促進させる．この作用はインスリンで拮抗される．

　副腎皮質から分泌されるグルココルチコイドもグルカゴンと同様に糖新生を促進させる．グルココルチコイドはピルビン酸カルボキシラーゼ，ホスホエノールピルビン酸カルボキシラーゼ，フルクトース1,6-ビスホスファターゼ，グルコース6-ホスファターゼなどの糖新生系酵素の合成を誘導する．この作用もインス

GLUT4のトランスロケーション

通常，GLUT4の多くはGLUT4小胞として細胞内に蓄えられている．インスリンが受容体に結合すると，PI3キナーゼなどを介してGLUT4が細胞表面に移動する．これをトランスロケーションとよぶ．

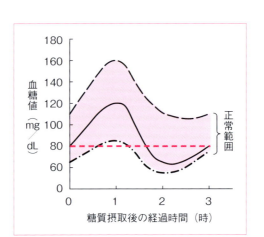

図4-8　健常者の血糖曲線

リンで拮抗される．

アドレナリンによる血糖上昇機序は複雑である．血糖が低下すると，副腎髄質からのアドレナリン分泌が亢進される．アドレナリンは膵臓のランゲルハンス島のα細胞からのグルカゴン分泌を刺激する．また，インスリン分泌を抑制するほか，直接各種細胞にも作用する．肝細胞ではグリコーゲンの分解と糖新生を亢進し，筋肉細胞では解糖系を亢進させて乳酸を糖新生の基質として肝臓に送らせる．さらに，脂肪細胞では脂肪酸分解を亢進し，糖の利用低下とグリセロールの肝臓への供給量を増加させる．これらの総和によって血糖を上昇させる．

また，食事摂取により小腸から分泌され，インスリンの分泌を促進する消化管ホルモンを**インクレチン**とよび，**グルコース依存性インスリン分泌刺激ポリペプチド（GIP）とグルカゴン様ペプチド-1（GLP-1）**の2種類がある．とくに2型糖尿病の治療薬として注目されているのはGLP-1である．小腸に流入した炭水化物を小腸のL細胞が認識し，GLP-1を分泌する．分泌されたGLP-1は膵臓のランゲルハンス島のβ細胞に作用してインスリンを分泌させる．この働きは高血糖の場合にのみ誘発され，血糖値が80 mg/dL以下では作用しない．

2　血糖曲線

血糖値は，通常 **70〜110 mg/dL** の範囲内に保たれている．この水準値は相当に長期間の絶食でもしない限り，適切に保たれる．食事によって増加し，**食後0.5〜1時間**で**最大値（おおよそ150 mg/dL）**に達する．その後，インスリンの作用により，食後2〜3時間で通常時の値まで低下する（**図4-8**）．このような血糖値の経時的変動を示す曲線を**血糖曲線**とよぶ．各人の血糖曲線は，**経ロブドウ糖負荷試験（OGTT）**によって求められる．OGTTは，早朝空腹時（絶食10〜14時間）に採血後，グルコース75 g溶液を服用し，経時的（30，60，120分後）に採血して得られる．

また，摂取した食品によっても血糖曲線は異なるため，食品ごとの血糖値の上昇度合いを間接的に表現する数値として**グリセミック・インデックス（GI値）**

インクレチン
膵臓のランゲルハンス島のβ細胞を刺激して，血糖値依存的にインスリン分泌を促進する消化管ホルモン．

GI値を低下させる食品
同量の糖質であっても吸収が緩慢であればGI値は低下する．そのためには胃内滞留時間が長く小腸へ徐々に移行されること，小腸で消化に時間がかかること，消化管内容物の粘性を上げ吸収速度を低下させることが求められる．豆や食物繊維を含む食品がこれにあたる．

が用いられる．GI値は食品の炭水化物50g を摂取した際の血糖曲線下面積を，グルコースでの血糖曲線下面積を100とした場合の相対値で表す．以下に計算式を示す．

GI値＝(対象食品摂取時の血糖曲線下面積)/(グルコース摂取時の血糖曲線下面積)×100

基準にはグルコース以外に欧米では主食である白パン，日本では主食である米飯が用いられることもある．

3 食後，食間，空腹時の糖質代謝

食後とは服薬においては食事終了後30分までをさす．栄養学においては厳密な時間が定められていないが，食物が消化・吸収されて栄養素が体内に供給され続けている状態をさす．**食間**は食事と次の食事の間をさす．食事終了後数時間経過し，小腸からの栄養素吸収は終わり，十分なグリコーゲンが貯蔵されている状態にある．**空腹時（絶食時）**とは食後少なくとも6時間以上は経過し，肝臓のグリコーゲンが枯渇して糖新生やたんぱく質・脂質の分解が行われている状態をさす．医療現場で採血によって空腹時血液を入手する際は，12時間以上絶食させる．

1) 肝臓

食後，小腸で吸収されたグルコースは門脈を通って直接肝臓へ送られ，余剰のグルコースはグリコーゲンに合成されて貯蔵される．肝臓には70〜80g程度のグリコーゲンしか貯蔵できず，残りは血糖として全身を巡る．さらに余剰のグルコースは肝臓や脂肪組織で中性脂肪に合成され，脂肪組織に貯蔵される．

食間には使用された血糖を補うため，肝臓の貯蔵グリコーゲンの分解が亢進してグルコースが血液中に供給される．生体のエネルギー要求度が高い時は，肝臓の貯蔵グリコーゲンは約6時間で消費される．

空腹時には肝臓の貯蔵グリコーゲンが枯渇する．肝臓は糖新生を亢進して血液中にグルコースを供給する．

2) 筋肉

食後血糖が上昇すると，筋肉は前述の方法でグルコースを取り込む．取り込まれたグルコースはグリコーゲンに合成され，筋肉内に貯蔵される．筋肉のグリコーゲン貯蔵量は，湿重量の0.5〜1%程度であり，肝臓に比べ細胞1g当たりに貯蔵できるグリコーゲン量は少ない．しかしながら，肝臓は1〜1.5kgの1つの臓器であることに対し，筋肉は体重の30〜40%を占める．そのため，グリコーゲンをもっとも多く貯蔵できる組織は筋肉となる．

空腹時には骨格筋のたんぱく質がアミノ酸に分解される．アミノ酸は血液を介して肝臓に運ばれ，糖新生に利用される．前述した理由のため，**筋肉の貯蔵グリコーゲンは血糖値の上昇に寄与しない**．

3) 脂肪組織

食後血糖が上昇すると，脂肪組織は筋肉と同様にグルコースを取り込む．取り

第4章 炭水化物の栄養

込まれたグルコースはグリセロール3-リン酸に合成され，トリグリセリドの合成に用いられる．また，**アセチルCoA**も多量に合成され，脂肪酸およびコレステロールの合成に用いられる．

空腹時には，トリグリセリドの分解が亢進する．ホルモン感受性リパーゼによってグリセロールと脂肪酸に分解され，それぞれ血液を経由して肝臓に運ばれる．グリセロールは糖新生に利用され，脂肪酸はアセチルCoAへ分解される．血中の遊離脂肪酸が増加すると，筋肉でのグルコースの取り込みが阻害される．このことも間接的に血糖値の上昇に寄与する．

4 糖質とその他の栄養素との関係

熱量素
熱量素とは摂取してエネルギーを獲得できる糖質，脂質，たんぱく質の3種をさし，栄養素の機能に基づく概念的な区分である．

糖質はその他の栄養素と深い関わりをもっている．とくに，他の**熱量素**とは互いの代謝経路がいくつかの分岐点で合流している．これは一部例外を除いて相互変換が可能であることを示している．また，とくに糖質と関係の深いビタミンについても本項で論じる．

1 アミノ酸，脂肪酸との相互変換

TCAサイクルはグルコースから好気的にエネルギーを得る際の中心的な代謝経路である．しかしながら，もう一つ非常に重要な役割を果たしている．**図4-3**に示すように，アミノ酸や脂肪酸の代謝経路と可逆的に接続している．

糖質代謝と脂質代謝はアセチルCoAを接点として合流している．好気的な解糖系の最終代謝産物はピルビン酸であり，その後アセチルCoAに変換されてTCAサイクルに組み込まれる．ATP産生が十分なとき，解糖系から得られたアセチルCoAはTCAサイクルに組み込まれず，脂肪酸合成経路へ向かう．反対にATPを必要とするとき，脂肪酸はβ-酸化されて多量のアセチルCoAを産生する．ヒトはアセチルCoAを直接ピルビン酸に変換する酵素をもたないため，脂肪酸分解によって得られたアセチルCoAを糖新生に利用することはできない．このアセチルCoAはTCAサイクルに組み込まれるかケトン体となり，エネルギー産生に利用される．

グルコースとアミノ酸の相互変換は，アミノ基転移酵素によって行われる．とくにTCAサイクルの中間代謝物であるピルビン酸，オキサロ酢酸，α-ケトグルタル酸はそれぞれアラニン，アスパラギン酸，グルタミン酸に可逆的に変換される．したがって，グルコースから非必須アミノ酸は合成され，アミノ酸からグルコースは合成されうる．このようなアミノ酸を**糖原性アミノ酸**とよび，糖新生の素材として血糖値の維持に用いられる．一方，一部のアミノ酸はアミノ基を外されてアセチルCoAに代謝される．前述のとおり，アセチルCoAからグルコースは合成できないため，これらのアミノ酸を**ケト原性アミノ酸**とよぶ．

2 糖質摂取によるたんぱく質節約作用

摂取されたたんぱく質は，細胞や骨などの生体の構成成分，酵素，ホルモン，

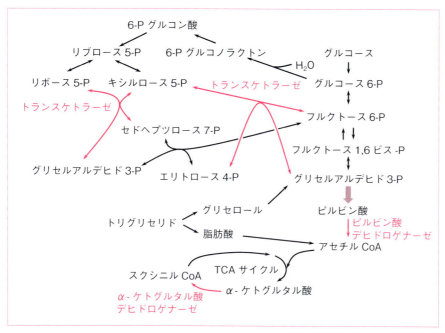

図4-9 糖質代謝においてビタミンB₁が関与する酵素

抗体の素材として使われる．しかしながら，グルコースが十分に存在しないときにはたんぱく質を分解してアミノ酸に戻し，アミノ基を外してエネルギー源としても利用される．十分な量の糖質摂取によってATP供給が潤沢に行われると，たんぱく質を分解してまでエネルギーを得る必要がなくなる．したがって，糖質の十分な摂取はエネルギー源としてのたんぱく質の分解を抑制し，たんぱく質の節約につながる．これを糖質摂取によるたんぱく質節約作用とよぶ．

3 糖質摂取によるビタミンB₁必要量の増加

ビタミンB₁（チアミン）は，チアミンピロリン酸（TPP）という補酵素として糖質代謝をつかさどるおもに3つの酵素を助ける．1つめは好気的解糖系の最終代謝産物であるピルビン酸をアセチルCoAに変換する**ピルビン酸デヒドロゲナーゼ**，2つめはTCAサイクル内でα-ケトグルタル酸をスクシニルCoAに変換する**α-ケトグルタル酸デヒドロゲナーゼ**，3つ目はペントースリン酸経路の**トランスケトラーゼ**である（**図4-9**）．グルコースから好気的にATPを獲得する場合，ピルビン酸デヒドロゲナーゼとα-ケトグルタル酸デヒドロゲナーゼを経由するため2か所でTPPを消費する．一方，脂肪酸からATPを獲得する場合，ピルビン酸デヒドロゲナーゼは使用せず，α-ケトグルタル酸デヒドロゲナーゼのみを使用するため1か所でTPPを消費する．したがって，同一のエネルギー量を産生する場合，脂質に比べて糖質のほうがビタミンB₁の消費量が多い．

第4章 炭水化物の栄養

4 炭水化物の摂取量と目標量

　世界中のほとんどの民族は米，麦，トウモロコシ，いも類を主食としている．これら穀物の主成分はでんぷんであり，炭水化物は人類にとってもっとも多量に摂取するエネルギー源である．平成29年国民健康・栄養調査報告によると，わが国における国民の炭水化物摂取量はエネルギー比率で57.5％となっている．もっとも低い年代は15〜19歳で55.4％である．年代を追うごとに増加し，80歳以上では60.8％に達する．日本人の食事摂取基準（2020年版）では，**炭水化物の総エネルギー摂取量に占めるべき割合**（％エネルギー）として **50〜65％エネルギー**（1歳以上）を目標量としている．したがって，すべての年代で目標量の範囲内に収まっている．エネルギー産生栄養素のバランスを定めるには，第一に必要量と推奨量が示されているたんぱく質量を決め，次に一部目安量のある脂質量，その残余を炭水化物とすることが適切とされている．

5 食物繊維

1 定義と分類

　食物繊維の定義や測定方法は国際的に統一されていないが，わが国では日本食品標準成分表2015年版（七訂）で，食物繊維とは「**ヒトの消化酵素で消化されない食物中の難消化性成分の総体**」と定義され，酵素・重量法により測定されている．この方法では難消化性の高分子がすべて含まれる．しかし，英国などでは定義に植物細胞壁の構成成分以外を含めていない．近年，日本食物繊維学会では**ルミナコイド**という用語を採択し，「ヒトの小腸内で消化・吸収されにくく，消化管を介して健康の維持に役立つ生理作用を発現する食物成分」と定義している．現状，わが国で一般的に使用されている食物繊維とルミナコイドを同義ととらえて問題ない．ここでは日本食品標準成分表の定義を用いる．

　食物繊維はヒトの消化酵素で消化されない食物成分のすべてを内包するため，化学構造がおおいに異なる．まず，でんぷん性のものと非でんぷん性のものに分けられる．難消化性のでんぷん，すなわち**レジスタントスターチ**は，いくつかの理由から消化抵抗性をもったでんぷんである．物理的にアミラーゼが作用しない粉砕が不十分な穀類，それ自体がアミラーゼに抵抗性をもつでんぷん粒，老化により生成したアミラーゼ抵抗性でんぷんなどである．**難消化性デキストリン**は，熱分解の過程で還元末端の分子内脱水や遊離グルコースのランダムな結合が起こり消化抵抗性をもったデキストリンである．非でんぷん性の多糖類には**ペクチン**，**キチン**，**セルロース**など消化抵抗性をもつものが非常に多く知られている．植物のガム質や海藻の多糖類もここに含まれる．**リグニン**は炭水化物ではないが，セルロースを主体にその他の炭水化物と強く化学結合で結ばれている高分子化合物である．木材中に20〜30％含まれ，化学的にも酵素的にも非常に分解しにくい．**糖アルコール**は前述（1節1項1)-b）のように糖のカルボニル基をアル

難消化性糖質
ヒトの消化酵素で消化・吸収できない糖質の総称であり，常用されている食物繊維とほぼ同義である．レジスタントプロテイン等糖質由来以外の成分は，広義の食物繊維に含まれるが，難消化性糖質には含まれない．

デキストリン
でんぷんまたはグリコーゲンを加水分解して得られる低分子量の炭水化物の総称．

表4-3 食物繊維の分類

溶解性	主要な食物繊維の名称	おもな成分	含まれる食品
水溶性	難消化性デキストリン	グルコース	果実
	ペクチン	ガラクツロン酸	果実
	グルコマンナン	マンノース	こんにゃくいも
	アルギン酸ナトリウム	マンヌロン酸	海藻（褐藻）
	フラクトオリゴ糖	グルコース，フルクトース	たまねぎ
	ガラクトオリゴ糖	グルコース，ガラクトース	乳
	ポリデキストロース	ソルビトール	人工合成品
	マンニトール	マンニトール	きのこ類
	コンドロイチン硫酸	グルクロン酸	動物軟骨，皮膚
水不溶性	セルロース	グルコース	植物の細胞壁
	リグニン	フェニルプロパノイド	こんぶ
	アガロース	ガラクトース	海藻（紅藻）
	イヌリン	グルコース，フルクトース	きくいも
	レジスタントスターチ	グルコース	ポテトサラダ
	キチン，キトサン	N-アセチルグルコサミン	甲殻類の外骨格

コールに還元したもので，多くが消化に抵抗性をもつ．近年，**難消化性オリゴ糖**が脚光を浴びている．これはその他の食物繊維に比べれば相対的に容易に難消化性糖質を合成でき，食品への添加や加工に都合がよいためと考えられる．構成糖，重合度および結合様式をコントロールできることは後述する生理作用をねらううえで都合がよい．

また，食物繊維は水に対する溶解性から，**水溶性食物繊維**と**不溶性食物繊維**にも分けられる（**表4-3**）．これは，物理化学的性質（保水性，粘性，吸着性など）の違いが消化管内での挙動や生理作用に大きな差異をもたらすことによる．保水性などは消化管内を通過する不消化物の体積を増加させ，消化管に物理的な刺激を与える．粘性は栄養素や消化酵素の拡散速度等に影響を及ぼす．吸着性は各種電解質，胆汁酸や色素などと結合し，その吸収や排泄に影響を及ぼす．

> **レジスタントプロテイン**
>
> 糖質に限らず消化抵抗性をもつたんぱく質も存在し，レジスタントプロテインとよばれる．

② 生理作用

前述した特徴から，食物繊維の摂取は生体にさまざまな影響を与える（**図4-10**）．本項では消化管の部位別に食物繊維の生理作用を示す．

消化の最初期段階である口腔内でも多くの作用が知られている．食物繊維の多い食物は飲み込みづらく，咀嚼回数の増加とそれにともなう唾液分泌の促進をもたらす．唾液にはアミラーゼとわずかなリパーゼが含まれ，下流の消化管で行われる化学的消化の助けとなる．また，唾液の粘性の要因であるムチンや種々の抗菌作用をもつ物質も増加し，消化管防御に貢献する．咀嚼回数の増加は満腹中枢を刺激し，摂食量を低下させる．

胃へ到達した食物繊維は内容物の体積を増加させる．胃は内部に未消化物が多いと認識すると出口である幽門を閉め，内容物の小腸への流出を制限する．結果

第4章 炭水化物の栄養

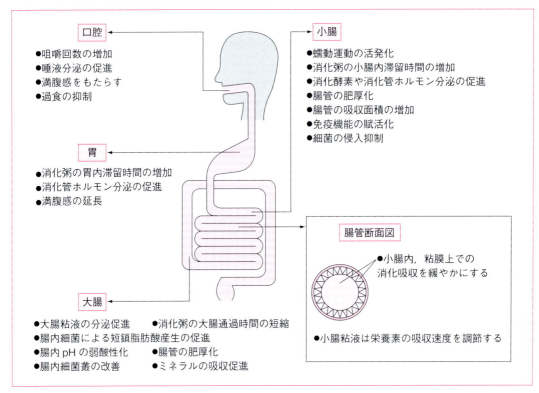

図4-10 各消化管部位での食物繊維の働き

Leeds AR (1982) Modification of intestinal absorption by dietary fiber and fiber components. In : Dietary Fiber in Health and Disease (Vahoney GV, Kritchevsky D, eds), p53-71, Plenum Press, New York を改変.

として内容物の胃内滞留時間が増加する．また，内容物体積の増加は胃を内側から刺激し満腹感をもたらす．さらに，胃粘膜上のG細胞を刺激しガストリンの分泌を促進するといわれている．

食物繊維を多く含む内容物が小腸に到達すると蠕動運動が活発化するが，滞留時間は増加する．この難消化性の内容物を処理しようと消化酵素や各種消化管ホルモンの分泌も促進される．また，小腸表面に物理的な刺激が加わるため，粘液分泌量を増加して粘膜を保護する．そのほか，小腸に分泌される **IgA** が増加し消化管免疫機能が強化される．これらの変化の結果，長期的には小腸の延長と小腸柔毛の発達によって吸収面積が拡大し，小腸粘膜は肥厚化する．

大腸ではこれまでの上部消化管とは逆に内容物の通過速度が速くなる．通常，大腸内に滞留する時間は全通過時間（口から肛門まで）の約7割を占める．食物繊維の摂取により口から小腸までの約3割の通過時間が遅延されても，約7割を占める大腸の通過時間が短縮されるため，消化管の全通過時間は短くなる．この作用は食物繊維の**便通改善効果**に寄与する．

大腸まで到達するものは，食物繊維と一部の消化管粘液などである．ヒトの消化酵素では分解できないが，腸内細菌は一部分解することができる．食物繊維は大腸に生息する腸内細菌にとって大切な炭素源である．炭素源の増加により，腸内細菌は**短鎖脂肪酸**をはじめとする有機酸を増産する．これにより大腸内は弱酸

IgA
5種類存在する免疫グロブリンの一つ．5種類のうち唯一の二量体で，消化管に分泌される．

短鎖脂肪酸
酢酸，プロピオン酸，酪酸の三種類をさす．大腸上皮細胞のエネルギー源になるほか，蠕動運動の促進，免疫制御など多くの生理作用をもつ．

性に保たれる．大腸内pHの低下は，溶解度の低いミネラルの可溶化を促進して吸収を容易にさせる．また，有害な菌を減少させ，アンモニアや腐敗化合物の量を減らして大腸がんの予防に寄与する．このような**腸内細菌叢の改善**は**消化管免疫機能の向上**，整腸作用および炎症性腸疾患の改善につながる．近年注目を集めているプレバイオティクスとは有用な細菌の増殖に特異的に役立つ基質のことであり，前述の効果の増幅をねらって開発が進められている．

体内代謝に対する生理作用としては，第一に**血糖値の上昇抑制効果**が知られている．粘性を有する食物繊維および食物繊維によって増加した粘液は糖質と消化酵素の接触を妨げて消化・吸収を遅らせる．また，胃内滞留時間の増加により，そもそも小腸への到達時間が遅くなる．これらの結果，血糖値の急激な上昇が抑制されると考えられている．第二に血清コレステロールの上昇抑制効果がある．食物繊維の吸着作用に起因する現象で，食事由来の外因性コレステロールや唯一の内因性コレステロール排泄物である胆汁酸を吸着し，体内に吸収されることなく糞便として排泄されることで血清コレステロールの上昇を抑制する．

腸内細菌叢
ヒトの腸内には40兆個の細菌が共生している．種類は数千から数万に及ぶといわれている．この多様な細菌は腸内で生存競争を繰り広げ，一定の均衡を保っている．このようにして作られた生態系を腸内細菌叢とよぶ．

脳腸相関と腸内細菌
腸の情報は神経を介して脳へ伝わる．伝達された情報をもとに脳は副腎皮質や自立神経を介して消化管を制御する．これを脳腸相関とよぶ．最近では腸内細菌が消化管を刺激すると脳に影響を与えることが報告され，注目されている．

新規オリゴ糖の開発
難消化性オリゴ糖は構成糖・結合様式・重合度をある程度コントロールして製造できるため，より効果的なプレバイオティクスの探索が進められている．

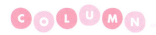

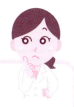

HbA1cとAGEs

たんぱく質に糖が結合（糖化）すると変性し，それまでの性質と大きく異なるようになる．この反応は複数の複雑な反応の連続で，総じてメイラード反応とよばれる．メイラード反応はアマドリ化合物のできる初期段階とそれに続く後期段階に大別され，最終的に終末糖化産物（advanced glycation end products；AGEs）を産生する．付加される糖の種類などによってペントシジン，クロスリンなど100種類以上存在する．また，この反応は不可逆である．身近なところでは食パンや焼きおにぎりなど調理によって糖化反応を実感するが，生体内でも誘発されている現象である．原資となる糖は血糖である．高血糖状態が長期間持続されると体たんぱく質の糖化機会が増加する．糖化によって変性した体たんぱく質は，それまでの機能を発揮できなくなる．糖尿病が万病のもととよばれる原因の一つである．糖化は赤血球内に存在するヘモグロビンにも及ぶ．ヘモグロビンがグルコースと結合するとHbA1cとよばれる糖化したヘモグロビンになる．血糖値の高い状態が続くほどヘモグロビンの糖化機会が増えるため，HbA1cは増加する．HbA1cの測定は簡便に体たんぱく質の糖化程度を知ることができるため重要視されるようになった．臨床検査値としては百分率で表す．

HbA1c（%）＝糖化ヘモグロビン量 / 全ヘモグロビン量×100

HbA1c 5.6％（NGSP値）未満が正常とされ，6％以上で糖尿病が疑われる．

表4-4　食品の食物繊維含有量（g/100 g）

食品	食物繊維 水溶性 SDF	食物繊維 不溶性 IDF	食物繊維 総量 TDF	食品	食物繊維 水溶性 SDF	食物繊維 不溶性 IDF	食物繊維 総量 TDF
角寒天			74.1	西洋かぼちゃ（果実，ゆで）	0.9	3.2	4.1
干しひじき			51.8	さつまいも（皮つき，蒸し）	1.0	2.8	3.8
乾しいたけ	3.0	38.0	41.0	ほうれんそう（葉，ゆで）	0.6	3.0	3.6
抹茶	6.6	31.9	38.5	玄米	0.7	2.3	3.0
かんぴょう（乾）	6.8	23.3	30.1	かぶ（葉，生）	0.3	2.6	2.9
切干だいこん（乾）	5.2	16.1	21.3	たけのこ（若茎，生）	0.3	2.5	2.8
きな粉（全粒大豆）	2.7	15.4	18.1	フランスパン	1.2	1.5	2.7
かき（干しがき）	1.3	12.7	14.0	キウイフルーツ	0.7	1.8	2.5
いんげんまめ（全粒，ゆで）	1.5	11.8	13.3	コーンフレーク	0.3	2.1	2.4
あずき（全粒，ゆで）	0.8	11.0	11.8	食パン	0.4	1.9	2.3
ごま（乾）	1.6	9.2	10.8	板こんにゃく（精粉）	0.1	2.1	2.2
押麦	6.0	3.6	9.6	そば（ゆで）	0.5	1.5	2.0
えんどう（全粒，ゆで）	0.5	7.2	7.7	りんご（皮むき，生）	0.4	1.0	1.4
糸引き納豆	2.3	4.4	6.7	もも（生）	0.6	0.7	1.3
ごぼう（根，ゆで）	2.7	3.4	6.1	レタス（土耕栽培，生）	0.1	1.0	1.1
わかめ（素干し，水戻し）			5.8	ひやむぎ（ゆで）	0.3	0.6	0.9
えだまめ（生）	0.4	4.6	5.0	精白米（うるち米）	Tr	0.5	0.5
ブロッコリー（花序，生）	0.7	3.7	4.4	すいか（生）	0.1	0.2	0.3

③ 食物繊維の摂取量と目標量

　わが国では1950年代まで一日に20 g以上の食物繊維を摂取していたと考えられている．高度経済成長期に摂取する食品の激変を経て，1970年代から1990年代には一日に15 〜 17 g程度になったと推定されている．国民健康・栄養調査の前身である国民栄養の現状に食物繊維欄が追加された2001年には，14.7 g/日摂取に留まっている．しかしながら，2017年の調査では平均食物繊維摂取量が14.4 g/日であると報告されており，直近の約15年間に大きな変化はない．また，若年成人ほど少ない傾向がみられるが，この傾向も約15年間変わっていない．

　米国で行われた大規模前向きコホート研究の結果，24 g/日以上の食物繊維を摂取すると心筋梗塞による死亡率が低下したことがわかった．この結果に明確な閾値は認められないが，ほぼ直線的に負の相関関係が認められ，食物繊維摂取量が多いほど心筋梗塞のリスクの低下が示されている．そこで，日本人の食事摂取基準（2020年版）では，現在の日本人成人（18歳以上）における食物繊維摂取量の中央値（14.6 g/日）と理想値（24 g/日）との中間値（19.3 g/日）を，目標量を算出するための参照値とした．これに，参照体重を用いた推定式により，年代および性別ごとの目標量が算出された．**成人（18 〜 64歳）では男性21 g/日以上，女性18 g/日以上**を目標量としている．2歳以下には設定されておらず，妊婦，授乳婦も別段変化することはない．この数値は，一日20 gの

食物繊維摂取が糞便重量を増加し，良好な排便を期待できるという介入研究の結果に近似している．しかし，恒常的にどの程度の食物繊維を摂取すれば良好な排便や生活習慣病の発症予防につながるか，いまだ十分な科学的根拠が得られていない．

　食品に含まれる食物繊維含有量を**表4-4**に示した．この中から食物繊維含有量の高い食品を強引に摂取すれば可能であるが，現代日本の食生活でとくに若年成人では目標量を達成するのはむずかしい．1950年代の食生活に戻すことも困難である．近年，難消化性オリゴ糖や加工された低分子の食物繊維が多数開発され，さまざまな飲料・食品に添加されるようになってきた．叡智によって長年低く停滞している食物繊維摂取量を増加し，目標量を達成するときがくるかもしれない．ただし，オリゴ糖や低分子の食物繊維は一般的に高い大腸発酵性をもつため，大量摂取によって腹痛・下痢を誘発しやすい．これらの点にさらなる改良が求められている．

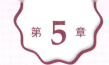

第5章 脂質の栄養

1 脂質の化学

　脂質とは，一般にジエチルエーテルやクロロホルムなどの有機溶媒（非極性溶媒）に溶け，水や極性溶媒には溶けず，生体内で利用される有機化合物の総称である．脂質は，糖質やたんぱく質とともに三大栄養素を構成する栄養素であるとともに，食品のテクスチャーやうまみなど，嗜好性にも寄与する栄養素である．生体内においては，①エネルギー源として，②生体膜の主要成分として，③生理活性物質として，④その他，栄養学的に重要な役割を果たしている．

1 脂質の分類と構造

　生体内で多くを占めている脂質は，トリグリセリド（中性脂肪）であり，エネルギーの貯蔵物質として働いている．また，リン脂質やコレステロールなどは生体膜の構成成分として機能しており，イコサノイド（エイコサノイド）などは，生体内で生理活性物質として作用している．また，食品中に含まれている脂質の大部分は，トリグリセリドであり，常温で液体のものを油，固体のものを脂，あわせて油脂類とよばれている．
　脂質はその化学的構造から，一般に単純脂質，複合脂質，誘導脂質に分類される（表5-1）．単純脂質とは，中性脂肪を構成している脂肪酸とアルコール（グリセロール，コレステロール）のエステルであり，複合脂質は，脂肪酸とアルコール以外にリン酸や糖などが含まれたものであり，体構成成分に多い．誘導脂質とは，脂肪酸に代表され，単純脂質や複合脂質の加水分解により生成されたものである．また，脂溶性ビタミンも分類上，脂質に属している．

2 脂肪酸

　生体内の脂質および食品中の脂質の多くは，分子中に脂肪酸を**エステル結合**している．脂肪酸（fatty acid）は，誘導脂質に分類される脂質の主要な構成成分であり，脂質の形態や機能・性質に強い影響を与える．一般に偶数個の炭素鎖をもつ**カルボン酸**（R・COOH）であり，末端にメチル基とカルボキシル基を，中

エステル結合
脂質の場合は，カルボン酸とアルコールが脱水縮合して生成する結合．

表5-1　脂質の分類

単純脂質	中性脂肪（トリグリセリド），ステロールエステル，ろう　など	
複合脂質	リン脂質	フォスファチジルコリン，スフィンゴリン脂質　など
	糖脂質	スフィンゴ糖脂質
誘導脂質	脂肪酸，ステロール，イコサノイド　など	

に炭化水素鎖をもっている．天然の脂肪酸は通常炭素数は偶数であるが，これは生合成過程において，炭素2個が順次縮合して長鎖の脂肪酸が合成されるためである．**表5-2**におもな脂肪酸を示した．

脂肪酸は，炭素鎖長だけでなく不飽和の程度や二重結合の位置によって性質が大きく異なる．炭素鎖中に二重結合を含まない脂肪酸を**飽和脂肪酸**とよび，二重結合を含む脂肪酸を**不飽和脂肪酸**とよぶ．二重結合が1個のものが一価不飽和脂肪酸，2個以上のものを多価不飽和脂肪酸とよぶ．同じ炭素数のステアリン酸，オレイン酸，α-リノレン酸の融点を比較すると，それぞれ69.6℃，13.3～16.3℃，-10～-11.3℃であり，二重結合の有無・数によって大きく性質が異なる．さらに，不飽和脂肪酸の二重結合は，**シス型**，または**トランス型**の立体構造をもつが，天然の不飽和脂肪酸はシス型の構造をもつものがほとんどであり，トランス脂肪酸は，植物油などからマーガリンやショートニングなどを製造する工程で生じる．シス型の不飽和脂肪酸は，二重結合の部分で折れ曲がるため，多数の分子が集合した場合はねじれやゆがみを生じる．他方，トランス型の不飽和脂肪酸は，直線的な構造をとるため分子が並びやすい．同じ炭素数で一価不飽和脂肪酸のオレイン酸（シス型）とエライジン酸の融点を比較すると，それぞれ13.3～16.3℃と46.5℃と大きく性質が異なる（**表5-2**）．

③ 単純脂質

・トリグリセリド（中性脂肪）

トリグリセリド（トリアシルグリセロール）（**図5-1**）は，単純脂質に分類される．脂肪酸と三価のアルコールであるグリセロールのエステル化合物であり，天然油脂の大部分を占めている．トリグリセリドは，親水基であるグリセロールの水酸基と脂肪酸のカルボン酸がエステル結合するため，親水性をまったく示さなくなる．

食用油脂や魚・畜肉などに含まれ，ヒトにおいてはエネルギーの貯蔵態として脂肪組織を構成している栄養学的に重要なグリセリドである．トリグリセリドのほかに，脂肪酸の数が少ないモノグリセリドやジグリセリドがあるが，自然界にはあまり存在しない．天然油脂の物理化学的性質は，グリセロールに結合する脂肪酸の種類や割合に大きく影響される．飽和脂肪酸の割合が高い動物性脂肪は，室温では固体を示し，一方多価不飽和脂肪酸の割合が高い魚油・植物性油は室温で液体となる（**表5-2**）．

④ 複合脂質

1）リン脂質

複合脂質に分類されるリン脂質（**図5-2**）は，構造中にリン酸エステル部位をもつ化合物で，それにコリン，エタノールアミン，セリン，イノシトールなどが結合している．代表的なリン脂質には，コリンが結合している**ホスファチジルコリン（レシチン）**がある．リン脂質は，1つの分子内に炭化水素（脂肪酸部分）

脂肪酸の分類
- 飽和脂肪酸
- 不飽和脂肪酸
  - 一価不飽和脂肪酸
  - 多価不飽和脂肪酸

二重結合の立体配置

原子の結合には，その基準に対して同じ側あるいは隣り合う位置をシス，反対側になる位置をトランスとして区別する．脂肪酸の場合，シス型は水素原子が炭素の二重結合をはさんで同じ側についている．他方，トランス型は，水素原子が炭素間の二重結合をはさんで反対側についている．

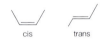
cis　　trans

共役リノール酸

共役リノール酸は，ウシなどの反芻動物から見つかった不飽和脂肪酸で，乳・乳製品に含まれている天然のトランス型脂肪酸である．

レシチン

代表的なリン脂質であり，動植物界に広く分布．哺乳類の組織では，リン脂質の約半分を占めている生体膜の主要構成成分．動物では肺でのガス交換に不可欠である．

1 脂質の化学

表5-2 代表的な脂肪酸

		炭素数と二重結合数	二重結合の場所メチル基側から	慣用名	IUPAC 名	融点 (℃)	おもな所在
飽和脂肪酸	短鎖	2：0		酢酸　acetic acid	エタン酸	16.6	
		4：0		酪酸　butyric acid	ブタン酸	−7.9	バター
		6：0		カプロン酸	ヘキサン酸	−3.4	ヤシ油
	中鎖	8：0		カプリル酸	オクタン酸	16.7	ヤシ油
		10：0		カプリン酸	デカン酸	31.6	ヤシ油
		12：0		ラウリン酸	ドデカン酸	44.2	ヤシ油
	長鎖飽和脂肪酸	14：0		ミリスチン酸	テトラデカン酸	53.9	ヤシ油
		16：0		パルミチン酸	ヘキサデカン酸	63.1	一般油脂
		18：0		ステアリン酸	オクタデカン酸	69.6	一般油脂
		20：0		アラキ（ジ）ン酸 エイコサン酸	イコサン酸	75.3	米ぬか油
		22：0		ベヘ（二）ン酸	ドコサン酸	79.9	落花生油
		24：0		リグノセリン酸	テトラコサン酸	84.2	落花生油
不飽和脂肪酸	一価不飽和脂肪酸	16：1	7（n-7系）	パルミトレイン酸	9 ヘキサデセン酸	2.0	牛脂
		18：1	9（n-9系）	オレイン酸	cis-9 オクタデセン酸	13.3 ～ 16.3	一般油脂 オリーブ油
		18：1	9（n-9系）	エライジン酸	trans-9 オクタデセン酸	46.5	
		20：1	9（n-3系）	ゴンドウ酸	11 イコセン酸	13.1	
		22：1	9（n-9系）	エルシン（エルカ）酸	13 ドコセン酸	26 ～ 34	
	多価不飽和脂肪酸	18：2	6,9（n-6系）	リノール酸	9,12 オクタデカジエン酸	−5.1	植物油
		18：3	6,9,12（n-6系）	γ－リノレン酸	6,9,12 オクタデカトリエン酸		月見草油
		18：3	3,6,9（n-3系）	α－リノレン酸	9,12,15 オクタデカトリエン酸	−10 ～ −11.3	大豆油
		20：4	6,9,12,15（n-6系）	アラキドン酸	5,8,11,14 イコサテトラエン酸	−49.5	肝油
		20：5	3,6,9,12,15（n-3系）	（エ）イコサペンタエン酸　（EPA,IPA）	5,8,11,14,17 イコサペンタエン酸	−54.1	魚油
		22：6	3,6,9,12,15,18（n-3系）	ドコサヘキサエン酸（DHA）	4,7,10,13,16,19 ドコサヘキサエン酸	−44.3	魚油

ω側　n-1 n-2 n-3 n-4 n-5 n-6　n-7　（リノール酸）　　　　　　　δ　γ　β　α

$$CH_3CH_2CH_2CH_2CH_2\,CH=CHCH_2CH=CHCH_2CH_2CH_2CH_2CH_2CH_2C \lessgtr {}^{O}_{OH}$$

メチル側　⑱ ⑰ ⑯ ⑮ ⑭ ⑬　⑫ ⑪ ⑩　⑨ ⑧　⑦ ⑥　⑤　④ ③ ② ①

炭素鎖の番号はメチル基の炭素を n-1 とする．したがって上表の二重結合の場所（6,9）とは，炭素 n-6 と n-7 の間と n-9 と n-10 の間に二重結合があることを示す．そして，オレイン酸などを n-9 系，リノール酸などを n-6 系，α-リノレン酸などを n-3 系とよび，ヒトでは相互変換ができない．しかし，有機化学の系統名（IUPAC 命名法）では官能基側から数えるので，リノール酸は 9,12- オクタデカン酸（⑨と⑩の間，⑫と⑬の間）とカルボン酸基側から逆に①②と数えて二重結合の位置を示すので注意を要する．また，慣用的にカルボン酸基の隣の炭素から α，β，γ…とよび，鎖長を問わず反対側を ω（オメガ）とよぶ（β- 酸化，ω- 酸化の名称の由来）．n-3 系脂肪酸を ω（オメガ）3，あるいは omega-3 と表記することがある．

77

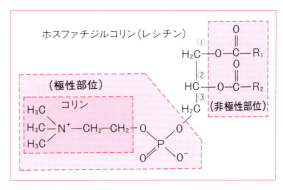

図5-1　トリグリセリド　　図5-2　リン脂質

の非極性部位（疎水性）とリン酸と極性基部分の親水性を示す両親媒性の性質をもつため，**ミセル**を形成することができる．食品では，卵黄や大豆に含まれ，糖脂質やコレステロールとともに生体膜の主要成分となっている．

2）糖脂質

　糖脂質はリン脂質とともに形質膜を構成している重要な物質であり，脳や神経細胞に広く分布している．とくに脳や脊髄の神経組織の細胞膜の表面に多く存在している糖脂質は，細胞どうしの認識や結合，生理活性物質のレセプターとして作用している（働いている）．動物組織でみられる糖脂質はおもにスフィンゴ糖脂質である．とくに脳白質に多く，**ミエリン鞘構成脂質**として重要である．また，グリセロリン脂質は，スフィンゴシンのかわりにグリセロールを含んでおり植物や微生物に多く含まれる．

ミエリン鞘構成脂質
髄鞘ともいう．神経の軸索の周囲を取り囲むように存在する細胞群で，軸索を鞘のように取り巻くので命名されている．

3）リポたんぱく質（リポプロテイン）

　リポたんぱく質は，脂質とたんぱく質の複合体で，細胞膜を構成したり，血液中で脂質を各組織に運搬する血漿リポたんぱく質がある．腸管から吸収された脂質や肝臓で生合成された脂質は血液中では単独では存在せず，大部分が特定のたんぱく質（アポリポたんぱく質）と非共有結合し存在している．血液中のリポたんぱく質（LDL，**図5-3**）は，粒子の外側に親水性のリン脂質や遊離コレステロール，アポリポたんぱく質が，粒子の内側に疎水性のトリグリセリドやコレステロールエステルを包み込んでいる．また，リポたんぱく質は，**生体膜**（**図5-4**）の構成成分であり，血液中のリポたんぱく質と異なり水に不溶である．血液中のリポたんぱく質については，体内移動で詳述する．

ステロイド
4つの炭素環がつながったステロイド骨格をもつ有機化合物の総称．A環の3位にヒドロキシル基（-OH）が結合したものをステロールとよぶ．

5　誘導脂質

・ステロール

　コレステロール（**図5-5**）に代表されるステロールは，別名ステロイドアルコールとよばれ，**ステロイド**のサブグループのひとつである．A環3位にヒドロキシ基（OH基）をもつためわずかに極性を示すが，血漿リポたんぱく質中（**図5-3**）の**コレステロールエステル**は，コレステロールのヒドロキシ基（極性基）と脂肪酸がエステル結合するためまったく極性を示さない．

1 脂質の化学

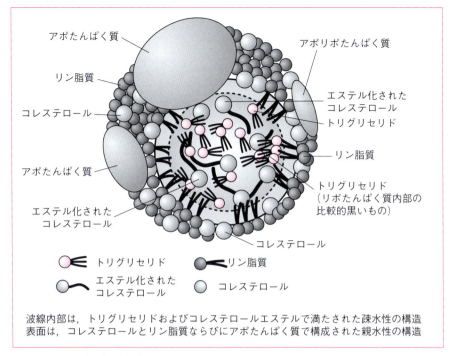

図5-3 リポたんぱく質

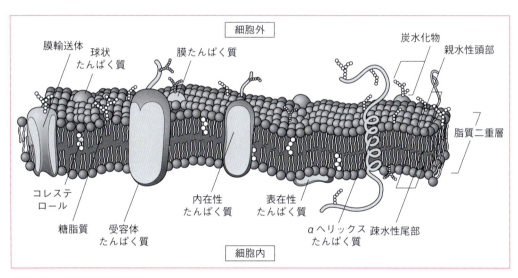

図5-4 生体膜の模式図
https://commons.wikimedia.org/wiki/File:Cell_membrane_detailed_diagram_en.svg?（LadyofHats Mariana Ruiz. 2007. 筆者和訳，改変）

　コレステロールの代謝産物には，**胆汁酸**（**コール酸**など），ステロイドホルモン，ビタミンDなどがある．胆汁の成分であるコール酸（図5-6）は，D環17位につく側鎖部分にカルボキシル基があるため，極性を示し，親水性を示す．胆汁酸も親水性と親油性（疎水性）の両者の性質をもつ．胆汁酸は通常グリシンやタウリンと結び付いており，これらは抱合胆汁酸（胆汁酸塩）とよばれ，消化管内でミセルの形成を促進し，食物中の脂質を吸収しやすくする．

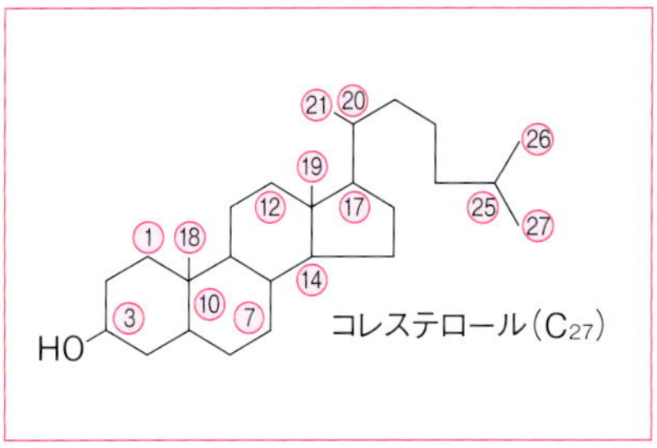

第5章 脂質の栄養

図5-5 コレステロール

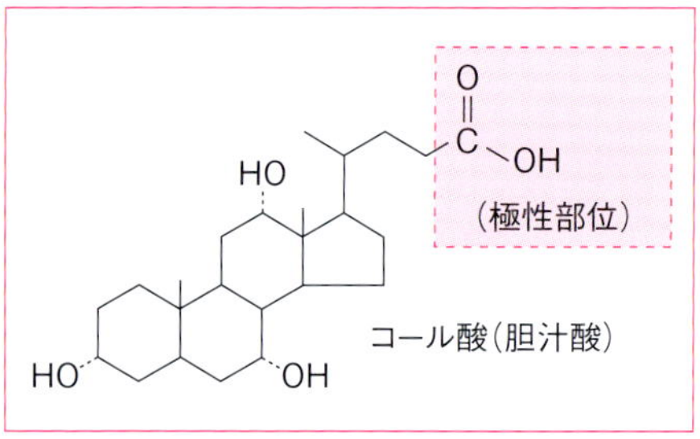

図5-6 コール酸

2 脂質の体内代謝（食後・食間）

食事由来の脂質の大部分が小腸で吸収され利用される．消化管から吸収された脂質および肝臓などで合成された脂質は，血清**リポたんぱく質**によって体内を移動する．体内における脂質の移動や代謝は，食事の影響を強く受け，食後と食間・空腹時では異なる．食後では，**トリグリセリド**は，エネルギーの備蓄（脂肪酸合成系，トリグリセリド合成）を行う（**図5-7**）．食間・空腹時では脂肪細胞中のホルモン感受性リパーゼによる脂肪分解により脂肪酸が産生され，血液中のアルブミンと結合し，脳や赤血球以外の臓器組織のエネルギー源として利用される（**表5-3**）．

リポたんぱく質

・VLDL：very low density lipoprotein
・IDL：intermediate density lipoprotein
・LDL：low density lipoprotein
・HDL：high density lipoprotein

3 脂質の臓器間輸送と貯蔵エネルギーと臓器別体内代謝

1 脂質の臓器間輸送と貯蔵エネルギーと臓器別体内代謝

脂質はリポたんぱく質の形で血液を介して運搬される．ヒトの血清リポたんぱく質は，その密度によって主にカイロミクロン，VLDL，IDL，LDL，HDLに分類される．**表5-4**にリポたんぱく質の種類とおもな機能を示した．

1）カイロミクロン

食後，小腸の吸収細胞で再合成されたトリグリセリドを内蔵するカイロミクロン（アポたんぱく質が少ない未成熟なカイロミクロン）はリンパ管を経て大静脈に入る．その後，HDLからアポたんぱく質C（アポC-Ⅱ）とE（アポ-E）を受け取り，成熟カイロミクロンとなる．これらのアポたんぱく質は，**リポたんぱく質リパーゼ**の活性化に重要な役割を果たす．

毛細血管内皮細胞のリポたんぱく質リパーゼによって，内蔵するトリグリセリドが分解され，遊離した脂肪酸は末梢組織（肝臓，脂肪，心臓，および骨格筋組織）に供給される．各組織でエネルギー源として利用され，脂肪細胞でトリグリセリドに再合成される．トリグリセリドの減少したカイロミクロンは，アポC-ⅡをHDLに渡し，カイロミクロンレムナントとなり受容体を介して肝臓に入る．

リポたんぱく質リパーゼ

LPL（lipoprotein lipase）カイロミクロンやVLDLのトリグリセリドのエステル結合の加水分解反応を触媒する酵素であり，アポC-Ⅱはリポたんぱく質リパーゼ（LPL）の活性化因子である．末梢組織の毛細血管の管壁に存在し，血漿リポたんぱく質に含まれるトリグリセリドを加水分解して組織へ取り込ませる．

2）VLDL

肝臓で合成されたトリグリセリドおよびコレステロールは，まず，未成熟なVLDLとして血液中に分泌される．さらに，HDLからアポたんぱく質C（アポ

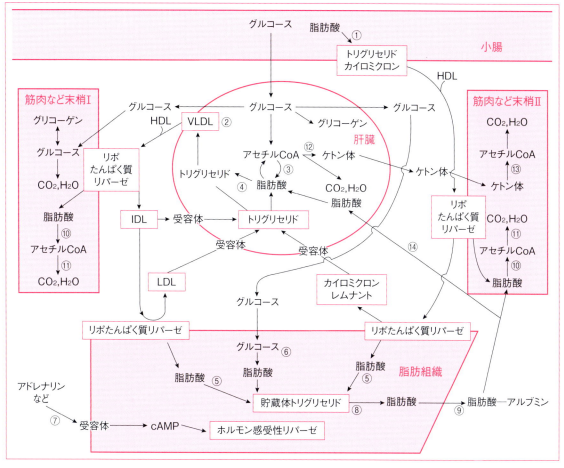

図5-7 リポたんぱく質とトリグリセリドの代謝の概要

表5-3 臓器組織のエネルギー源

脳	グルコース（ケトン体）	肝臓	ケトン体以外のあらゆるもの
筋肉	脂肪酸（急激な運動時：グリコーゲン）	心臓	脂肪酸（急激な運動直後：乳酸）
脂肪組織	グルコース，脂肪酸	赤血球	グルコース

C-Ⅱ) と E (アポ E) を受け取り，VLDL としてカイロミクロンと同様に末梢組織に運ばれる．毛細血管内皮細胞のリポたんぱく質リパーゼの作用によって内蔵するトリグリセリドが分解され，末梢組織に供給される．

3）LDL

リポたんぱく質リパーゼによって内蔵するトリグリセリドが減少した VLDL は，血液中を循環する間にリポたんぱく質リパーゼと**肝性リパーゼ**の作用により IDL を経て相対的にコレステロール濃度の比率の高い LDL となる．末梢組織では，LDL 受容体（アポ B-100 またはアポ E がリガンド）によって細胞内にコレステロールが取り込まれる．

肝性リパーゼ

HTGL (hepatic triglyceride lipase)
HTGL はリポたんぱく質リパーゼのアイソザイムである．リポたんぱく質中のトリグリセリド，カイロミクロンレムナント，IDL，HDL に内包するリン脂質を加水分解酵素として，リポたんぱく質の代謝において重要な役割を果たしている．

表5-4 リポたんぱく質の種類とおもな機能

リポたんぱく質の種類	起源	直径 nm	比重 g/mL	組成（重量%）					アポリポたんぱく質	おもな機能
				たんぱく質	リン脂質	コレステロール	コレステロールエステル	トリグリセリド		
カイロミクロン	腸	90～1,000	<0.952	2	7	2	3	86	A-I, A-II, A-IV, B-48, C-I, C-II, C-III, E	食物から吸収された脂質（トリグリセリド）を、エネルギーが十分なときに脂肪組織へ、飢餓などのときには肝臓や筋肉へ運ぶ。
カイロミクロンレムナント	カイロミクロン	45～150	<1.006						B-48, E	末梢組織でカイロミクロンからトリグリセリドが除去されるとできる。トリグリセリド、コレステロールエステルや脂溶性ビタミンを肝臓に運ぶ。
VLDL	肝臓（腸）	30～70	0.95～1.006	8	18	7	12	55	B-100, C-I, C-II, C-III	肝臓や小腸で合成された脂質（トリグリセリド）を脂肪組織や筋肉へ運ぶ。
IDL	VLDL	25～35	1.006～1.019	19	19	9	29	23	B-100, E	末梢組織でVLDLから大部分のトリグリセリドが除去されるとIDLやLDLとなる。
LDL	VLDL	20～25	1.019～1.063	22	22	8	42	6	B-100	コレステロールエステルや脂溶性ビタミンを肝臓から末梢組織へ運ぶ。
HDL HDL$_1$ HDL$_2$ HDL$_3$ プレβ-HDL	肝臓, 腸 VLDL カイロミクロン クロン	20～25 10～20 5～10 <5	1.019～1.063 1.063～1.125 1.125～1.210 >1.210	組成なし 40 55 組成なし	33 25	5 4	17 13	5 3	A-I, A-II, A-IV, C-I, C-II, C-III, D, E A-I	肝臓から円盤状のHDL$_3$が分泌され、末梢組織からコレステロールを受け取り、コレステロールエステルに変え、内側にたくわえることにより、球状のHDL$_2$となり。コレステロールエステルを肝臓へ運ぶ。
アルブミン／遊離脂肪酸	脂肪組織		>1.281	99						脂肪組織の遊離脂肪酸を筋肉や肝臓へ運ぶ。

VLDL（超低密度リポたんぱく質）：very low density lipoprotein, IDL（中間密度リポたんぱく質）：intermediate density lipoprotein, LDL（低密度リポたんぱく質）：low density lipoprotein, HDL（高密度リポたんぱく質）：high density lipoprotein

アポリポたんぱく質
アポリポたんぱく質は、リポたんぱく質と結合しているたんぱく質で、リポたんぱく質の認識、脂質代謝に関与する酵素の活性や補酵素として機能している。現在明らかになっている機能は以下のとおり。
・アポA-I：LCATの活性化.
・アポB-100：LDL受容体のリガンド.
・アポC-II：リポたんぱく質リパーゼを活性化.
・アポC-III：リポたんぱく質リパーゼの抑制.
・アポE：LDL受容体やVLDL受容体のリガンド.

4）HDL

末梢組織で過剰になったコレステロールは，HDLによって回収される．血中の **LCAT**（lecitin-cholesterol acyltransferase）はHDLと結合して存在し，末梢組織などから受け取った遊離コレステロールを，LCATによってレシチンの脂肪酸を転移してコレステロールエステル（HDL$_2$）に変え，肝臓へと運ぶ．

❷ 肝臓中の脂質代謝

肝臓は栄養の中心であり，脂肪酸の生合成，β-酸化，トリグリセリド・リン脂質・コレステロール・ケトン体・胆汁酸・リポたんぱく質の生合成など，脂質代謝がさかんな臓器である．食後，肝臓では，グルコースからグリコーゲンが合成され，食間・空腹時の血糖維持に備える．さらに余剰のグルコースは，アセチルCoAから脂肪酸に変換される．

1）脂肪酸の合成

ミトコンドリアで生じたアセチルCoAは，TCAサイクルでオキサロ酢酸と縮合しクエン酸となって細胞質に放出され，細胞質でATP-クエン酸リアーゼによって再びアセチルCoAとオキサロ酢酸となる．

アセチルCoAからの脂肪酸の合成は，主として細胞質で行われる．まず，アセチルCoAはATPを1つ使用してCO$_2$と反応し，マロニルCoAが合成される．この反応はビオチンを補酵素とするアセチルCoAカルボキシラーゼによって触媒されるが，この酵素が脂肪酸合成の律速酵素となる．アセチルCoAカルボキシラーゼは，クエン酸によって活性化され，パルミトイルCoAによって阻害される．ついで，脂肪酸合成酵素によりマロニルCoAの脱炭酸反応によって炭素数2個のアシル鎖を縮合していく．脂肪酸合成酵素は，**アシルキャリアーたんぱく質（acyl carrier protein；ACP）** を含む分子量約1万のたんぱく質複合体である．細胞質においては，パルミチン酸（C$_{16:0}$）まで自動的に合成される．なお，脂肪酸合成に必要な大量のNADPHはペントースリン酸回路（第4章 糖質の体内代謝）から供給される．

パルミチン酸 の合成には，1分子のアセチルCoAと7分子のマロニルCoAが縮合することになる．反応式は以下のように示される．

アセチルCoA ＋ 7マロニルCoA ＋ 14 NADPH ＋ 14 H$^+$ →
　　　　パルミチン酸（C$_{16}$）＋ 8 CoA ＋ 7 CO$_2$ ＋ 14 NADPH$^+$ ＋ 6 H$_2$O

脂肪酸合成系において，パルミチン酸からの炭素鎖伸長反応は，ミクロソーム膜やミトコンドリア膜で，**長鎖脂肪酸伸長酵素系** によって行われる．パルミチン酸（C$_{16}$）からステアリン酸（C$_{18}$）が合成され，さらに，ミクロソームの不飽和化酵素（デサチュラーゼ）によりステアロイルCoAがオレオイルCoAに不飽和化され，オレイン酸（n-9系）が合成される．ただし，動物はn-9位を超えてメチル基側に新しく不飽和結合を導入することができないため，リノール酸（n-6）やα-リノレン酸（n-3）は，生合成できない（必須脂肪酸）．

LCAT

リポたんぱく質内でのコレステロールは，コレステロールエステルの形態をとる．LCATは，コレステロールエステルを形成させるため，レシチンの2位からアシル基をコレステロールに転移する反応を触媒する．

脂肪酸の合成経路

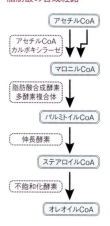

カルボキシル基，アセチル基とアシル基

・カルボキシル基は，カルボン酸類のカルボキシル基で－COOHで表される．
・アセチル基はCH$_3$CO－で表される官能基．
・アシル基はカルボキシル基からOHを除いた残りの原子団でRCO－で表される．

CoAとは

CoA（Coenzyme A：補酵素A）は，パントテン酸を含む補酵素で，酸化的脱炭酸，脂肪酸酸化，コレステロール合成など多くの反応において有機酸を活性化させる生物にとって極めて重要な補酵素である．

2）トリグリセリドとリン脂質の合成

トリグリセリドやリン脂質の合成は，ミクロソームで行われる．

脂肪酸は，その由来にかかわらずアシルCoAとなり，解糖系の中間産物のグリセロール3-リン酸にアシルCoAが2分子エステル結合し，フォスファチジン酸を生じた後，ジグリセリドが合成される．これにさらにアシルCoAが反応し，トリグリセリドが合成される[*1]．

リン脂質は，ジグリセリドをもとに合成される．例えばフォスファチジルコリン（レシチン）は，ジグリセリドにシチジン2リン酸コリンのリン酸コリンが転移することによって合成される．

3 脂肪細胞中の脂質代謝と脂肪組織細胞の役割

脂肪細胞（adipocyte）は，細胞質内に脂肪滴を有する細胞のことであり，大型の脂肪滴が存在する白色脂肪細胞と多胞性脂肪細胞からなる褐色脂肪細胞に大別される．

体内の脂肪組織の大部分を占める白色脂肪組織の細胞は，トリグリセリドを貯蔵エネルギーとする重要な意義をもつが，褐色脂肪組織では，取り込んで再合成されたトリグリセリドは，必要に応じて脂肪細胞内で酸化分解され体熱産生（体温維持のために消費される）を行う．白色脂肪組織とは異なり，褐色脂肪細胞はエネルギー消費をする組織である．従来，白色脂肪組織は，トリグリセリド貯蔵するための臓器と考えられていたが，種々の生理活性物質を産生・分泌する臓器として注目されている（コラムで詳述）．

4 ホルモン感受性リパーゼと血中遊離脂肪酸

従来，脂肪組織の細胞内リパーゼは，カテコールアミン（アドレナリンなど）やグルカゴンなどのホルモンによって活性化されることから，ホルモン感受性リパーゼとよばれていた．この作用に加え，脂肪細胞内では，脂肪細胞特異的トリグリセリドリパーゼ（Adipocyte Triglyceride Lipase；**ATGL**）やモノグリセリドリパーゼ（Monoglyceride Lipase；**MGL**）が作用することが明らかになった．エネルギーの貯蔵という重要な役割を果たしているため，脂肪細胞内の脂肪滴表面にはたんぱく質ペリリピンが局在し脂肪の分解を抑制している．筋肉，あるいは食間・空腹期のエネルギー不足状態の末梢組織では，脂肪細胞膜表面のレセプターを介するカテコールアミンの刺激により，局在たんぱく質**ペリリピン**が脂肪滴表面から離れ，トリグリセリドの分解が促進される．ホルモン感受性リパーゼが活性化し，ATGLやMGLとともに，トリグリセリドの分解が促進される．その結果，トリグリセリドから遊離脂肪酸がつくられ，血液中のアルブミンと結合し，他の臓器・組織（筋肉など）に供給される（脂肪動員）．なお，インスリンはホルモン感受性リパーゼの活性を抑制する．

[*1]：血中脂質運搬体のVLDLやカイロミクロンによって運ばれたトリグリセリドは，脂肪組織細胞の毛細血管壁に存在するリポたんぱく質リパーゼの作用により脂肪酸と2-モノグリセリドに分解され細胞内に入る．そこで，グリセロールとともにエステル化されトリグリセリドに再合成される．

ATGLとMGL

ATGLはトリグリセリドの分解における律速酵素．全身の組織に発現するが，脂肪細胞に比較的多く発現する．MGLは，ホルモン感受性リパーゼと協働し，貯蔵脂肪を脂肪酸およびグリセロールに加水分解する．

ペリリピン

脂肪滴表面には，ペリリピンというたんぱく質が脂肪細胞特異的に発現している．ペリリピンに囲まれた脂肪滴は脂肪分解酵素の攻撃を受けにくく，脂肪蓄積を促進する．

> 3　脂質の臓器間輸送と貯蔵エネルギーと臓器別体内代謝

5　筋肉細胞中の脂質代謝

・脂肪酸の分解経路（β-酸化経路）

　筋肉は，嫌気的な状況以外では，脂肪酸をおもなエネルギー源とする．脂肪酸は，ミトコンドリアの**β-酸化経路**で代謝される（**図5-8a**）．β-酸化とは，脂肪酸のカルボン酸基側から2個ずつ（β位にある炭素の所が段階的に酸化され）アセチルCoAとしてはずれることから名付けられた反応である．

　①脂肪酸はミトコンドリア外膜でアシルCoAとなる．ついで，②内膜の**カルニチン**と結合し，アシルカルニチンとして内膜を通過し，マトリックスのCoAと結合しアシルCoAとなる（カルニチンは内膜に残る）．以後，③酸化されα位とβ位間に二重結合（エノイルCoA）ができ，④加水により3-ヒドロキシアシルCoAができ，⑤脱水素され3-ケトアシルCoAができ，⑥アセチルCoAと炭素鎖が2つ短くなった脂肪酸アシルCoAができる．③〜⑥の4種の酵素により，

β-酸化

β-酸化は，脂肪酸のβ位にある炭素の所が段階的に酸化されることから名付けられた．

$$\underset{⑤}{CH_2}\underset{④}{CH_2}\underset{③}{CH_2}\underset{②}{CH_2}\underset{①}{C}\overset{O}{\underset{OH}{}}$$

$$\delta\quad\gamma\quad\beta\quad\alpha$$

カルニチン

必須アミノ酸のリシン（リジン）とメチオニンからおもに肝臓と腎臓で生合成される．脂肪酸のβ-酸化は，ミトコンドリアで行われるが，長鎖脂肪酸がミトコンドリア内膜を通過するためには，カルニチンが不可欠である．中鎖脂肪酸は，カルニチンと結合することなくミトコンドリア内膜を通過できる．

C O L U M N

脂肪細胞のサイズとサイトカインについて

　従来，脂肪細胞は，余剰エネルギーを中性脂肪という効率的な形で貯蔵し，必要に応じて生体にエネルギーを再供給するための細胞であると考えられてきた．しかし，研究の進展により次々と新たな機能が見いだされ，脂肪細胞は，種々の生理活性物質を分泌する内分泌器官としても重要な役割を果たしていることが明らかになった．脂肪組織から分泌される生理活性物質をアディポサイトカインと称し，脂肪特異的に分泌されるレプチンやアディポネクチンに加え，多種多様な増殖因子や補体因子，サイトカインなどが含まれている．これまでに報告されているアディポサイトカインは，レプチン，アディポネクチン，TNF-α，PAI-1，レジスチン，アンジオテンシノーゲンなどがあり，これらは，糖・脂質代謝や心血管系の調節因子としても作用しているため，アディポサイトカインの分泌や感受性の異常は，肥満症やメタボリックシンドロームの病態メカニズムに関与していると考えられる．

　体内の脂肪は，内臓脂肪と皮下脂肪の2つに分類されているが，とくに問題となるのは内臓脂肪である．脂肪特異的に分泌されるアディポネクチンは，インスリン受容体の感受性を高め抗動脈硬化作用に寄与することが知られている．しかし，血中のアディポネクチン濃度は内臓脂肪量に逆相関するため，内臓脂肪型肥満では，糖代謝異常を引き起こすことが明らかになっている．肥満者では，体脂肪率が約50％にも達することもあり，それぞれが微量であっても個体に大きな影響を及ぼすことが考えられる．一方で，極端な体脂肪の減少もまた大きな影響を及ぼす．先天的要因やその他の後天的要因により引き起こされた脂肪萎縮症は，脂肪組織の消失が認められる疾患であり，重症のインスリン抵抗性，糖尿病，高中性脂肪血症，脂肪肝をはじめとした種々の代謝異常の合併が認められる．身体を構成している脂肪もまたバランスが重要である．

TNF-α

Tumor necrosis factor-α

PAI-1

Plasminogen activator inhibitor type-1

第5章 脂質の栄養

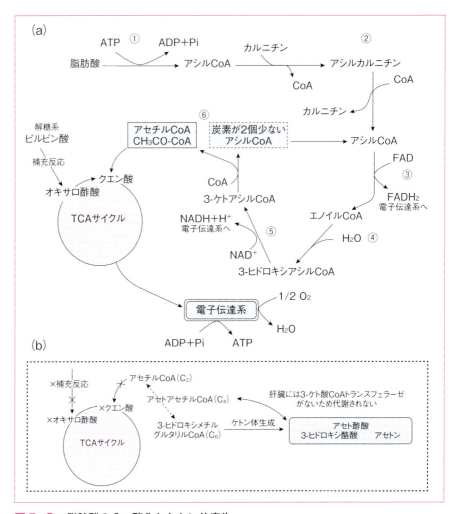

図5-8 脂肪酸のβ-酸化とケトン体産生

β-酸化1回転の反応でアセチルCoA 1分子と炭素が2個少ないアシルCoAが生成する。このアシルCoAはふたたびβ-酸化によって炭素鎖が切断され、結局、偶数個の炭素をもつ飽和脂肪酸はすべてアセチルCoAとなる。不飽和脂肪酸も最終的にはβ-酸化系に入る。

β-酸化によって産生されたアセチルCoAは、TCA回路に入りCO_2となり、電子伝達系でH_2Oに分解される。

たとえば、パルミチン酸（パルミトイルCoA）が、7回のβ-酸化を受けて完全に酸化分解されると、次式のように8分子のアセチルCoAを生じる。

パルミトイルCoA + 7 CoA + 7 FAD + 7 NAD^+ + 7 H_2O →
　　　　　　　　8 アセチルCoA + 7 $FADH_2$ + 7(NADH + H^+)

パルミチン酸を活性化してパルミトイルCoAに変換する際に2分子のATPが消費されるので、**エネルギー収支**はつぎのとおりになる。

$8 \times 10 + 7 \times 1.5 + 7 \times 2.5 - 2 = 106$　106分子のATPが産生される。

グルコース1分子（分子量180）が完全に酸化により32分子のATPを生成す

エネルギー収支（ATP産生量）

TCAサイクルから電子伝達系を経ると、それぞれのATP産生量は次のようになる。
アセチルCoA：10ATP
$FADH_2$：1.5ATP
NADH + H^+：2.5ATP

るのに比べ，単位重量あたりのエネルギー生成量は約2.4倍と，脂肪酸（形としてはトリグリセリド）が，いかにエネルギーの貯蔵形態として有利かわかる．

6 ケトン体の代謝

　血糖低下や糖尿病などの糖利用低下時では，エネルギー確保のため脂肪組織から脂肪酸が動員され，筋肉をはじめ肝臓や腎臓その他でβ-酸化によりアセチルCoAが生成される．しかし，過剰のアセチルCoAが存在すると，相対的にオキサロ酢酸が不足し（補充反応が不十分），クエン酸合成が阻害されTCAサイクルの代謝が低下する（**図5-8b**）．その結果，過剰のアセチルCoAを処理するため，2個のアセチルCoAからアセトアセチルCoAができ遊離のアセト酢酸を生じ，その還元物質である3-ヒドロキシ酪酸およびアセト酢酸の脱炭酸物質であるアセトンを生じる．**アセト酢酸**，**3-ヒドロキシ酪酸**，**アセトン**を総称してケトン体とよぶ．アセト酢酸や3-ヒドロキシ酪酸は，肝臓以外の組織でエネルギー源として利用されるが，臓器・組織におけるケトン体代謝量を上回ると，血液中にこれらの酸性物質が増え，血液pHが下がり**代謝性アシドーシス**となり，ケトン尿や呼気へのアセトン排出がみられたりする．

　ケトン体は肝臓や腎臓において酵素反応でつくられるが，肝臓には3-ケト酸CoAトランスフェラーゼがないため，ケトン体を利用することができない．飢餓時の脳では，脂肪酸と異なりケトン体（アセト酢酸，3-ヒドロキシ酪酸）は血液脳関門を通過できるため，グルコースに代わるエネルギー源としてケトン体が利用される．ただし，アセトンは利用できない．

4 コレステロール代謝の調節

　コレステロールは，生体膜の主要構成成分として，またビタミンDやステロイドホルモンなどの原料として重要なものである[*2]．さらにコレステロールの代謝産物である胆汁酸は，脂質の消化吸収に重要な役割を果たしている．

1 コレステロールの合成・輸送・蓄積とフィードバック

1）コレステロールの合成経路

　コレステロールの合成経路を**図5-9**に示した．コレステロールはアセチルCoAを原料にして，約30段階の酵素反応を介して生合成される．コレステロール合成の主たる臓器は肝臓であるが，小腸，副腎皮質，性腺などでも合成される．まず，肝臓の細胞質でアセチルCoAとアセトアセチルCoAから3-ヒドロキシ3-メチルグルタリルCoA（HMG CoA）ができる．ついで，小胞体で**HMG-CoA還元酵素**（レダクターゼ）によって還元されメバロン酸となる．メバロン酸はリン酸化，ピロリン酸化を受けた後，縮合してスクワレンとなり，スクワレンは環状化してラノステロールとなる．最終段階で，ラノステロールはメチル基を離脱してコレステロールとなる．コレステロール合成の律速段階は，HMG-CoA還元酵素反応であるが，コレステロールはこの酵素を抑制すること

ケトン体

アセト酢酸

3-ヒドロキシ酪酸

アセトン

代謝性アシドーシス

血液もしくは他の体液の酸塩基平衡が酸性側に傾くこと．pH7.35以下（正常値7.35～7.45）で，HCO_3^-（正常値22～28mEq/L）が低下した病態と定義．ケトン体の多量の生成などにより生起する．

[*2]：コレステロールは，食事由来（外因性）のものと，おもに肝臓と小腸など体内で生合成（内因性）されるものがある．内因性のコレステロールは体内のコレステロール全体の70～80%を占め，外因性のコレステロール20～30%に比べると多くを占める．

HMG CoA還元酵素

HMG CoA還元酵素：hydroxymethylglutaryl CoA reductase．コレステロール合成の律速酵素．コレステロール合成は，最終産物であるコレステロールによるネガティブフィードバック制御を受ける．HMG CoA還元酵素は細胞内コレステロール量が増加すると，速やかに分解される．

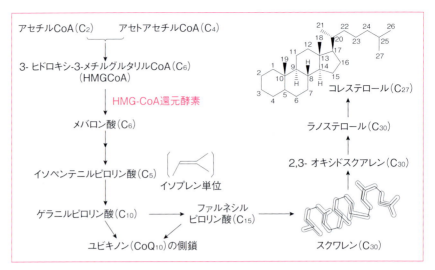

図5-9 コレステロールの合成経路

NPC1L1

Niemann-pick C1 like 1 proteinは，小腸の管腔側膜上に局在しているコレステロールトランスポーターである．従来，コレステロールの腸管吸収は，単純拡散と考えられていたが，トランスポーターの存在が明らかになった．これによって，脂質異常症の治療はコレステロール合成阻害薬に加え，コレステロール吸収阻害薬が開発されている．

[*3]：LDLを構成しているアポリポたんぱく質のアポB-100あるいはアポEは，末梢組織のLDLレセプターのリガンドとなり，エンドサイトーシスによって細胞内にコレステロールを取り込む．

[*4]：遺伝子異常によるLDL受容体欠損では，家族性高コレステロール血症を発症し，血中のコレステロールが高くなる．このため，LDLコレステロールは，悪玉コレステロールとよばれることがある．

によりフィードバック調節する．したがって，外因性のコレステロールの上昇は，肝臓での生合成を抑制し，体内のコレステロール量を制御している．

従来，外因性のコレステロールは，単純拡散で吸収されると考えられていたが，小腸の管腔側膜上に局在するコレステロールトランスポーター（Niemann-pick C1 like 1 protein；**NPC1L1**）が重要な役割を果たしていることが明らかになった．外因性のコレステロールは，まずトリグリセリドとともにカイロミクロンに取り込まれて分泌される．ついで，内包しているトリグリセリドが組織に取り込まれた後，カイロミクロンレムナントに組み込まれて肝臓へと輸送される（図5-7）．肝臓では，外因性および内因性の区別なく，コレステロールは**コレステロールエステル**としてVLDLに内蔵されて分泌される．上述したように，VLDLは，血液中でリポたんぱく質リパーゼなどの作用でLDLへと形を変え，細胞表面にある**LDL受容体**により細胞内に取り込まれる．細胞内のコレステロールの蓄積は，コレステロールエステルの形で行われる．**コレステロールアシル転移酵素**（acyl-CoA cholesterol acyltransferase；ACAT）によって遊離のコレステロールは，脂肪酸エステルに変換され，肝細胞を含む各種細胞においては細胞質に脂肪滴として蓄積される．

2）LDLコレステロール

LDLは肝臓などから末梢組織へコレステロールを供給し，細胞膜の構成成分やステロイドホルモンなどの原料となる[*3]．細胞内のコレステロールは，LDLレセプターの数を減らすなどのフィードバック作用により，細胞内のコレステロールが必要以上に増えないようにしている．しかし，血管壁内で生じた活性酸素などの酸化ストレスにより生じた**酸化LDL**は，血管壁内に侵入したマクロファージにより酸化LDL受容体（またはスカベンジャー受容体）を介してこの酸化LDLコレステロールを際限なく取り込むことができる．この結果，細胞内にコレステロールが増え続けることになる[*4]．

3）HDLコレステロール

HDL[*5]はたんぱく質とリン脂質が多くを占める脂質含量の低い小粒子型のリポたんぱく質である（**表5-4**）.

HDLの役割の一つは，カイロミクロンとVLDLの構成たんぱく質であるアポたんぱく質CとEを貯蔵する機能である．もう一つの役割は，上述したようにコレステロールのエステル化に関与し，コレステロールエステルを末梢組織から肝臓へ輸送する機能をもっている．カイロミクロンやVLDLからコレステロールを受け取り，抹消組織や血管壁から余分のコレステロールを回収して，HDL2としてコレステロールを末梢から肝臓へ運搬している．このようにHDLは，コレステロールを異化できない末梢組織から，コレステロールの分解の場である肝臓へ運ぶ役割をもつ．HDLによるこれらの経路をコレステロール逆転送系とよぶ．HDL中のコレステロールエステルは，HDL受容体を介して肝細胞に入り，コレステロールエステルとトリグリセリドは肝性リパーゼにより加水分解後，HDLが再生される[*6].

２ 胆汁酸（コレステロールの排泄形態）とコレステロールの腸肝循環

胆汁酸（**コール酸**，**ケノデオキシコール酸**）は，胆汁の主成分の一つで，肝臓で生合成されるコレステロールの異化代謝産物である（一次胆汁酸）（**図5-10**）.生体からコレステロールを排泄する唯一の経路は，肝臓においてコレステロールを胆汁酸へと異化し，十二指腸に分泌する経路である．大部分の胆汁酸は，肝臓でタウリンまたはグリシンと抱合し，それぞれタウロコール酸（またはタウロケノデオキシコール酸），グリココール酸（またはグリコケノデオキシコール酸）という胆汁酸塩になり，十二指腸に分泌される．胆汁酸塩は乳化作用をもち，腸管内で脂質と**ミセル**を形成し，脂質の消化吸収に重要な役割を果たす．胆汁酸塩は，消化・吸収に利用された後に腸内細菌によりグリシンおよびタウリン抱合体が分解され，遊離型となり，さらに，腸内細菌によりコール酸，ケノデオキシコール酸（**一次胆汁酸**という）は，デオキシコール酸，リトコール酸（**二次胆汁酸**という）となる．胆汁酸の一部は空腸で受動輸送により再吸収されるが，大部分は回腸で**胆汁酸トランスポーター**により能動的に再吸収される．このようにして胆汁酸の約90～95％が再吸収され，ふたたび肝臓に戻り（**腸肝循環**）再利用される．ヒトにおいては，腸管循環を1日に6～12回繰り返し，吸収されなかった胆汁酸は，糞便中に排泄される（1日0.5g程度）．肝臓での胆汁酸の合成量は1日約0.5gであるが，この腸肝循環によって無駄なく調節されている.

３ ステロイドホルモンの合成と作用

ヒトにおいては，コレステロールを原料にステロイドホルモンが合成される．おもな産生臓器は，副腎皮質と生殖腺（精巣，卵巣，妊娠中では胎盤）である．

[*5]：おもに肝臓と小腸で合成された後，アポAとコレステロールを含むリン脂質二重膜からできている未成熟なHDL3として分泌される．HDLの表面にはレシチンコレステロールアシルトランスフェラーゼ（LCAT）が存在し，HDL表面にあるホスファチジルコリンの2位の脂肪酸がこの酵素の作用でエステル結合し，生成したコレステロールエステルをHDL粒子内部に取り込み，未成熟な円盤状のHDL3から球状の成熟型HDL2へとより大きな粒子のHDLへと変化する．HDL表面の遊離型コレステロールがエステル化され内部に取り込まれると，他の細胞膜に存在するコレステロールがHDLに移ってくる.

[*6]：HDLコレステロールは，血液中の余分なコレステロールを肝臓に運ぶ役割をしているため，LDLコレステロールに対し，「善玉コレステロール」ともよばれている.

胆汁酸トランスポーター

ASBT（apical sodium-dependent bile acid transporter）ASBTは回腸上皮細胞の管腔側細胞膜に発現する輸送たんぱく質で，ATP依存性にNa[+]と抱合型胆汁酸を共役的に取り込む．Shneider BL：Intestinal Bile Acid Transport: Biology, Physiology and Pathophysiology. J Pediatric. J Pediatr Gastroenterol Nutr 32: 407-417, 2001.

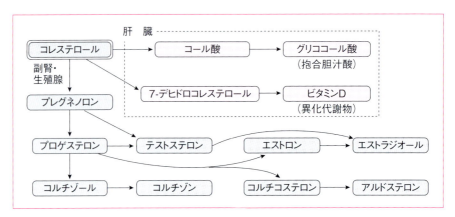

図5-10 コレステロールの代謝

ステロイドホルモン

ステロイドホルモンは，胆汁酸とともにコレステロールから合成されるもう一つの重要な誘導体である（図5-10）が，胆汁酸とは異なり，非常に低濃度で作用を発現するため，胆汁酸に比べると少量しか合成されず，少量のコレステロールしか消費しない．これらは，血液を介して標的組織にたどりつき，細胞内の受容体と結合し，DNA 情報の mRNA への転写を促進し，遺伝子発現や代謝変化の引き金の役目をもつ．これらは，脂溶性ビタミン（ビタミンAやD）と同様の作用機序である．

ステロイドホルモンの合成経路（図5-10）は，コレステロールを出発点とし，プレグネノロンを経て**プロゲステロン**（**黄体ホルモン**），さらに**コルチゾール**，コルチゾン，コルチコステロンなどの**グルココルチコイド**，**アルドステロン**（**ミネラルコルチコイド**）となる．また，プロゲステロンから**テストステロン**（男性ホルモン）を経てエストラジオールなどの**エストロゲン**（女性ホルモン）を生成する．副腎皮質ではグルコ（糖質）コルチコイド（コルチゾールなど）とミネラル（電解質）コルチコイド（アルドステロン）が合成される．

副腎皮質球状層では，ミネラルコルチコイド（アルドステロンなど）が合成・分泌され，腎臓のナトリウムの再吸収の増大，細胞外液量を維持する働きを有している．また，副腎皮質の束状層ではグルココルチコイドが合成・分泌され，糖，たんぱく質，脂質代謝に関して，インスリンとほぼ逆の効果（血糖上昇など）をもち，ストレスに対する抵抗性の維持，カテコールアミンに対する許容作用などに関与する．生殖腺の精巣ではアンドロゲンであるテストステロン，卵巣ではエストロゲンであるエストラジオールが産生・分泌され，性的発達と性機能に関与している．また，プロゲステロン（黄体ホルモン）は卵巣において月経サイクルと妊娠の維持にかかわる．

4 コレステロールの食事摂取基準

コレステロールは体内で合成できる脂質であり，食事由来のコレステロールは体内で合成されるコレステロールの1/3〜1/7を占めるのに過ぎない．また，コレステロールは，末梢への補給が一定に保たれるようにフィードバック機構（体

内の過剰なコレステロールは HMG-CoA 還元酵素を抑制）が働くため，コレステロール摂取量が直接血中総コレステロール値に反映されるわけではない．「日本人の食事摂取基準（2020 年版）」では，科学的根拠が十分に得られなかったために，目標量が設定されていない．しかしながら，**酸化変性 LDL コレステロール**が動脈硬化の原因になることからも，コレステロールの摂取量は低めに抑えることが好ましいものと考えられる．脂質異常症の重症化予防の目的からは，200 mg/ 日未満に留めることが望ましい．他方，コレステロールは動物性たんぱく質が多く含まれる食品に含まれるため，コレステロール摂取量を制限するとたんぱく質不足を生じ，とくに高齢者において低栄養を生じる可能性があるため注意が必要である．

5　脂質の役割

1　必須脂肪酸

哺乳類は，**n-6 系脂肪酸**のリノール酸（$C_{18:2}$）と **n-3 系脂肪酸**の α-リノレン酸（$C_{18:3}$）を体内で産生できないので，必須脂肪酸としてこれらを摂取しなくてはならない．ヒトでは，Δ^5，Δ^6，Δ^9 位に二重結合をつくる不飽和化酵素（デサチュラーゼ）が存在する[*7]．しかし，Δ^{12}，Δ^{15} デサチュラーゼは存在しないため，n-6 系や n-3 系多価不飽和脂肪酸を合成することができない．一方，植物や魚類はこれらの不飽和化酵素を有しているため，リノール酸や α-リノレン酸といった多価不飽和脂肪酸を合成することができる．これらの脂肪酸は生体膜を構成するリン脂質に多く存在し，膜の流動性や透過性に影響を及ぼしているので，ヒトは食事（おもに植物性油脂や魚油から），これらの脂肪酸を摂取しなければならない（必須脂肪酸）．n-6 系脂肪酸にはアラキドン酸（$C_{20:4}$）があり，n-3 系脂肪酸にはイコサペンタエン酸（$C_{20:5}$，IPA または EPA）やドコサヘキサエン酸（$C_{22:6}$，DHA）がある（**表5-2**と**図5-11**）．

2　脂肪酸由来の生理活性物質（プロスタグランジンなど）

アラキドン酸は細胞膜のリン脂質を構成している多価不飽和脂肪酸であり，脂質メディエーター産生を促す作用をもつ．種々のホルモンなどによる化学的刺激や pH の変化などの物理的刺激が細胞膜に加わると，カルシウム依存性にホスホリパーゼ A_2 などが活性化され，細胞膜のリン脂質からアラキドン酸が遊離する．アラキドン酸は，2 種類の酵素（シクロオキシゲナーゼ，リポキシゲナーゼ）によって生理活性の強いホルモン様の**イコサノイド**[*8]（**エイコサノイド**：eicosanoid）に変換される（**図5-11**）．**図5-11** に示した経路で**プロスタグランジン（PG）**類，**トロンボキサン（TX）**類，**ロイコトリエン（LT）**類，リポキシン（LX）類が合成される[*9]．これらの生理活性物質はホルモン様の作用を有し，①平滑筋収縮，②血液凝固，③炎症，④発熱と痛み，⑤分娩誘発，⑥睡眠のような生理現象を調節している（**表5-5**）．

酸化変性 LDL（LDL コレステロール）

LDL は活性酸素などの刺激によって酸化されやすい．酸化によって変性した LDL が，血管内皮細胞の隙間から血管内部（内膜）に入り込むと，これを異物として処理するために単球から分化したマクロファージによって貪食される．大量の酸化 LDL を蓄積したマクロファージは，泡沫細胞に変化し，炎症反応を惹起する．これを繰り返すことにより動脈硬化が進展し，血管が狭くなって血流が滞ったり，閉塞したりする心血管障害の原因となる．

[*7]：炭素鎖伸長と**不飽和化**によって，パルミチン酸（$C_{16:0}$）から Δ^9 デサチュラーゼの作用により n-7 のパルミトオレイン酸を合成することができ，ステアリン酸（$C_{18:0}$）から n-9 系のオレイン酸（$C_{18:1}$）を合成することができる．

不飽和化（desaturase：デサチュラーゼ）

脂肪酸のカルボキシル基から決まった位置に二重結合を作る．たとえば，Δ^9 デサチュラーゼはカルボニル末端から 9 番目の位置に二重結合を作る．

[*8]：イコサノイドは，ギリシャ語の 20（eicosa）に由来している．

[*9]：代謝全体が滝の流れをイメージすることから**アラキドン酸カスケード**（Arachidonic acid cascade）とよばれている．

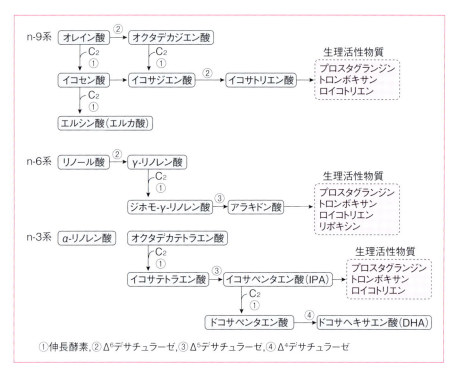

図5-11 イコサノイドの合成経路

表5-5 イコサノイドの作用

PGD$_2$	睡眠誘発，血小板凝集炎症
PGE$_2$	痛み，発熱（非ステロイド性抗炎症剤はアラキドン酸からPGを生成する酵素の阻害剤），ストレス応答，平滑筋収縮（陣痛促進剤），血管新生，摂食抑制，覚醒促進
PGI$_2$	血管拡張，血小板活性化抑制
PGF$_2\alpha$	子宮平滑筋収縮（陣痛促進剤）
TXA$_2$	血管収縮，血小板凝集
LTB$_4$	白血球遊送
LTC$_4$, LTD$_4$, LTE$_4$	気管支平滑筋収縮，血管透過性亢進，ケモカイン産生誘導，肺線維化

3 他の栄養素との関係ほか

　ビタミンB$_1$は，チアミンピロリン酸（TPP）として糖質代謝における脱炭酸酵素の補酵素として重要な役割を果たしている．TPPは，グルコースが解糖系を経てTCAサイクルで酸化分解される際，解糖系で生じたピルビン酸を脱炭酸し，アセチルCoAに変換するピルビン酸デヒドロゲナーゼ複合体の反応に関与している．一方，β-酸化系で脂肪酸からアセチルCoAを産生する場合には，TPPを必要としない．このため，エネルギー源として糖質を多量に消費している場合に比較し，脂肪酸を利用する場合は，ビタミンB$_1$（補酵素TPP）の必要量が少なくてすむ．これを脂肪の**ビタミンB$_1$節約作用**という．

4 脂質の過酸化と抗酸化物質（ビタミンA，E，C）

　飽和脂肪酸に比べ，不飽和，とくに不飽和度の高い脂肪酸は，空気中の酸素によって酸化されやすい．油脂が劣化すると，嗜好性ばかりではなく安全性や栄養性にも影響を及ぼすようになる（**変敗**）．この過程を**過酸化**といい，酸素による酸化反応（自動酸化），**一重項酸素**やオゾンによる酸化反応，ならびに酵素による酸化反応などがある．脂質の過酸化は，遊離脂肪酸だけではなく，トリグリセリドやリン脂質でも起こる．

　生体内の抗酸化的防御機構としては，**アスコルビン酸**（ビタミンC），**α-トコフェロール**（ビタミンE），**β-カロテン**（ビタミンA），**グルタチオン**，チオレドキシンなどの低分子化合物から，スーパーオキシドアニオンを酸素と過酸化水素へ不均化する酸化還元酵素の**スーパーオキシドジスムターゼ**（superoxide dismutase；SOD），生成した過酸化水素を水と酸素に分解する**カタラーゼ**や**グルタチオンペルオキシダーゼ**などの酵素的機構を備えている．

　近年，多価不飽和脂肪酸などを含む健康食品の消費が上昇する傾向がみられる．上述したように多価不飽和脂肪酸は，化学構造上きわめて酸化しやすいため，多量に摂取すると生体内において過酸化やこれによって引き起こされる動脈硬化性疾患などを引き起こす可能性がある．過酸化物の生成を抑えるためには，抗酸化作用を有するビタミンをはじめ，抗酸化物を併せて摂取することが必要である．

6 「日本人の食事摂取基準（2020年版）」—摂取する脂質の量と質の評価

1 脂肪のエネルギー比率

　国民健康・栄養調査の結果によると，国民1人当たりの総エネルギー摂取量は，1975年の2,188 kcal から2017年には1,897 kcal と約13%減少しているのに対し，総脂質摂取量は，52 g から59 g へと約13%上昇しており，食事の量・質ともにこの40年間で大きく変化している．「日本人の食事摂取基準（2020年版）」では，脂肪エネルギー比率，飽和脂肪酸，n-6系脂肪酸，n-3系脂肪酸についてそれぞれの基準が示されている（**表5-6**および**巻末付表**）．

　脂肪エネルギー比率については，1歳以上で20～30%という目標量が示されている．2017年度の国民健康・栄養調査の結果によると，20～29歳の男性における脂肪エネルギー比率は29.2%，女性では30.5%であり，男性では上限値に達しており，また，女性ではすでに上限値を超過している[*10]．

2 飽和脂肪酸・多価不飽和脂肪酸

　「日本人の食事摂取基準（2020年版）」では，日本人の脂質および飽和脂肪酸摂取量の特徴に基づいて上限値が設定され，18歳以上では7%E（摂取エネル

油脂の変敗

油脂の酸化によって色調変化，不快臭の発生，有害物質の生成などが起こる．劣化した油脂を摂取すると，ひどい場合は下痢や嘔吐を引き起こす．

一重項酸素

活性酸素のひとつで，高い反応性を有する．生体内で発生した場合，その寿命は数マイクロ秒程度と非常に短い．β-カロテンは，一重項酸素の強い消去作用をもつ．

チオレドキシン（thio-redoxin）

チオレドキシンは，すべての生物に存在する低分子の酸化還元たんぱく質で，酸化されたたんぱく質の再生や活性酸素種の消去などにも機能し，さまざまな生命反応において重要な役割を担う．

スーパーオキシドアニオン

スーパーオキシドアニオン（O_2^-）は活性酸素のひとつで，不対電子を1つもち，非常に反応性に富む．

ポリフェノール

ポリフェノールは，植物性食品に含まれている苦味や色素の成分である．アスコルビン酸やα-トコフェロールのような抗酸化作用が注目されている．ただし，ヘム鉄の吸収抑制作用もあるので注意を要する．

[*10]：日本人の脂肪エネルギー比率は米国人に比べると少ないものの，脂肪エネルギー比率が高くなると，肥満，メタボリックシンドローム，糖尿病，さらに冠動脈疾患のリスクが高まるので注意を要する．

第5章 脂質の栄養

表5-6　脂質の食事摂取基準

18 ～ 29 歳	男性（2,650 kcal/ 日）*		女性（2,000 kcal/ 日）*	
	目安量	目標量	目安量	目標量
脂肪エネルギー比率		20 ～ 30%** （59 ～ 88 g/ 日）***		20 ～ 30%** （44 ～ 67 g/ 日）***
飽和脂肪酸		7% 以下** （21 g/ 日以下）***		7% 以下** （16 g/ 日以下）***
n-6 系脂肪酸	11 g/ 日		9 g/ 日	
n-3 系脂肪酸	2.4 g/ 日		1.8 g/ 日	

　　*：身体活動レベルが普通（Ⅱ）の場合の推定エネルギー必要量.
　 **：% は総エネルギーに占める割合.
***：推定エネルギー量を用いて著者が計算.

ギーに対する割合）以下という目標量が示されている.

　2017 年度の国民健康・栄養調査の結果によると，20 ～ 29 歳の男性における飽和脂肪酸の摂取量は，18.57 g（7.9%E），同年齢区分の女性では，16.4 g（8.7%E）であり，男女ともに上限値の目標量を超過している[*11].

　「日本人の食事摂取基準（2020 年版）」では，一般に健康な日本人には，n-6 系脂肪酸の欠乏が原因と考えられる皮膚炎などの報告はみられないために，目安量が示された. 2017 年度の国民健康・栄養調査では，20 ～ 29 歳の男性におけるn-6 系脂肪酸摂取量は 11.7 g，同年齢区分の女性では 9.4 g であり，男女ともに目標量 11 g および 9 g と同程度の摂取量である[*12].

　n-3 系脂肪酸には，食用調理油由来の α-リノレン酸（$C_{18:3}$ n-3）と魚由来のEPA や DHA などがある. 体内に入った α-リノレン酸は一部 EPA や DHA に変換されるがその変換率は 10 ～ 15% と低い. α-リノレン酸は，生体内で合成できず，欠乏すると皮膚炎などが発症するため，目安量が設定された. 2017 年度の国民健康・栄養調査では，20 ～ 29 歳の男性における n-3 系脂肪酸摂取量は2.12 g，同年齢区分の女性では 1.88 g であり，男女ともに目安量と同程度の摂取量であった.

3　その他の脂質

1）一価不飽和脂肪酸

　オリーブオイルには，一価不飽和脂肪酸で n-9 系脂肪酸のオレイン酸が 70%以上含まれている. オリーブオイルを多用する地中海式ダイエットが虚血性心疾患の死亡率が低いことから，健康に寄与するとしてオリーブオイルの消費が一気に高まった. 日本においても，この 20 年で消費量が約 2 倍に上昇している. しかし，地中海式の食事では，オリーブオイル以外にも，健康に寄与する食材を同時に摂取していることが重要である.

　他の栄養素と同様に，日々の食事では極端な栄養素摂取は控え，動物性脂質，植物性脂質，魚介類由来の脂質のバランスをとることが肝要である.

[*11]：生活習慣病の発症は，脂質摂取量（総量）よりも脂肪酸，とくに飽和脂肪酸の影響を受けることが指摘されており，これらを多く含む動物性脂質の過剰摂取は，心血管疾患のリスクとなるため，注意を要する.

[*12]：必須脂肪酸のリノール酸は，イコサノイドのなかでも炎症を惹起するプロスタグランジンやロイコトリエンを生成しやすいので，多量摂取は望ましくない.

地中海式ダイエット
地中海式ダイエット（Mediterranean diet）は，野菜や果物，魚，オリーブオイル，種実類などをバラエティ豊かに食べる食事方法である. 心疾患のリスクを下げる効果があるとして（N. Engl. J. Med. 2013; 368: 1279-1290），健康的な食事方法として広く知れ渡った. しかし，その調査方法には問題があるとして，N. Engl. J. Med. は，2018 年にその論文を撤回した.

２）トランス脂肪酸

　工業的な水素添加により不飽和脂肪酸から飽和脂肪酸をつくるときに，副産物として多くの種類のトランス脂肪酸が生じる．このトランス脂肪酸を含む油脂を過剰摂取すると，冠動脈疾患のリスクになることがいくつかの大規模コホート研究で示されている．トランス脂肪酸は血清 LDL コレステロール濃度を上昇させると同時に HDL コレステロール濃度を低下させるために，その比を上昇させ，この作用は同量の飽和脂肪酸よりも強いことが知られている．このため，WHOは，トランス脂肪酸の推奨摂取量を 1.0% エネルギー比率以下としている[13]．

天然のトランス脂肪酸

ウシなどの反芻動物に由来する乳製品や肉に含まれるトランス脂肪酸は，冠動脈疾患のリスクにはならないことが多くの研究で示されている．

[13]：米国では，2000 ～ 2002 年の 1 人当たりの摂取量が総エネルギーの 2.2% であったため，加工食品にトランス脂肪酸の含有量表示を義務づけるなどの対策に乗り出し，2018 年からトランス脂肪酸を多く含む「部分水素添加油脂」の使用を事実上禁止した．一方，日本人の摂取量は，総エネルギーの約 0.31 % であり WHO の目標を大きく下回る．このため，トランス脂肪酸に関しては，食事摂取基準の目標量は策定されていない．

第 **6** 章

たんぱく質の栄養

1 たんぱく質の化学

1 たんぱく質の定義

　たんぱく質はギリシャ語で"第一の"という言葉が語源になっている．地上に存在しうる生命体はすべてたんぱく質を主体として存在しており，生命を維持するためになくてはならない物質である．脂質と炭水化物と異なるのは炭素，水素，酸素の共通の主要元素以外に分子内に窒素を含むことである．ヒトのたんぱく質は，20種類の**L-アミノ酸**がペプチド結合（**図6-1**）し，高次構造を形成することで生理機能を発揮し，生体に欠かせない成分となっている．

2 たんぱく質の分類と構造

　たんぱく質の分類は，成分の組成による分類と，形態による分類，機能による分類がある．たんぱく質のみで構成されたものを単純たんぱく質，他の成分が含まれているものを複合たんぱく質とよぶ（**表6-1**）．また，多くのたんぱく質は球状であるが，機能を発揮するうえで繊維状のたんぱく質も存在している．われわれの生命を維持するため，さまざまな機能を有する約1万種のたんぱく質が生体内に存在している．

3 アミノ酸・ペプチド

　アミノ酸はたんぱく質の構成単位であり20種類ある（**表6-2**）が，そのアミノ酸の配列がたんぱく質の性質を決定しているといっても過言ではない．アミノ酸は分子内にアミノ基とカルボキシル基をもちあわせ，水中で両極性の性質をも

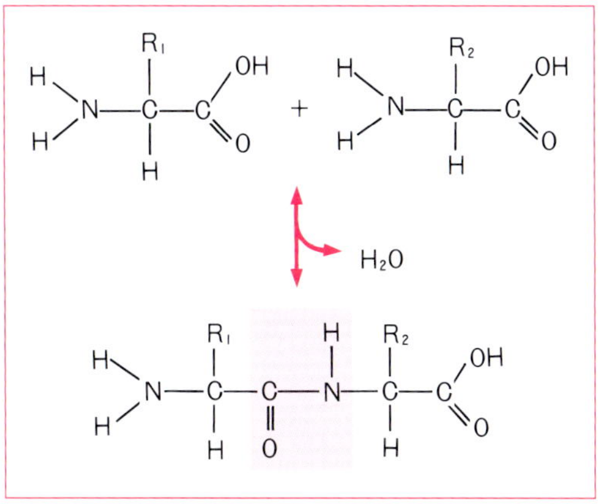

図6-1　ペプチド結合（　　部分）

アミノ酸の分類

たんぱく質の立体構造形成に及ぼす影響から極性（疎水性）アミノ酸，非極性アミノ酸に分けることもできる．さらに，側鎖からもH^+を放出するアスパラギン酸とグルタミン酸を酸性アミノ酸，H^+を受け取るアルギニン，リシン，ヒスチジンを塩基性アミノ酸，それ以外は中性アミノ酸と分類することもできる．同一分子内にアミノ基とカルボキシル基をもつのが特徴であるが，カルボキシル基に結合している炭素にアミノ基が結合しているアミノ酸をα-アミノ酸といい，たんぱく質を構成している．

D-型アミノ酸

アミノ酸は炭素に異なる原子団が結合している不斉炭素原子をもち，L型とD型の2種類が鏡像関係にある光学異性体として存在する．生体ではD-アスパラギン酸が松果体でメラトニンの合成や分泌の抑制をすることが知られている．それ以外にテストステロンも精巣において合成と分泌を促進している．D-セリンは中枢神経でNMDA（N-methyl D-aspartate）受容体において神経伝達の調節をしている．トリプトファンはL-型では苦味が，D-型では甘みを生じる．

第6章 たんぱく質の栄養

表6-1 たんぱく質の分類

分類		名称	特性	例，分布など
成分	単純たんぱく質	アルブミン	熱で凝固 球状たんぱく質	オボアルブミン（卵白），ラクトアルブミン（乳）， 血清アルブミン（血清），レグメリン（豆）
		グロブリン	熱で凝固 球状たんぱく質	リゾチーム（卵白），ラクトグロブリン（乳） グリシニン（大豆），ミオシン（筋肉）
		グルテリン	植物性 グルタミン酸 含量大（30～35%）	グルテニン（小麦），オリゼニン（米）
		プロラミン	植物性グルタミン酸 プロリンを多く含む	グリアジン（小麦），ツェイン（トウモロコシ） ホルディン（大麦）
		ヒストン	塩基性たんぱく リシン含量大	真核細胞に存在，チムヒストン（胸腺） ヒストン（細胞核）
		プロタミン	塩基性たんぱく質	脊椎動物の精子に存在
		アルブミノイド	動物性 酵素分解されにくい	コラーゲン（皮膚，結合組織），ケラチン（爪，毛髪） フィブロイン（絹糸）
	複合たんぱく質	核たんぱく質	核酸（DNA，RNA） を含む	ヒストンたんぱく質（細胞核） タバコモザイクウイルス
		リンたんぱく質	リン酸を含む	カゼイン（乳），ビテリン（卵黄）
		糖たんぱく質	糖および糖誘導体	オボムコイド，オボムチン（卵白），ムチン（唾液）
		色素たんぱく質	金属，フラビン，カロテノイドを含む	ヘモグロビン（赤血球），ミオグロビン（筋肉），ロドプシン（網膜），フラビンたんぱく質（酵素），チトクローム（チトローム C）
		金属たんぱく質	金属を含む	フェリチン：Fe（肝臓），セルロプラスミン：Cu（血漿）
		リポたんぱく質	リン脂質を含む コレステロール	リポたんぱく質（血清），リポビテリン（卵黄）
形状	繊維状たんぱく質：支持物質として生体の構造を維持しているコラーゲン（結合組織），ミオシン（筋肉）およびエラスチン（皮膚）などがある			
	球状たんぱく質：血清アルブミン，酵素たんぱく質，植物の貯蔵たんぱく質などがある			

D-アミノ酸

アミノ酸ラセマターゼ，D-アミノ酸トランスアミナーゼにより生成される．生体内では遊離型の D-アスパラギン酸が哺乳動物の脳内でメラトニンの合成・分泌抑制プロラクチンの分泌促進などを行っていることがわかっている．

非たんぱく態アミノ酸

アミノ基をもつカルボン酸であるが，たんぱく質の構成成分にならない．たとえば尿素サイクルのメンバーのオルニチン，筋肉中にあるタウリン，茶葉の甘味のテアニン，コエンザイムAの構成因子のβ－アラニンなどである．

つ．2種類の光学異性体があり，豊富に存在する L-型のアミノ酸でたんぱく質が構成されているが，**D-型のアミノ酸**も存在が確認されている．ペプチドを構成しているアミノ基側を N 末端側のアミノ酸，カルボキシル基の側のアミノ酸を C 末端側のアミノ酸とよぶ．20 種類あるアミノ酸は**表6-2**にあるように側鎖や他のアミノ酸自体の特性によって分類することもできる．

アミノ酸はまた，それらが脱水縮合したペプチド結合（**図6-1**）の数により，2～10 個のアミノ酸が結合したものをオリゴペプチド，10～100 個程度のものをポリペプチド，それ以上をたんぱく質としている．20 種類のアミノ酸のうち，ヒトの体内では合成できない9種類のアミノ酸を不可欠アミノ酸と定義するが，これは食事から摂取しなくてはならない．天然にはたんぱく質を形成しない**非たんぱく態アミノ酸**が数百存在するとされ，現在までに構造決定されている生理活性ペプチドは 1,000 種類以上あるといわれていて，鎮痛作用のあるエンケファリン，エンドルフィン，ダイノルフィンなど生理活性がある重要なペプチドが含まれる．

1 たんぱく質の化学

表6-2　たんぱく質を構成するアミノ酸の分類と構造

分類	側鎖の性質	名　称	R（基）	不可欠アミノ酸	3(1)文字略号	備　考
疎水性アミノ酸	脂肪族	グリシン Glycine	$H-$		Gly（G）	脂肪族，糖原性アミノ酸
		アラニン Alanine	CH_3-		Ala（A）	脂肪族，糖原性アミノ酸
		分枝アミノ酸　バリン Valine	$\begin{matrix}CH_3\\CH_3\end{matrix}\!>\!CH-$	◎	Val（V）	脂肪族，糖原性アミノ酸
		分枝アミノ酸　ロイシン Leucine	$\begin{matrix}CH_3\\CH_3\end{matrix}\!>\!CH-CH_2-$	◎	Leu（L）	脂肪族，ケト原性アミノ酸
		分枝アミノ酸　イソロイシン Isoleucine	$\begin{matrix}CH_3-CH_2\\CH_3\end{matrix}\!>\!CH-$	◎	Ile（I）	脂肪族，ケト原性アミノ酸，糖原性アミノ酸
	硫黄含有アミノ酸	システイン Cysteine	$\begin{matrix}CH_2-\\|\\SH\end{matrix}$		Cys（C）	ジスルフィド結合を形成 糖原性アミノ酸
		メチオニン Methionine	$H_3C-S-CH_2-CH_2-$	◎	Met（M）	脂肪族，硫黄を含む 糖原性アミノ酸
	芳香族	トリプトファン Tryptophan	インドール環 $-CH_2-$	◎	Trp（W）	芳香環，ケト原性アミノ酸，糖原性アミノ酸
		フェニルアラニン Phenylalanine	ベンゼン環 $-CH_2-$	◎	Phe（F）	芳香族，ケト原性アミノ酸，糖原性アミノ酸
		チロシン Tyrosine	$HO-$ ベンゼン環 $-CH_2-$		Tyr（Y）	解離性の水酸基をもつ，イオウ原子を含む，ケト原性アミノ酸，糖原性アミノ酸
親水性アミノ酸	中性	セリン Serine	$HO-CH_2-$		Ser（S）	水酸基，糖原性アミノ酸
		スレオニン Threonine	$\begin{matrix}CH_3-CH-\\|\\OH\end{matrix}$	◎	Thr（T）	水酸基，糖原性アミノ酸
		アスパラギン Aspartic	$H_2N-CO-CH_2-$		Asn（N）	アミド基，糖原性アミノ酸
		グルタミン Glutamic	$H_2N-CO-CH_2-CH_2-$		Gln（Q）	アミド基，糖原性アミノ酸
	酸性	アスパラギン酸 Asparagine acid	$HOOC-CH_2-$		Asp（D）	カルボキシル基，糖原性アミノ酸
		グルタミン酸 Glutamine acid	$HOOC-CH_2-CH_2-$		Glu（E）	カルボキシル基，糖原性アミノ酸
	塩基性	リシン Lysine	$\begin{matrix}CH_2-CH_2-CH_2-CH_2-\\|\\NH_2\end{matrix}$	◎	Lys（K）	アミノ基，ケト原性アミノ酸
		アルギニン Arginine	$\begin{matrix}HN-CH_2-CH_2-CH_2-\\|\\H_2N-C=NH\end{matrix}$		Arg（R）	アミノ基，糖原性アミノ酸
		ヒスチジン Histidine	イミダゾール環 $-CH_2-$	◎	His（H）	イミダゾール基，糖原性アミノ酸
疎水性アミノ酸	特殊アミノ酸	プロリン Proline	$HN-CH-COOH$ （環状）		Pro（P）	イミノ酸，糖原性アミノ酸

中性アミノ酸は上記の4つ以外にトリプトファン，システイン，プロリンも含む.

たんぱく質の機能

1. アクチンやミオシンのような筋肉成分として，コラーゲンやエラスチンなどの皮膚成分，髪，体内の臓器など生体成分．2. 生体成分の触媒作用としての酵素．3. インスリンやグルカゴン，成長ホルモン，副腎皮質ホルモン，抗利尿ホルモン，消化管のガストリン，セクレチン，コレシストキニンなどのペプチドホルモンとしての働きや，4. 免疫グロブリンやインターフェロン，白血球のような生体防御系の細胞を形成する．5. 血液中には，白血球以外にヘモグロビンや血中のアルブミン，鉄結合たんぱく質のトランスフェリンなどに分類できる．

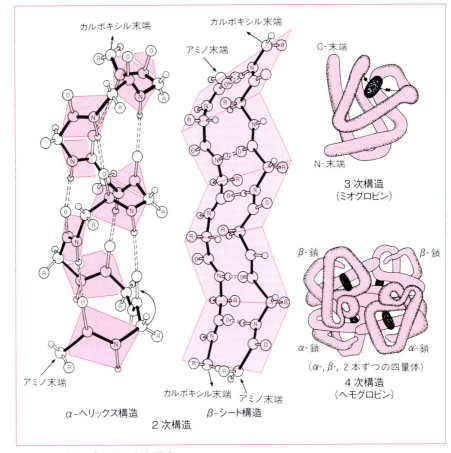

図6-2　たんぱく質の高次構造
Arnstein HRV, et al. Protein Biosynthesis : Irl Pr ; 1992.

❹ たんぱく質の高次構造

　たんぱく質は，おもに体を構成する成分であるが，筋肉，血球成分，各臓器，細胞，酵素などあらゆる生命活動はたんぱく質を基本として行われている．それらたんぱく質はおのおのの細胞の核内にあるコドンとよばれているアミノ酸の暗号である遺伝情報を元に作られている．ゲノム DNA は必要に応じて mRNA を合成し，それが細胞質でリボゾームに結合し，mRNA に対応したアミノ酸がペプチド結合を形成し，鎖状に繋がった一次構造を形成する．

　この一次構造がたんぱく質の高次構造を決定しているといっても過言ではない．一次構造のポリペプチド鎖は二次構造である α-ヘリックスもしくは β-シート構造を形成する．一般的にアミノ酸の疎水性の側鎖が水に触れないように内側に入り込み，細胞質に触れる側に親水性の側鎖を水和させようとする力が働き，二次構造がさらに分子内で S-S 結合，水素結合やファンデルワールス結合，静電気的な相互作用などで折りたたまれ，安定した三次構造をとる（**図6-2**）．三次構造をとったポリペプチドは，会合して四次構造を形成するが，四次構造の中の三次構造部分をサブユニットとよぶ．

これら高次構造をとったたんぱく質はさまざまな結合様式をもつといわれているが、決して強固な作りでなく、ある程度のゆらぎをもち、リン酸化などでは構造を大きく変化させる（**図6-2**）。高次構造をとることでたんぱく質として機能を獲得するたんぱく質の中には、単独でなく複数のたんぱく質が集まって複合体を形成し、機能を発揮するものがある。同一もしくは異なるポリペプチドの会合をオリゴマーとよび、異なる機能を有する機能複合体をコンプレックスとよぶ。

5 たんぱく質の機能

たんぱく質はさまざまな生命活動に寄与しており、**たんぱく質の機能**はまず、体を構成している筋肉や臓器などの組織や細胞の主たる成分であるとともに、第1章の栄養の定義にあるように、身体の恒常性を保ち、各組織の代謝回転に必要な成分の供給を行っている。生命活動の源はたんぱく質であることがわかる。恒常性を保つものとして、各種の輸送たんぱく質、細胞内の情報伝達をつかさどる分子、抗体などの免疫や生体防御成分、分化や細胞周期に関与する分子があり、代謝回転に必要なものではホルモンや酵素、さらにはアミノ酸の供給源であり、TCAサイクル（**図4-3**）でATPを産生する働きもあり、脂質や糖の摂取が少ないときには、たんぱく質がエネルギー源となりうる。

2 たんぱく質の体内代謝

1 たんぱく質の消化と吸収

食事によって消化管に入った食品中のたんぱく質は、まず胃でペプシンにより疎水性アミノ酸C末端のペプチド結合を限定分解する。乳児にはキモシンというペプシンと同様の活性をもつ酵素が分泌している。限定分解されたペプチドは小腸に移動し、トリペプチド、ジペプチド、アミノ酸まで分解をされる。小腸上皮細胞に吸収されたアミノ酸やペプチドは上皮の絨毛の細胞膜や細胞内に存在するトリペプチダーゼ、ジペプチダーゼ、アミノペプチダーゼによりアミノ酸までに分解され、門脈を経由して肝臓に到達する。たんぱく質のアミノ酸利用は他の栄養素の摂取量に依存している。消化酵素のたんぱく質も小腸で分解され、最終的に吸収されている。肝臓へとたどり着いたアミノ酸は血清アルブミンとして分泌され、必要に応じて各組織でたんぱく質合成に使われる。

2 たんぱく質の合成

たんぱく質は細胞の主たる成分であるので、その合成は生命活動には重要である。生体内でも水分を除けば、たんぱく質の含有量が一番多い。男性（体重65 kg）の体成分組成は、だいたい水分 40 kg（61%）、たんぱく質 11 kg（17%）、脂肪 9 kg（13.8%）、糖質 1 kg（1.5%）、無機物 9.4 kg（6.1%）である。体重に変化がなくてもたんぱく質は常に作られ、また不要なたんぱく質や形が異常なたんぱく質は分解されて動的平衡状態を保っている。

たんぱく質高次構造の異常の例

一次構造が高次構造を決定するのは、そのアミノ酸の結合順で、分子間分子内に化学結合が生じておのずと高次構造をとるのであるが、現在唯一、同じ一次構造で異なる高次構造をとると判明したのがプリオンたんぱく質である。これは狂牛病の原因たんぱく質である。ヒトのプリオンたんぱく質の機能はまだ不明であるが、本来の高次構造体は代謝回転をするが、異常プリオンたんぱく質はたんぱく分解酵素の影響を受けず細胞内に溜まるため、脳に障害をもたらし死に至る。

悪性新生物

がんは遺伝子の疾患といわれ、遺伝子の変異、欠失などで正常な機能をもったたんぱく質が作られず、細胞増殖の制御が効かなくなり無秩序に増えるのが原因だといわれている。疫学調査の結果から、がんの原因の約3割が肥満や食事だと考えられている。

たんぱく質分解酵素

小腸内に分泌するたんぱく質分解酵素はトリプシン、キモトリプシン、エラスターゼ、カルボキシペプチダーゼで、小腸上皮の絨毛細胞に存在する消化酵素は、トリペプチダーゼ、ジペプチダーゼ、アミノペプチダーゼである。

第6章 たんぱく質の栄養

アルブミン

肝臓で作られたアルブミンは血清アルブミンとして血中に放出される．血中のアルブミンは栄養失調の指標にもなる．半減期は2〜3週間である．アルブミンの役割は成分であるアミノ酸以外に，ミネラル，脂肪酸，ビリルビンを運搬し，各組織や細胞に栄養素の補給を行うとともに浸透圧の調整を行っている．アルブミンが減少すると，浮腫や脱水の症状が認められる．アルブミンの血中の濃度は合成，分解などの調整を受けて一定の濃度を維持している．

急速代謝回転たんぱく質

アルブミンは栄養指標の一つであるが半減期が長い（17〜23日）ので，検査の指標としては好ましくない．そこで，急速代謝回転たんぱく質（RTP）が検査などの指標として評価対象となっている．例をあげると，レチノール結合たんぱく質（半減期12〜16時間），トランスサイレチン（半減期3〜4日），トランスフェリン（半減期8日）となっている．

アミノ酸プール

体たんぱく質の合成に使われるアミノ酸は，食事由来のアミノ酸と体たんぱく質が分解して作られた遊離アミノ酸とは区別がなく利用されるが，一定量が常にプールされた状態にある．実際の存在場所としては，血液や間質液，筋肉中にある遊離アミノ酸のことである．筋肉には約3〜5 g/kgの遊離アミノ酸が存在していると考えられている．

表6-3 体たんぱく質の合成量

	人数	体重（kg）	年齢	体たんぱく質合成量（g/kg/日）
新生児	10	1.9	1〜46日	17.4 ± 7.9
幼児	4	9.0	10〜20月	6.9 ± 1.1
成人	4	71	20〜23歳	3.0 ± 0.2
高齢者	4	56	61〜91歳	1.9 ± 0.2

Young VR, et al. Nature 1975.

新しく作られるたんぱく質は，たんぱく質合成が常にある消化酵素や細胞増殖の制御機能をもったたんぱく質と，細胞外から合成の情報が核内に情報伝達されたときに作られるたんぱく質に分けられる．60 kgの成人では毎日約70 gのたんぱく質を食物から消化吸収して，細胞内のアミノ酸プールに蓄えている．

一方，体内では，1日に筋肉，内臓，血清アルブミン，血球成分などを合計約180〜240 g作っているといわれている．差し引きの量は体成分分解により遊離アミノ酸プールに蓄えられたアミノ酸から供給されて作られる．また，尿，皮膚，髪の毛などから60 g，腸の脱落細胞や吸収されなかった一部のたんぱく質10 g程度が糞として体外に排泄されており，見た目は変化がない状態である（**表6-3**）．体重1 kg当たり1日に作られる体たんぱく質の合成量は，成長期に活発で，合成量は生まれた直後から加齢に従って低下する．

たんぱく質の合成に関与する因子としてインスリン，成長ホルモン，テストステロンがあげられる．

3 たんぱく質の分解

私たちが，たんぱく質を摂取する目的の一つが体組織の代謝回転を平衡に保つためであるが，食事による摂取たんぱく質量に比べ，体内で合成される量がはるかに多いのを，体組織の分解によるアミノ酸の供給で補っている．

体組織の代謝回転は各組織で異なり，筋肉**たんぱく質の半減期**は約半年であるが，小腸の粘膜は脱落しやすく，それを補うため代謝が活発で半減期は数日程度とされている．

細胞内のたんぱく質の分解については，おもに**リソソーム・オートファジー系**と**ユビキチン・プロテアソーム系**で分解が行われている．前者は，細胞内の劣化したたんぱく質や，細菌感染などの外来の成分がリソソームで分解される機構で，後者は，胸腺やT細胞では免疫制御機能をもち，さらに細胞周期も制御していることが判明し，たんぱく質分解が単なるゴミ処理ではないことが判明した．

ほかにも不要になった細胞や，変異した細胞を除去する作用として，細胞死（アポトーシス）が存在するが，これはカスパーゼというたんぱく質分解酵素が活性化し，細胞が消失する機構である．現在，たんぱく質分解は，積極的な意味で健康に貢献していることが明らかになっている．

たんぱく質の分解に関与する因子として，甲状腺ホルモン，グルココルチコイ

ドがある.

4 食後・食間・空腹時のたんぱく質代謝

食後，血中のエネルギー源となる栄養素量が増えると，血糖値が上がり，膵臓からインスリンが分泌される．インスリンの作用として血糖値の低下をもたらす以外に，たんぱく質合成促進，分解抑制の反応を促進するように働く．食間には血糖値が下がるのでその反対の反応が促進する．つまり，たんぱく質合成が抑制され，分解が亢進する．このときに，血糖値を維持するために肝臓のグリコーゲンが使われる．欠食して長時間の絶食が続くと，そのグリコーゲンが枯渇し，糖新生が起こり，たんぱく質から糖が作られる．脂質はアセチルCoAを出発物質とするため糖が生成できない．分解されるたんぱく質はおもに筋肉を由来とすることが多いので，糖，脂質の不十分な食事は体内のたんぱく質の消耗をもたらす.

食事として摂取されたたんぱく質により血中のアミノ酸濃度は上昇し，この上昇が各組織のたんぱく質合成をもたらす．アミノ酸の中でもロイシンはたんぱく質合成を促進する働きがある.

5 たんぱく質・アミノ酸代謝の臓器差

アミノ酸代謝は臓器によって特徴がある．小腸はグルタミン酸とグルタミンをさかんに代謝する臓器であり，グルタミン酸は吸収されると粘膜組織で酸化され，他のアミノ酸の合成に使われる．小腸はグルタミンが重要なエネルギー源であり，アラニンに変換してエネルギーとして利用している．アラニンは他の臓器も利用するために，肝臓から血液中に放出もしている.

肝臓は分枝アミノ酸の代謝酵素活性が低いので，吸収された分枝アミノ酸は肝臓から全身の臓器に運ばれ，おもに筋肉細胞で代謝される．小腸から食後吸収されたアミノ酸は，最初に到達するのが肝臓であるため，アミノ酸の炭素骨格から糖新生や脂質の合成が行われる．さらに，尿素サイクルでの尿素の生成も肝臓で行われる.

腎臓はグルタミナーゼにより，グルタミンよりグルタミン酸とアンモニアを作る．アンモニアは尿に排泄されるが，体液が酸性に傾いたときにはpHの維持をする役割がある.

筋肉では分枝アミノ酸転移酵素の発現が活発なので，分枝アミノ酸の代謝活性が高い．分枝アミノ酸を酸化してエネルギーを作るだけでなく，グルタミンやアラニンにも変換する.

脳では分枝アミノ酸がよく取り込まれ，とくに利用されるバリンの取り込み量が多い（図6-3）.

たんぱく質の半減期

筋肉以外には，血清たんぱく質や肝臓のたんぱく質は10～15日，トランスフェリンは7～10日，プレアルブミンは2～4日など，臓器やたんぱく質それぞれに寿命がある．全組織たんぱく質は80日である．細胞は，新しい細胞と置き換わることで機能を十分行えるようになると考えられている．失われた細胞を補うため毎日たんぱく質合成がさかんに行われている.

リソソーム

たんぱく質分解酵素を含む細胞内小器官であり，おもにカテプシンによって分解をする．エンドサイトーシスで細胞に取り入れたたんぱく質の分解と，オートファジーで重要な役割をしている.

リソソーム・オートファジー系たんぱく質分解

カテプシン系の分解酵素をもつ細胞内の小器官であるリソソームは以前から知られていたが，どのようなたんぱく質がどのようなときにそこで分解されるか不明であった．しかし近年，オートファジーという細胞内のたんぱく質分解システムが異常なたんぱく質の蓄積を防いだり，絶食時には細胞内のたんぱく質を分解して糖新生などの材料を提供したり，新規なたんぱく質の合成にアミノ酸を提供することでアミノ酸プールを維持することが分かった．また，細胞内に細菌が感染したときにそれを液胞に包みリソソームへ送り分解する働きもある.

第6章 たんぱく質の栄養

ユビキチン・プロテアソーム系たんぱく質分解

プロテアソームは，あらゆるたんぱく質分解酵素活性をもつたんぱく質複合体である．オートファジー・リソソームのたんぱく質分解酵素系と違うのは，オートファジーが飢餓時などに新たなたんぱく質合成の材料を提供するのに対し，プロテアソームのたんぱく質分解酵素系は，ユビキチンに標識された目的たんぱく質を分解することである．抗原提示や細胞周期の制御などにかかわっていて，生命の維持に重要な働きをしている．

分枝アミノ酸の特徴

分枝アミノ酸はロイシン，イソロイシン，バリンであり，筋肉に多く含まれている．血中の分枝アミノ酸と芳香族アミノ酸の mol 比は fischer 比として示され，肝機能の低下で値が下がる．また，多くが筋肉で代謝されることが知られている．分枝アミノ酸を代謝する酵素はすべてミトコンドリアに存在している．

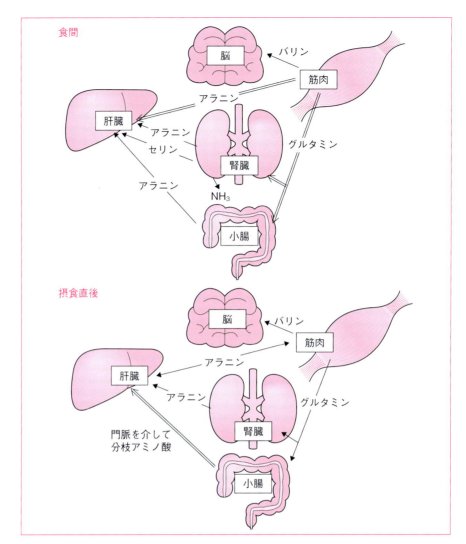

図6-3　食間・食後のアミノ酸輸送

3　たんぱく質の栄養価評価

たんぱく質の栄養価の判定方法は，大きく分けて生物学的手法と，化学的手法に分けられる．

1　生物学的評価方法

1）窒素出納

たんぱく質は脂質や糖質と比べ，分子内に窒素（N）を含んでいることが特徴であるが，それを利用して，摂取した食事中のN量と排泄された糞，尿その他脱落した皮膚に含まれるN量の差し引きを計算する．これを窒素出納（図6-4）といい，成長期や妊娠期は正の値になり，体内保留N量が増える．成人の健常人はゼロである．完全な絶食では1日に8〜13gの窒素が失われるが，エネルギーを糖質や脂質を補うと7g程度の量になるといわれている．

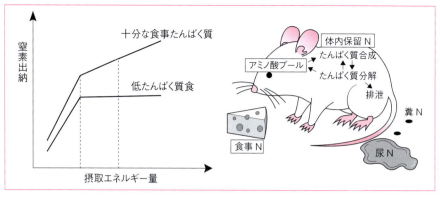

図6-4　たんぱく質レベルの違いによる窒素出納に対する摂取エネルギーの効果

たんぱく質の摂取が少ないと，いくらエネルギーを補充しても，ある程度までで体内保留窒素量は増えない（図6-4）．**マラスムス**は，たんぱく質エネルギーが不足した状態の病態である．

2）生物価（biological value；BV）

生物価は動物実験で，体内に保留した窒素量／吸収質素量×100で表される．エネルギーが十分補充されていると，たんぱく質の栄養価が高ければ，体内に保留する割合が高い．無たんぱく食を摂取させた群（代謝性窒素量測定）と，対象のたんぱく質を含んだ食事を摂取した動物の糞と尿に含まれる窒素量を測定し，厳密に体内保留窒素量を求める．糞には小腸の脱落細胞や吸収されていない摂取した代謝性たんぱく質中の窒素が検出される．尿中にはクレアチニンや尿素由来の窒素が含まれる．

BV＝吸収窒素量−（尿中窒素量−代謝性尿中窒素量）／摂取窒素量（糞中窒素量−代謝性糞中窒素量）×100で計算をする．

3）たんぱく質効率（protein efficiency ratio；PER）

幼若ラットを飼育して，食べた餌の中のたんぱく質でどのくらい体重が増えたかを示す方法である．たんぱく質1gで増える体重が多ければ高い値となる．

$$\text{PER} = \frac{\text{体重の増加量（g）}}{\text{摂取したたんぱく質量（g）}}$$

4）正味たんぱく質利用率（net protein utilization；NPU）

生物価に消化吸収率を考慮して，たんぱく質の体内保留率を窒素で計算したものである．

$$\begin{aligned}\text{NPU} &= \text{生物価} \times \text{消化吸収率} \\ &= \frac{\text{体内に保留した窒素量} \times 100}{\text{摂取した窒素量}}\end{aligned}$$

❷ 化学的評価方法

生物的評価方法は動物を使うことで，直接体重増加という指標で食品中のたんぱく質の栄養価を測定できるが，時間もかかり設備や予算もかかることから，化

学的評価方法も考えられた.

1）化学価（ケミカルスコア）

食品中に含まれるアミノ酸と，鶏卵やカゼインなど，基準となるアミノ酸を比較する方法である.

$$化学価 = \frac{サンプルたんぱく質1gの中の第一制限アミノ酸（mg）}{基準たんぱく質の中のサンプルたんぱく質の第一制限アミノ酸と同一アミノ酸（mg）}$$

2）アミノ酸価（アミノ酸スコア）

たんぱく質の成分であるアミノ酸の組成をヒトが必要としているアミノ酸の組成に近いものが良質なたんぱく質という考えから，化学的な評価方法としてアミノ酸価（アミノ酸スコア）がある．目的の食品のたんぱく質の必須アミノ酸パターンと基準となるたんぱく質の必須アミノ酸のパターン（**表6-4**）を比較して，必須アミノ酸の中で，基準たんぱく質よりも低い価のアミノ酸を制限アミノ酸とよぶ．いくつかあれば，一番低い値を第一制限アミノ酸とし，その値がそのたんぱく質のアミノ酸スコアになる．

これは，作りたいヒトのたんぱく質の不可欠アミノ酸組成と，食品の不可欠アミノ酸組成が違えば，ヒトのたんぱく質を目的の量作ることができないだろうという考えである．

ヒトの必須アミノ酸必要量に関するデータをもとに，WHO/FAO/UNU（世界保健機構/食糧農業機構/国連大学）の委員会が発表した必須アミノ酸の評点パターンを基準としている．一般的に，肉や魚，卵，牛乳，大豆，そばのたんぱく質のアミノ酸スコアは100であるが，野菜類は低い（**表6-5**）．

$$アミノ酸価 = \frac{第一制限アミノ酸/たんぱく質（g）\times 100}{第一制限アミノ酸の必要量（mg/たんぱく質）}$$

4　アミノ酸の代謝

1 アミノ酸の働き

アミノ酸は，体内に吸収され，肝臓から全身に移動するが，目的の臓器や組織では，

a）たんぱく質の合成に使われる．
b）可欠アミノ酸へアミノ基を提供している．
c）それぞれのアミノ酸に特有の代謝をされて最終的に二酸化炭素，水，窒素化合物として排泄される．
d）グルコースが不足すると体内でその合成部品となる．
e）非たんぱく態のアミノ酸や生理活性ペプチド，その他体内に重要な働きをする化合物の合成材料などの働きをもつ（**図6-5**）．
f）グルタミンは神経伝達物質として知られている．
g）ロイシンはたんぱく質合成に関して，翻訳段階での調節を行っている．

アミノ酸代謝に影響を与える因子として，必要たんぱく質以上に摂取過多のと

アミノ酸の捕捉効果

アミノ酸スコアが低い食品でも，単独で食べることはあまりなく，多くは他の食材と調理をされ，一食の中で他の食品のたんぱく質と一緒になり，第一制限アミノ酸量の不足が補われ，栄養価が高くなると考えられる．これをアミノ酸補足効果とよぶ．米やパンに少ないリシンを大豆製品や乳製品を摂取することがよい例である．
成長期に必須アミノ酸の特定の種類を過剰摂取することで，成長が低下することがあるが，これは，アミノ酸インバランスという．

アミノ酸の桶

2007年WHO/FAO/UNUの合同委員会が報告した評点パターン（3～10歳）より作成．

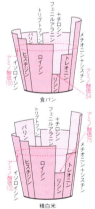

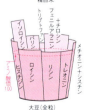

4 アミノ酸の代謝

表6-4 アミノ酸評定パターンおよび不可欠アミノ酸の必要量

アミノ酸（略号）	たんぱく質当たりの不可欠アミノ酸（mg/g たんぱく質[※]）				窒素当たりの必須アミノ酸（mg/gN）-算定用評定パターン	不可欠アミノ酸の必要量（mg/Kg/ 日[†]）			
	2007 年				2007 年				
	6 カ月	3〜10 歳	11〜14 歳	成人	学齢期前 3〜10 歳	6 カ月	3〜10 歳	11〜14 歳	成人
ヒスチジン（His）	20	16	16	15	100	22	15	12	10
イソロイシン（Ile）	32	31	30	30	190	36	27	22	20
ロイシン（Leu）	66	61	60	59	380	73	54	44	30
リシン（Lys）	57	48	45	45	300	64	45	35	30
メチオニン（Met）+システイン（Cys）	28	24	23	22	150	31	22	17	14
フェニルアラニン（Phe）+チロシン（Tyr）	52	41	41	30	260	59	40	30	25
トレオニン（Thr）	31	25	25	23	160	34	23	18	15
トリプトファン（Trp）	8.5	6.6	6.5	6.0	40	9.5	6.4	4.8	4.0
バリン（Val）	43	40	40	39	250	49	36	29	26

[※]：この場合のたんぱく質量は、「窒素量× 6.25」である（WHO/FAO/UNU）.
[†]：WHO/FAO/UNU 合同委員会報告書，2007.

表6-5 おもな食品たんぱく質のアミノ酸価

食品名	アミノ酸価（第一制限アミノ酸）	食品名	アミノ酸価（第一制限アミノ酸）
こむぎ（強力粉）	43	牛肉（サーロイン）	100
こめ（精白米）	73	鶏卵	100
そば（全層紛）	100	牛乳	100
じゃがいも	79	だいこん（根）	55
だいず（全粉）	100	トマト	63
あじ	100	しいたけ	84
いか	100	こんぶ	93

2007 年 3~10 歳を基準に作成.

きにはアミノ酸はエネルギー源として使われる．エネルギーが十分供給されない場合でもアミノ酸がエネルギー源として利用され，この現象はエネルギーを補うことで防ぐことができる．アミノ酸代謝では，B 群のビタミンが補酵素として必要とされる（図1-1参照）．ビタミン B₆ はとくにアミノ基転移酵素の補酵素なので，たんぱく質の摂取量が多くなるとビタミン B₆ の必要量も増加する．他のアミノ酸の代謝もその例にもれずビタミンを消費する．エネルギー代謝が必要な場面では，栄養素の代謝酵素にはビタミンを補酵素としているものが多いので，ビタミンがバランスよく含まれる食品摂取を合わせてする必要がある．

② アミノ酸の生合成

不可欠アミノ酸は，われわれが合成できないかもしくはできてもわずかであ

アミノ酸拮抗作用

アミノ酸の構造が似ていると，構造が似ている他のアミノ酸の代謝を阻害するというものである．ロイシンが多い場合のイソロイシンやバリンの代謝障害がよい例であり，少ないアミノ酸を足すことで，その悪影響が消失する．

アミノ酸から作られる生体成分

・アルギニン→スペルミジン，一酸化窒素
・アルギニンとグリシン→クレアチン
・リシン→カルニチン
・システイン→タウリン
・グリシンとグルタミン酸とシステイン→グルタチオン
・グリシン→プリン体，ヘモグロビンのポルフィリン（骨格）
・チロシン→チラミン，カテコールアミン，メラニン
・トリプトファン→メラトニン，セロトニン

不可欠アミノ酸

アミノ酸20種類のうち，ヒトが合成できない，もしくは必要量が賄えないリシン，スレオニン，メチオニン，ロイシン，イソロイシン，バリン，フェニルアラニン，トリプトファン，ヒスチジンの9種類を不可欠アミノ酸という．

アミノ酸の生合成

オキサロ酢酸からはアスパラギン酸，アスパラギンが，ピルビン酸からはアラニンが合成される．また，α-ケトグルタル酸からは，グルタミン酸，グルタミン，プロリン，アルギニンが，3-ホスホグリセリン酸からはセリン，システイン，グリシンが合成される．（図1-1参照）

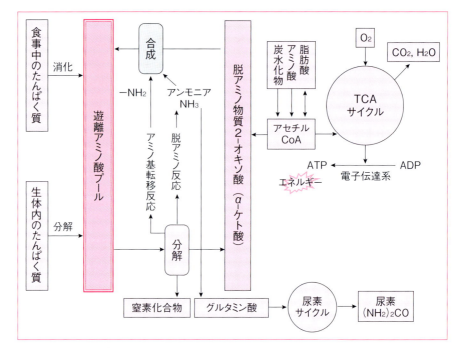

図6-5　アミノ酸の代謝

り，必要量を賄えないアミノ酸なので（**表6-2**），食物からの摂取に頼っている．可欠アミノ酸は4つの経路があり，オキサロ酢酸，ピルビン酸，α-ケトグルタル酸，3-ホスホグリセリン酸を出発物質に生成されることがわかっている．

3　アミノ酸の分解・異化

　アミノ酸の異化は，必要以上にたんぱく質を摂取したときだけでなく，飢餓状態や糖尿病で炭水化物の利用ができなくなった場合に糖新生により糖の供給を行う．アミノ酸の異化により，炭素骨格部分がTCAサイクルでエネルギー源となるが，アミノ酸の中にはグルコースやグリコーゲン合成の材料となるものがある．アミノ基の代謝は，アンモニアの生成と炭素骨格の代謝に分けられる．アミノ基部分については**図6-5**で示したように20種類のアミノ酸にそれぞれにアミノ基転移酵素が存在し，アミノ基を2-オキソ酸に転移させる反応を起こし，最終的にアミノ基がグルタミン酸に転移されて代謝する経路と酸化的脱アミノ反応で，アンモニアが遊離して尿素サイクル（オルニチンサイクル）でアンモニアを処理する反応が存在する．

　アミノ酸の炭素骨格はアミノ酸それぞれで異なる経路で代謝され，最終的にはTCAサイクルの中間体になるか，アセチルCoAかピルビン酸になる．アセチルCoAに代謝されるアミノ酸はケト原生アミノ酸といい，ピルビン酸からは糖が生成できるので，ピルビン酸に代謝されるアミノ酸は，糖原生アミノ酸とよばれている．多くのアミノ酸の炭素骨格の代謝は肝臓で行われるが，分岐アミノ酸の炭素骨格の代謝はおもに筋肉で代謝される．

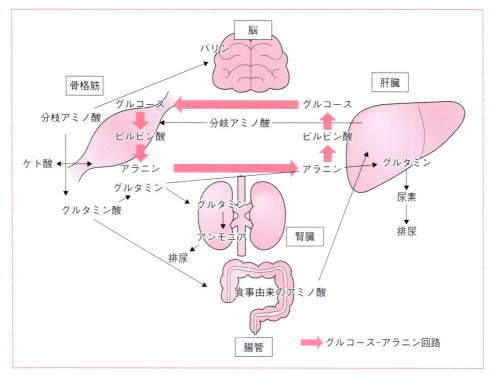

図6-6 臓器間のアミノ酸の移動

アミノ酸のカルボキシル基機は脱炭酸酵素により，ヒスチジンはヒスタミンを生じるように，CO_2を離脱し，アミンを生じる．

4 アミノ酸の代謝と臓器間輸送

アミノ酸は，各臓器で特徴的な代謝を行っているが，各臓器ではアミノ酸の輸送が行われている．筋肉で生じたアラニンは肝臓に取り込まれると，糖新生によりグルコースへと変換する．これをグルコース－アラニン回路とよぶ．また，筋肉から放出されたグルタミンは肝臓と腎臓と小腸でそれぞれ代謝される（図6-6）．

5 尿素サイクル

アンモニアは生体にとって有害なために，速やかに代謝されなくてはならないが，肝臓で行われるアンモニアの代謝は尿素サイクルで行われ，窒素の最終代謝産物として尿素を生じる．これはまず，グルタミン酸がグルタミン酸デヒドロゲナーゼによりアンモニアと2-オキソ酸を生じる反応である．おもに，肝臓で行われ，肝臓以外の組織からのグルタミン酸も処理している．アンモニアはまず二酸化炭素と結合してカルバモイルリン酸隣となり，オルニチンと反応してシトルリンを生じ，最終的に尿素サイクルによってアンモニアを無毒な尿素に変換し，尿中に排出する（図6-7）．

グルコース-アラニン回路

筋肉たんぱく質が分解されてアミノ基が生じるとその一部は，ピルビン酸と結合してアラニンになり，血中に放出される．アラニンはその後，肝臓へ輸送され，そこで糖新生によりグルコースに代謝されて血中に各臓器に運ばれて代謝される．このように筋肉で代謝されたアラニンが肝臓でグルコースに変換されるのをグルコース-アラニン回路とよぶ．

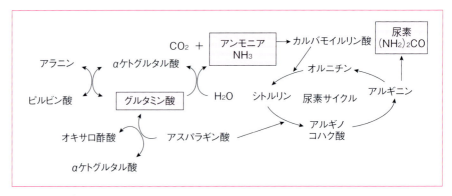

図6-7　グルタミン酸と尿素サイクル

欄外（左）

クワシオルコル
おもに小児に起こる病気．極度のたんぱく質不足のために，浮腫や皮膚炎，成長の遅延が起こる．肝臓でのたんぱく質合成が低下し，アルブミン不足のために浮腫が起こる．近年，たんぱく質不足だけでなく，カビ毒であるアフラトキシン，サイトカインや酸化ストレス，腸内細菌などの関与も指摘されている．

マラスムス
たんぱく質とエネルギー摂取不足でおもに小児に起こる．発育障害が主であるが，浮腫は起こらないのが普通である．これは，筋肉たんぱく質が分解して糖新生が起こっていてエネルギーはある程度供給されているが，筋肉グリコーゲンは枯渇している状態であるので，筋肉の減少，皮下脂肪の減少をともなう．

5　他の栄養素との関係

1　エネルギー代謝とたんぱく質

エネルギー欠乏のときは，副腎皮質ホルモンであるグルココルチコイドが作用してアミノ酸の代謝が活発になる．実際に活性化しているのはアミノ酸代謝酵素であるアミノトランスフェラーゼである．アミノトランスフェラーゼが誘導され，アミノ酸代謝を活性化している．結果として尿素サイクルを経て尿中への窒素代謝も行われる．

エネルギー摂取量が不足すると，たんぱく質の分解がもたらされるが，エネルギーが供給されると窒素出納が改善されて，体内に保留する窒素が増える．このようにエネルギー不足はたんぱく質の不足をもたらし，十分なエネルギーがあると体内保留窒素が増える（図6-4）．とくに糖が十分供給された場合，糖のたんぱく質節約作用とよぶ．食事でのたんぱく質のエネルギー比率は10～15％が望ましいとされている．

2　糖新生とたんぱく質代謝

糖新生とたんぱく質代謝は，絶食時や運動時にエネルギーが十分供給されていない場合に亢進する．血糖が下がり，筋肉中のグリコーゲンが減少したときに糖原生アミノ酸からグルコースが作られるので，たんぱく質の分解が起こる．肝臓と筋肉の間にグルコース－アラニン回路が存在し，分枝アミノ酸が筋肉で，アラニン生成のためのアミノ基の供与体となっている．

糖原性アミノ酸はリシンとロイシンを除いた他の18種類のアミノ酸である．それらは，TCAサイクルの中間体やピルビン酸に代謝されるため，グルコースへの変換が可能だが，リシンとロイシンの2つのアミノ酸は，アセチルCoAになるために糖新生できず，ケトン体を形成しケト原性アミノ酸とよばれている（表6-2参照）．イソロイシン，チロシン，フェニルアラニン，トリプトファンは，ケト原性でもあり，糖原性アミノ酸でもある．糖新生の材料は糖原性アミノ

酸以外に乳酸やグリセロールも材料となり，糖が合成される．

③ 脂肪酸代謝とたんぱく質代謝

脂肪酸の代謝とたんぱく質の代謝はともに絶食時で亢進しており，脂肪酸の代謝が亢進しているときは糖新生も亢進している．アミノ酸代謝，脂肪酸の代謝，糖の代謝は密接な関わりをもっていると考えられる．

④ ビタミンとたんぱく質代謝

図1-1に示したようにたんぱく質代謝にはビタミンが必要な段階が数多くある．アミノ基の転移にはビタミンB_6が補酵素として必要であり，酸化反応にはナイアシンやビタミンB_2が補酵素として働く．チロシンやフェニルアラニン，コラーゲン合成にはビタミンCが必要である．

6 たんぱく質の食事摂取基準

食事摂取基準を求めるには，体重1kg当たりどれくらいたんぱく質が必要であるかを求めることで，それは窒素平衡が維持されるたんぱく質量ということの研究で検討が行われてきた．さまざまな種類のたんぱく質があるが，それらの体重1kgの窒素平衡を維持するたんぱく質必要量が0.66gである〔2007年WHO/FAO/UNUによるたんぱく質維持必要量（平均値）〕．そして，その食事中のたんぱく質の体内への吸収率は18歳以上では9割であるので，0.66÷0.9が推定平均必要量となる．それにその個人の体重をかけたものが1日当たりの推定平均推奨量であり，それに安全率25％をかけることで，個人差の変動をなくして，推奨量としている．

さらに，栄養学的な観点から日常の種々の食品を摂取したときのアミノ酸組成については，1973年のFAO/WHO/UNUのアミノ酸評定パターンを用いるが，栄養価は100を超えないので，補正の必要はないとしている．1985年には同組織から就学前の児童のアミノ酸必要量の評定パターンが出されたが，それも同じ結果であるので，補正の必要はないとしている．妊婦や授乳中の女性，乳幼児期にはそれぞれ必要な量が加算されている．

1日のたんぱく質量は1日のエネルギー比率35％以上で腎臓に悪影響が出るが，50～64歳で14～20％エネルギー比，65歳以上で15～20％エネルギー比のたんぱく質の目標量では，腎機能の低下はないだろうと考えられている．

推定平均必要量（g/kg体重/日）＝窒素平衡維持量（g/kg体重/日）÷消化率
$$= 0.66 ÷ 0.9 = 0.72$$
推定平均必要量（g/日）＝推定平均必要量（g/kg体重/日）×基準体重（kg）
推奨量＝推定平均必要量（g/日）×推奨量算定係数

COLUMN

ファイトケミカル

　ファイトケミカルは植物中に含まれる化学物質であるが，植物成分のポリフェノールや色素成分だけでなく，ビタミン類，ペプチドも広義で含まれる．近年，老化に関与する体内の酸化を還元する成分としてポリフェノールが脚光をあびている．おもに果物や野菜に含まれ，色素成分を中心に研究が進められている．

　植物中の非栄養素の生体機能をもつ食品成分は，カフェインのように生体内に吸収後にも構造的に代謝されにくく，そのままで生理機能を発揮するもの，大豆のダイゼインのように代謝されたエクオールが女性ホルモン様の生体機能を発揮する物質，食物繊維のように体内に吸収されず腸内細菌を介して生体機能を発揮するものに分けられる．発揮する機能は，抗酸化，腸内環境改善，コレステロール合成抑制，免疫力向上，内分泌調整，神経系調整機能などがある．

　これらの有効性は，試験管レベルの評価（in vitro 試験）と，動物実験やヒトを用いた評価方法（in vivo 試験）に分けられて行われている．また近年，DNA マイクロアレイの方法を用いて遺伝子発現レベルでの解析が進んでおり，生体機能調節の詳細が明らかになりつつある．

　カフェインは大脳皮質に作用し，覚醒作用をもたらし，疲労感も解消するが，大量摂取は中毒症状を呈するので要注意である．大豆のエクオールについても大量摂取は体内環境を乱すので同様である．スパイスの一種のカプサイシンは発汗作用があり，神経系調整機能に関与しているといえる．食物繊維は腸内細菌叢を変化させ，細菌の分泌する物質をヒトが吸収し，生体内で遺伝子発現調節を行うと考えられている．また，細菌の細胞壁を構成する多糖を認識する受容体が消化管上皮細胞にあり，アレルギー軽減などの作用を示すなど，免疫応答システムとの関連についても近年明らかになってきた．

　ハーブについては，昔から医薬品や毒薬に使われていた歴史がある．セージやブルーベリーなどある程度有効性が認められるハーブから，有効性が弱いと考えられるカモミール，セロリ，ニンニク，ホップなどがある．麻薬や大麻取締法の規制があるケシ，コカもハーブに入る．ハーブは，薬効以外に香味や芳香性，矯臭などの作用があり，西洋料理や中近東料理にはスパイスとともに欠かせない食材である．非栄養素でありながら，生体調節機能をもっているこれらの成分について，今後，過剰症などについて広く研究周知することが求められる．

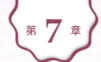

第 7 章 ビタミンの栄養

1 ビタミンの定義と分類

1 ビタミンの定義

ビタミンとは，生命活動を正常に保つために必要な生理活性を示す有機化合物をさす．体内のさまざまな代謝において必須だが，生体内で合成できない，または十分量を生合成できないため，食物より摂取する必要がある．

ヒトにおいての**必要量**は炭水化物，脂質，たんぱく質に比較すると微量だが，摂取量が不足しやすい（表7-1）．ビタミンの化学構造は多様だが，非常に不安定である．そのため，調理中や保存中に壊れやすく，食品成分中の算定量には誤差を含んでいることが多い．

2 必須ビタミンの分類

ビタミンを分類する際には，水や有機溶媒に対する溶解性から脂溶性と水溶性に分けられる．脂溶性ビタミンはビタミンA，ビタミンD，ビタミンE，ビタミンKであり，水溶性ビタミンはビタミンB群（B_1，B_2，B_6，B_{12}，ナイアシン，パントテン酸，葉酸，ビオチン），ビタミンCである（表7-1）．

3 ビタミンの役割の歴史的変遷

ビタミンは健康を維持し，正常な成長のために生体内の種々の酵素反応や生体調節機能に重要な役割を果たしている．それぞれのビタミンの機能と欠乏症を表7-1にまとめている．

ビタミンの生体内での必要量は微量であるが，必要量を生体内で合成できないために，欠乏症のリスクを生じやすい．歴史的にビタミンの存在は，顕在的欠乏症を克服する過程において，20世紀初頭に始まり次々と発見されてきた．現在の日本においては，顕在的欠乏症はほぼ克服されたと考えられるが，新たに，典型的な症状を示さないまでも不調を訴えるような，潜在的な軽度な欠乏症に関しても注目され始めている．潜在的な軽度な欠乏症のおもな原因は，高齢者での摂取不足，ストレスなどによる代謝異常，薬物投与による利用不全などが考えられる．また，**サプリメント**などの合成化合物としての摂取も多くみられるようになり，過剰症のリスクが以前よりも高まっている．

さらに近年，ビタミンが**エピジェネティクス**や翻訳後修飾への関与を示唆されるようになり，生体内でのビタミンのさらなる新しい可能性が示されている．

ビタミン
ビタミンは vital amine（生命に必要なアミン）すなわち vitamine と命名されたが，のちにすべてがアミンでないことがわかったため，vitamin となった．

ビタミンの必要量
日本人の食事摂取基準2020年版によると，1日当たりの推定平均必要量がたんぱく質はg単位だがビタミンはmgやμgであり，非常に微量である．

サプリメント
日本では一般にサプリメントとよぶのは，医薬品ではない栄養補助食品のうち，錠剤，カプセル剤等食品を広くさすことが多い．規定する法律などはなく，食品に準ずる．理想的には，自然な食事の摂取によって，ビタミンの必要量が満たされるべきではあるが，市場の拡大などからサプリメントの摂取はより身近になると予想される．

エピジェネティクス
エピジェネティクスとは，DNAの塩基配列の変化によらず遺伝子発現が制御され，遺伝情報が変化する現象である．たとえば，ビタミンB_{12}や葉酸が核酸合成に関与することが知られているが，それらの過不足がDNAメチル化やヒストンメチル化などを介したエピジェネティクス情報を変化させる可能性が報告されている．

第7章 ビタミンの栄養

表7-1 おもなビタミン

	ビタミンの種類	生理作用	欠乏症状	食事摂取基準と供給源
脂溶性ビタミン	ビタミンA（レチノール）	視物質の成分，上皮組織の維持，細胞増殖・分化の制御	夜盲症，感染抵抗力の低下，角膜乾燥症，上皮組織の角化	推定平均必要量・推奨量（1歳未満は目安量）・耐容上限量 肝臓，ウナギ，緑黄色野菜
	ビタミンD（カルシフェロール）	CaとPの吸収と代謝に関与，骨の石灰化と成長促進	小児のくる病，成人の骨軟化症，骨粗鬆症	目安量・耐容上限量 肝臓，バター，卵黄，牛乳，乾しいたけ
	ビタミンE（トコフェロール）	抗酸化作用を介して細胞膜の保護に働き，赤血球膜を溶血から防ぐ	赤血球が溶血しやすくなる（溶血性貧血，乳児皮膚硬化症など）	目安量・耐容上限量 小麦胚芽，卵黄，植物油，豆類，ほうれんそう
	ビタミンK（フィロキノン，メナキノン）	プロトロンビンの生成に関与，オステオカルシンのγ-カルボキシグルタミン酸の生成	血液凝固障害，骨形成障害，新生児メレナ，突発性乳児ビタミンK欠乏症	目安量 肝臓，穀物胚芽，緑色野菜，納豆，腸内細菌合成
水溶性ビタミン	ビタミンB₁（チアミン）	補酵素TPPとしてα-ケト酸の代謝に関与	脚気，ウェルニッケ脳症，コルサコフ症候群	推定平均必要量・推奨量（1歳未満は目安量） 肝臓，豚肉，米ぬか，大豆
	ビタミンB₂（リボフラビン）	補酵素FMN，FADとして細胞内酸化還元反応に関与	口内炎，口角炎，舌炎，皮膚炎	推定平均必要量・推奨量（1歳未満は目安量） 肝臓，乳製品，腸内細菌合成
	ナイアシン（ニコチン酸，ニコチンアミド）	補酵素NAD，NADPとして酸化還元反応に関与	ペラグラ	推定平均必要量・推奨量（1歳未満は目安量）・耐容上限量 肉類，魚類，卵，豆類，トリプトファンから合成
	ビタミンB₆（ピリドキシン，ピリドキサミン，ピリドキサール）	補酵素PLPとしてアミノ酸代謝，アミンの生成に関与	皮膚炎，口唇炎，口内炎，リンパ球減少症，神経症状への影響	推定平均必要量・推奨量（1歳未満は目安量）・耐容上限量 酵母，肉類，卵，いわし，だいず，腸内細菌合成
	ビタミンB₁₂（コバラミン）	B₁₂補酵素として炭素1個の転移や還元反応に関与	悪性貧血（とくに巨赤芽球性貧血を起こす）	推定平均必要量・推奨量（1歳未満は目安量） 肝臓，肉類，卵，乳製品，牡蠣，腸内細菌合成
	葉酸（フォラシン）	補酵素テトラヒドロ葉酸として炭素1個の基の転移に関与，核酸やアミノ酸代謝に関与	巨赤芽球貧血（赤血球増殖不能による貧血），出生児の神経管閉鎖障害	推定平均必要量・推奨量（1歳未満は目安量）・耐容上限量 肝臓，肉類，卵，豆類，緑葉野菜，腸内細菌合成
	パントテン酸	補酵素CoAとしてアシル基転移に働き中間代謝に関与	食事からの不足は起こりにくい	目安量 肝臓，肉類，卵，豆類，魚介類，腸内細菌合成
	ビオチン	ビオチン酵素の補酵素として炭酸固定反応に関与	食事からの不足は起こりにくい	目安量 肝臓，卵，豆類，乳製品，野菜，腸内細菌合成
	ビタミンC（アスコルビン酸）	酸化還元反応を介してコラーゲンの合成，アミノ酸やステロイドの水酸化反応の補酵素として働く	壊血病（毛細血管や骨端部の結合組織の生合成不全から出血や骨の発育不全が起こる）	推定平均必要量（心臓血管系の疾病予防効果および抗酸化作用効果から算出）・推奨量（1歳未満は目安量）・耐容上限量 柑橘類，野菜類，いも類

1 g = 1,000 mg，1 mg = 1,000 μg．化合物名・通称を（ ）内に示す．

※ビタミンDの耐容上限量は，過剰摂取を繰り返していくとカルシウムの腸管からの吸収が亢進するため，高カルシウム血症，動脈や腎臓へのカルシウムの異常沈着が起こるといわれるため策定されたが，ビタミンDは紫外線による皮膚での活性型への変換を調節されるので，一般にはリスクは起こりにくい．

※ビタミンEの耐容上限量は食品以外からの摂取によってビタミンEが過剰になると出血傾向の上昇に関する報告がみられるため策定されている．

2 ビタミンの構造と機能

1 脂溶性ビタミン

1）ビタミンA

ビタミンAはレチノイドと総称され，末端の残基の種類によってレチノール，レチナール，レチノイン酸に分類される．関連するビタミンの関連化合物にデヒドロレチノイドが存在する（**図7-1**）．レチノイドをビタミンA_1，デヒドロレチノイドをビタミンA_2とよぶが，通常ビタミンAというとA_1系列のレチノールをさし，生理活性もレチノール活性当量で示される．レチノールは動物性食品に多く含まれるが，植物性食品中には，摂取されると体内でビタミンAに変換されるプロビタミンAカロテノイド（ビタミンAの前駆体）がある．緑黄色野菜に多く含まれているβカロテン，βクリプトキサンチンなどは効力も高く，よく知られている．

これらビタミンAは視覚機能，粘膜上皮の機能維持，細胞増殖に関与するといわれている（**図7-2**，後述3-①-1））．

2）ビタミンD

天然に存在するビタミンD活性を有する化合物には，ビタミンD_2とビタミンD_3がある（**図7-3**）．動物の体内では，**プロビタミン**D_3である7-デヒドロコレステロールで皮膚表面に含まれ，紫外線の照射と体温によりコレカルシフェロールへと変化する（**図7-3**）．2種類のビタミンDは体内では区別なく同様に利用され，肝臓・腎臓を経由して，水酸化され，最終的に活性型の1α，25-ジヒドロキシビタミンDへと変化する．この活性型ビタミンDはカルシウム代謝を調節するホルモンのように働くことが知られている．

夜盲症
ビタミンA欠乏症．暗くなると11-cis-レチナールはオプシン（たんぱく質）と結合し，ロドプシンになる．光があたるとレチナールがtrans型へと変換されロドプシン全体が構造変化を起こし，その刺激が神経へと伝達される．構造変化の後，transレチナールはオプシンから離れる．この現象により，暗いところで視力が慣れることを暗順応という．ビタミンAの欠乏はロドプシンの減少へとつながり，夜盲症や暗順応遅延につながる．

プロビタミンD
ビタミンDの前駆体．前駆体はビタミン活性を有さないが，酵素反応や紫外線照射によって，化学構造が変化しビタミン活性を有する構造へと変化する．

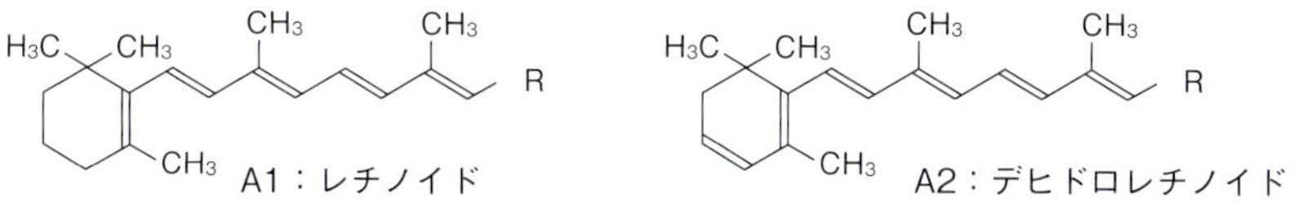

A1系列	A2系列	R
レチノール	デヒドロレチノール	CH_2OH
レチナール	デヒドロレチナール	CHO
レチノイン酸	デヒドロレチノイン酸	COOH

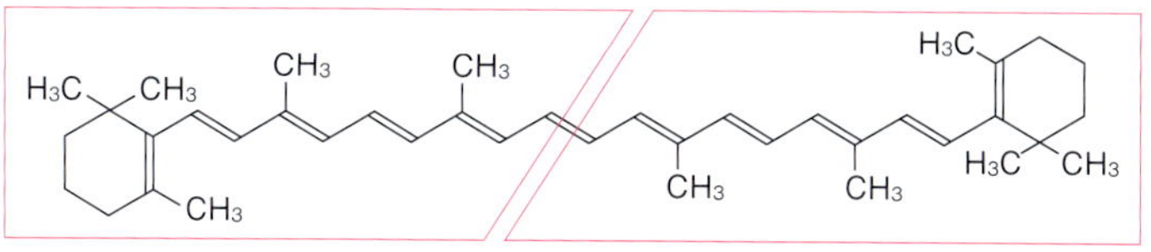

図7-1　ビタミンAとβ-カロテン

第7章 ビタミンの栄養

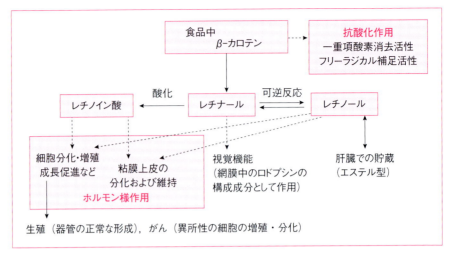

図7-2　ビタミンAの生理機能
国立研究開発法人　医薬基盤・健康・栄養研究所．「健康食品」の安全性・有効性情報／ビタミンについての解説／ビタミンA解説より．

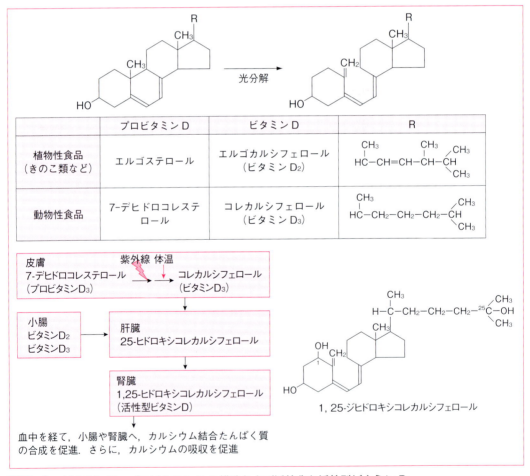

図7-3　ビタミンD・プロビタミンDの構造および活性化と活性型ビタミンD

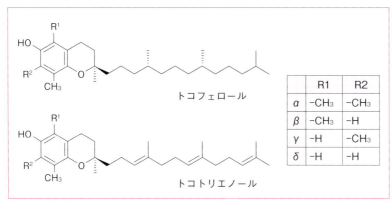

図7-4 ビタミンE

> **同族体**
> 同じ一般式で示され，化学構造が互いに類似した有機化合物のグループを同族体という．生体内では構造が似ていても，生理活性が大きく異なっていることもある．

> **Gla化たんぱく質**
> γ-カルボキシグルタミン酸（Gla）残基をもつたんぱく質の総称．

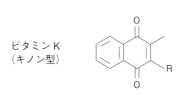
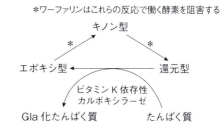

ビタミンKは肝臓において酸化型であるキノン型，還元型であるヒドロキノンと中間体となるエポキシドを循環するが，このサイクルをビタミンKサイクルとよぶビタミンKサイクルの結果，血液凝固因子がγ-カルボキシグルタミン酸（Gla）化され，活性化し，血液凝固が活性化される．

図7-5 ビタミンK

3）ビタミンE

ビタミンEはメチル化部位の組み合わせの違いと炭素鎖の二重結合の有無により，8種類の**同族体**が知られている（図7-4）．食品中に存在するビタミンE同族体の大半がα-とγ-の2種類だが，生体内ではαのみであり，生理活性も他の種類に比べてα-がかなり高いため，食事摂取基準はα-トコフェロール量によって策定している．生体内では，細胞膜に局在するため，欠乏すると**赤血球の溶血**が起こりやすくなるなど細胞膜の異常が多くみられる．

4）ビタミンK

ビタミンKには天然に存在するフィロキノン（ビタミンK_1）やメナキノン類，また合成化合物（ビタミンK_2）でありプロビタミンKとしてメナジオンが知られている（図7-5）．生体内のメナキノン類は，腸内細菌が産生する長鎖のメナキノン類と，組織内でフィロキノンから酵素的に変換し生成するメナキノン-4があるが，十分量が産生されないため，食事から摂取が必要である．ビタミンKは細胞内で酸化還元を繰り返す**ビタミンKサイクル**（図7-5；右）があり，1

> **赤血球の溶血**
> 血液中の赤血球の細胞膜が破壊され，ヘモグロビンが赤血球外に流出する現象．

> **ビタミンKの欠乏症**
> 新生児メレナは出生直後に起こる消化管出血．
> 突発性乳児ビタミンK欠乏症は出生後しばらくして起こる頭蓋内出血．新生児はまだ腸内細菌叢が整っていないため，ビタミンKの体内貯蔵量が減少しやすいためである．

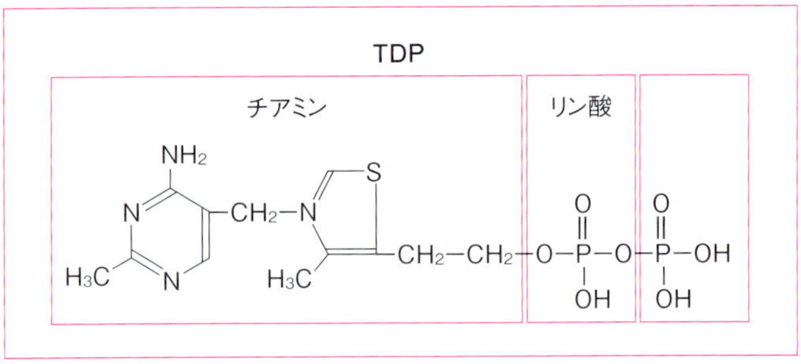

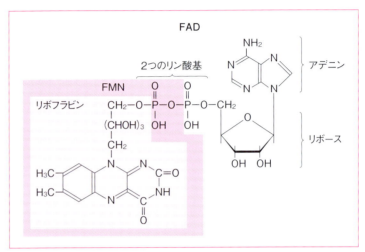

図7-6 ビタミンB₁（チアミン）とチアミン二リン酸（TDP）

図7-7 ビタミンB₂（リボフラビン）とフラビンモノヌクレオチド（FMN），フラビンアデニンジヌクレオチド（FAD）

ビタミンB₁の欠乏症

脚気は知覚や運動の障害，むくみなどが主な症状．江戸時代に江戸でも流行したため「江戸わずらい」とも．白米食の普及が原因と考えられている．
ウェルニッケ脳症はチアミンが不足して起こる．さまざまな程度の意識障害，眼球運動障害，小脳失調などをさす．コルサコフ症候群はその後遺症であり，健忘が特徴である．チアミンの不足の原因としてはアルコール依存症などがあげられる．

ビタミンB₁の過剰症

通常の食品を摂取している限りはビタミンB₁過剰症の報告はあまりみられないが，過剰な摂取により頭痛，いらだち，不眠，速脈，脆弱化，接触皮膚炎，かゆみなどの症状が現れることがある．

分子がリサイクルされながら利用されている．ビタミンKは血液凝固に関与するプロトロンビンやその他の血液凝固因子の活性化の作用（後述3節4項），骨形成に関与するオステオカルシン合成反応の補酵素としての作用（後述5節5項）が知られている．

2 水溶性ビタミン

1）ビタミンB₁

ビタミンB₁の化学名はチアミンである．生体内のビタミンB₁の大半は補酵素型のチアミン二リン酸（TDP）として存在し，酵素たんぱく質と結合した状態で存在している（図7-6）．ほかに2つのリン酸基が結合しているチアミン三リン酸（TTP），1つのリン酸基が結合しているチアミン一リン酸（TMP）も存在するが，いずれも消化の際にはチアミンへと変換され吸収される．そのため食事摂取基準はチアミン塩酸塩量にて策定されている．

ビタミンB₁は補酵素として，グルコース代謝やアミノ酸代謝に関与している（後述表7-2，5節2項）．

2）ビタミンB₂

ビタミンB₂の化学名はリボフラビンである．ビタミンB₂活性を示す化合物

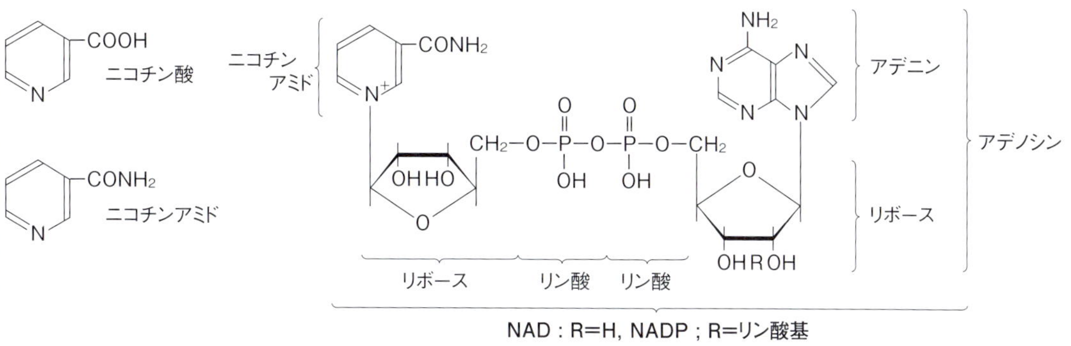

2 ビタミンの構造と機能

図7-8 ナイアシンとニコチンアミドアデニンジヌクレオチド（NAD）

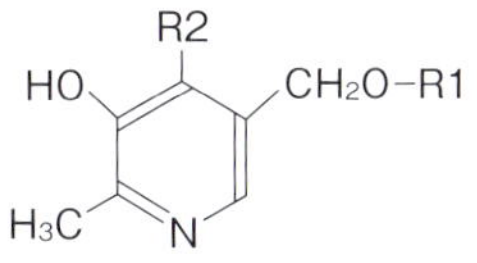

	R1=H	R1= リン酸基	R2
	ピリドキシン（PN）	ピリドキシン 5'- リン酸（PNP）	-CH₂OH
	ピリドキサール（PL）	ピリドキサール 5'- リン酸（PLP）	-CHO
	ピリドキサミン（PM）	ピリドキサミン 5'- リン酸（PHP）	-CH₂NH₂

図7-9 ビタミンB₆

は，他にフラビン酵素の補酵素フラビンモノヌクレオチド（FMN）およびフラビンアデニンジヌクレオチド（**FAD**）（**図7-7**）があり，エネルギー代謝や物質代謝に関与している（後述表7-2，5節2項）．TCA回路，電子伝達系，脂肪酸のβ酸化等のエネルギー代謝にかかわっている．

3）ナイアシン

ナイアシン活性を有する主要な化合物は，ニコチン酸，ニコチンアミド，トリプトファンである（**図7-8**）．狭義では，ニコチン酸とニコチンアミドをさす．広義では，トリプトファンも含めるが，ナイアシンが体内ではトリプシンから合成されるためであり，**トリプトファンのナイアシンとしての活性**は重量比で1/60であり，ナイアシン当量に換算する．生体内では細胞内でADPやリボースと結合しニコチンアミドアデニンジヌクレオチド（NAD）またはニコチンアミドアデニンジヌクレオチドリン酸（NADP）を構成し，これらは補酵素として働く（後述表7-2）．

4）ビタミンB₆

ビタミンB₆活性を有する同族体は，ピリドキシンと誘導体，そしてこれらのリン酸化型である（**図7-9**）．すべてのリン酸化型化合物は消化管でリン酸基を脱離した後，体内に吸収される．また，すべての化合物が同じ生理活性を示すと考えられるため，食事摂取基準はピリドキシン量として策定されている．

ビタミンB₆化合物が生体内で機能する際には，ピリドキサール5′-リン酸（PLP）の形で酵素の補酵素として働いている（後述表7-2）．ビタミンB₆はホルモン受容体やある種の転写因子の遺伝子発現を調節するとの報告もある．

FAD

FADは還元されるとFADH₂になる．FADはミトコンドリア内で電子伝達系においてコハク酸デヒドロゲナーゼの補欠分子族として機能し，FADH₂からFADへの変換によりATP合成に関与する．

FADの新しい可能性

FAD依存的活性を示すヒストン脱メチル化酵素が同定されるなど，エピジェネティック制御への関与も示されている．また，尿酸代謝で働くキサンチン酸化還元酵素はFADが補酵素として，NADが電子受容体として含まれる．

トリプトファンのナイアシンとしての活性

トリプトファンをもとにして，体内でナイアシンを合成することが可能だが，トリプトファン60mgからナイアシンが1mgできると考えられている．

119

ナイアシンの欠乏症

ペラグラという．皮膚炎（顔，手，足など日光のあたる部分に発赤，水泡，褐色の色素が沈着），下痢，中枢症状（頭痛，めまい，幻覚，錯乱などの神経障害）などがみられる．ペラグラの発見当初は感染症が疑われたが，発症者の食事内容に注目し，抗ペラグラ因子として，ニコチン酸やニコチンアミドの発見へとつながった．

NAD の新しい可能性

NAD は古くからエネルギー産生経路で水素の運搬体としての重要な役割が示されてきているが，NAD^+ 合成系と栄養が相互に影響し，代謝疾患や神経疾患，がんなどにおいて重要な役割を果たすことも明らかにされてきた．たとえば，ポリフェノールの一種であるレスベラトロールは，抗老化遺伝子と呼ばれる Sirt ファミリーの遺伝子を活性化する作用が知られているが，NAD^+ 合成を介して制御されていることが知られている．

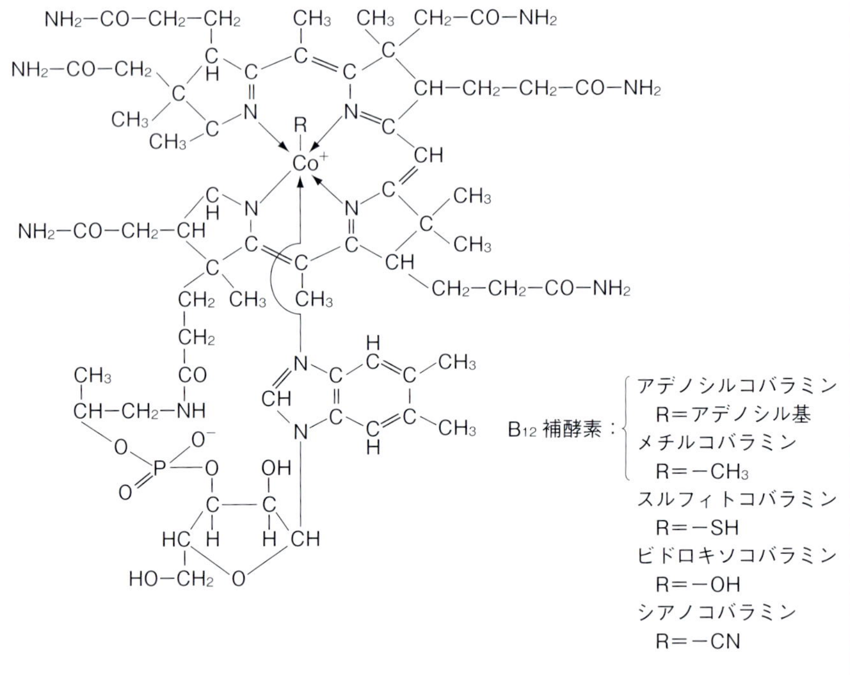

図7-10　ビタミン B12

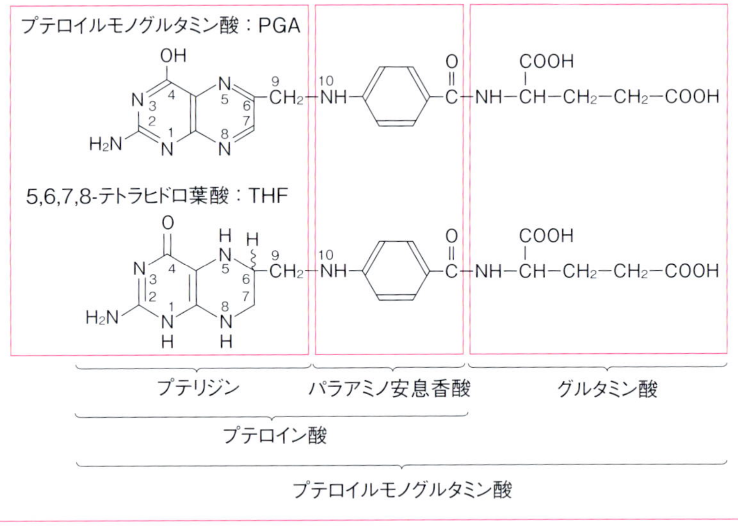

図7-11　葉酸

5）ビタミン B12

　ビタミン B12 は，コバルトを含有する化合物である（**図7-10**）．食事摂取基準はシアノコバラミンをもとにして策定されている．ビタミン B12 はもっとも必要量は少ないが，食品中の含量も少なく，吸収のシステムが独特である（後述4節4項）．生体内ではメチルマロニル CoA ムターゼとメチルビタミン B12 依存性メチオニン合成酵素の補酵素としての機能がある．

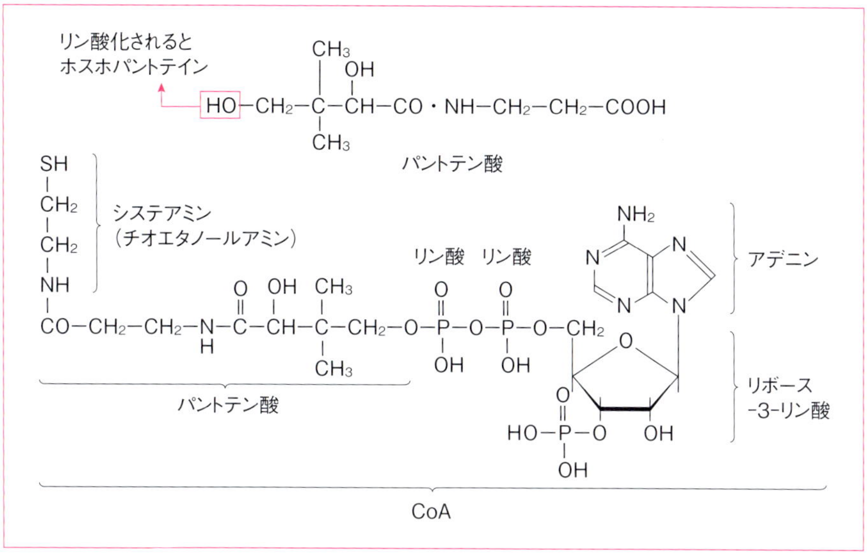

図7-12 パントテン酸とコエンザイムA（CoA）

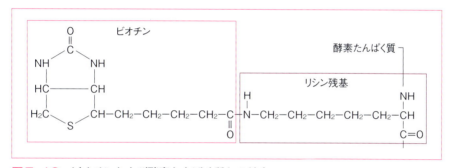

図7-13 ビオチンおよび酵素たんぱく質との結合

6）葉酸

葉酸は，狭義には図7-11上に示した骨格をもつ化合物だが，広義には還元，一炭素置換，さらに複数のグルタミン酸と結合した化合物を含む．天然には，グルタミン酸が2〜8個結合したポリグルタミン酸型で存在することが多いが，吸収に際しては加水分解によりモノグルタミン酸型のTHFに変換される．生体内では補酵素として働くことが知られている（後述表7-2，3節5項）．

7）パントテン酸

パントテン酸はコエンザイムA（CoA）やアシルキャリアたんぱく質（ACP）の構成成分となって，糖質代謝，脂質代謝，アミノ酸代謝に広く関与する（図7-12）．生体内ではエネルギー代謝と非常に関連がある（後述表7-2，3節6項）．食品中に広く含まれることや腸内細菌により合成されることから，通常のヒトでの欠乏症，過剰症の報告はまれである．

8）ビオチン

ビオチンは，通常酵素たんぱく質のリシン残基と強く結合したビオシチンの形で存在している（図7-13）．食品中でも同様にたんぱく質と結合しているため，

妊娠可能な女性への付加的な葉酸摂取

妊娠中，神経管の形成期に，母体が十分な葉酸栄養状態であることが望ましい．妊婦の葉酸摂取は，生まれてくる子どもの神経管閉鎖障害を予防するとの報告が厚生労働省から出されている．また，動脈硬化との関連の知られる血症ホモシステインと葉酸の関係も報告がある．
一方，食品以外からの過剰摂取からの神経障害リスクも報告がある．

ビオシチン

多くのビオチンが食品中ではリシンと結合したビオシチンの形で存在するため，そのほかの水溶性ビタミンに比べて比較的安定である．また，ビオチンは，多くのたんぱく質と複合体を形成し吸収を阻害されやすい．例としては卵白に含まれるたんぱく質であるアビジンがある．加熱によって変性させると，その結合が阻害される．

遊離型

溶媒に溶けている状態をさす．

ビオチンの欠乏

乳酸アシドーシスなどの障害が起きたり，皮膚炎，萎縮性舌炎，食欲不振，またリウマチ，シェーグレン症候群，クローン病などの免疫不全症，1型および2型の糖尿病にも関与しているといわれる．通常ビオチンは不足しにくいといわれているが，腸内細菌叢からでは十分量を摂取できておらず，食品からの摂取も必要である．

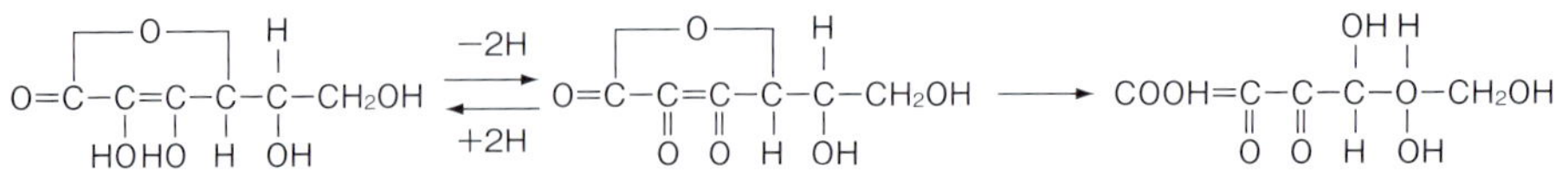

第7章 ビタミンの栄養

図7-14 ビタミンC

ビタミンCと生活習慣病の関連

抗酸化作用などから、ビタミンCにはがん、心血管疾患などの生活習慣病や風邪、白内障などへの予防と治療の可能性があげられている。通常の食事ではなくサプリメントなどを介した過剰摂取により、腎結石形成への関与や心血管疾患のリスクの上昇の可能性が考えられている。

ビタミンC欠乏症

メラー・バーロー症は生後6カ月以内の人工栄養を摂取する乳児で発症する。骨形成の異常と出血傾向がみられる。乳児期の栄養改善により、近年はあまりみられない。
壊血病は出血傾向や全身倦怠感などがみられる。大航海時代に、長期の航海の期間、新鮮な野菜や果物を摂取できなくなると流行した。

遺伝子の発現調節

DNA上の遺伝情報を転写、翻訳するのが遺伝子の発現だが、遺伝子領域の5′上流のプロモーター配列には特定の配列があり、そこに調節たんぱく質が結合することで発現の開始を制御している例がある。

受容体

ある物質に特異的に結合するたんぱく質。細胞膜に埋め込まれるような形で存在することも血中に遊離型で存在することもある。

吸収に際しては**遊離型**にする必要がある。ピルビン酸カルボキシラーゼの補酵素として働く。ヒトでは食品からよりも腸内細菌由来のほうがおもな供給源となることから、通常の生活ではビオチンは不足しにくいといわれてきた。さらに、抗酸化作用による細胞保護、皮膚や細胞のコラーゲン合成、シトクロムP450の活性化による肝臓の解毒作用の促進、副腎皮質ホルモン合成によるストレス緩和、ノルアドレナリン生成、脂質代謝でのリシンからのカルニチン合成、三価の鉄を二価に還元し小腸内での吸収促進などが知られている。

9）ビタミンC

ビタミンCの通称名はアスコルビン酸である。ビタミンCは、食品中でも、還元型または酸化型として遊離している（**図7-14**）。ビタミンCは生体内で還元型と酸化型の変換を繰り返しており、強い還元力をもつため、**生体内の酸化還元反応**に関与している（後述3節2項）。さらに、抗酸化作用による細胞の保護、皮膚や細胞のコラーゲン合成、シトクロムP450の活性化による肝臓の解毒作用の促進、副腎皮質ホルモン合成によるストレス緩和、ノルアドレナリン生成、脂質代謝でのリシンからのカルニチン合成、三価の鉄を二価に還元し小腸内での吸収促進などが知られている。

3 ビタミン代謝と栄養学的機能

1 ビタミンAとビタミンDのホルモン様作用

ビタミンAとビタミンDにはステロイドホルモンと似た遺伝子発現制御の機能が報告されている。ホルモンのように血液を介して体内を循環し、標的臓器に運ばれる。共に脂溶性ビタミンなので、細胞膜を通過し、細胞内にある**受容体**に結合して核内へ移行し、遺伝子発現を調節する機構が解明されており、以下にまとめて紹介する。

1）ビタミンA代謝産物

ビタミンAは食品中からレチノールの形で体内に吸収された後、体内を循環し、細胞内でレチナールやレチノイン酸に変換され、それぞれレチノール結合たんぱく質（CRBP）やレチノイン酸結合たんぱく質（CRABP）と結合して核内に移行し、さまざまな生理作用をもつ。ビタミンAは代謝産物であるレチノイン酸により細胞の成長や分化を促進し免疫を強化が起こる。レチノイン酸はレチノイド受容体と結合すると、DNA上の特定の遺伝子発現調節配列に結合して、

122

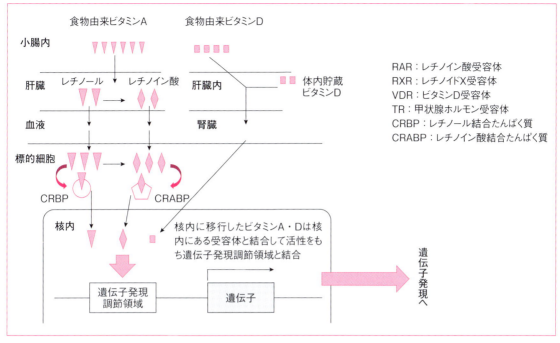

図7-15　ビタミンAとビタミンDのホルモン様作用

遺伝子発現を制御する（図7-15）．

2）活性型ビタミンD

　プロビタミンDは，皮膚表面で光刺激と体温による熱でビタミンDに変換され，肝臓や腎臓へと輸送される過程で活性型ビタミンDになる（図7-3）．活性型ビタミンDは標的細胞の核内受容体であるビタミンD受容体（VDR）と結合し，ビタミンD依存性カルシウム結合たんぱく質の合成を増加させる．それにより，腸管からのカルシウム吸収および腎臓からのカルシウム再吸収を促進し，骨形成に重要な働きをする．そして，**カルシウム代謝調節ホルモン**とともに血中カルシウム濃度を一定濃度になるように調節している．最近，ビタミンKにもビタミンDと同様に骨形成に関連して，ホルモン様作用をするとの報告がされている（後述5節4項）．

　また，活性型ビタミンDは，VDRを介して作用し，細胞分化を刺激したり免疫系を調節したり，インスリンの分泌に関与するという報告もある．

2　抗酸化作用とビタミンC・ビタミンE・カロテノイド

　生体には，酸化ストレスから生体を防御する抗酸化防御機構が備わっている．過剰に産生された**活性酸素**や**フリーラジカル**は，生体を構成する脂質，たんぱく質，核酸を攻撃して障害するが，その結果，過酸化脂質や酸化LDLを生じたり，ゲノム配列に突然変異を引き起こしたりする．このような体内における**酸化ストレス**を防ぐ作用を抗酸化作用といい，抗酸化作用をもつ物質を抗酸化物質とよぶ．

レチノールの体内循環

脂肪酸エステルの形で肝臓に貯蔵され，レチノール結合たんぱく質（RBP）と結合し血中に放出され，トランスサイレチン（TTR，プレアルブミンともいわれていた）と結合して標的器官へ輸送される．

カルシウム代謝調節ホルモン

副甲状腺から分泌されるパラトルモンは，血液のカルシウム濃度を増加させるように，甲状腺から分泌されるカルシトニンはカルシウムを減少させるように作用する．

活性酸素

酸素分子のうち，より反応性の高い酸素分子．スーパーオキシド・過酸化水素などがある．細胞伝達物質や免疫機能など生体内での機能もあるが，過剰に存在する際には酸化ストレスを生じ，老化や生活習慣病との関連が示唆されている．

第7章 ビタミンの栄養

フリーラジカル
不対電子をもつ原子や分子．分子が放射線や熱の影響を受けて，非常に不安定で反応しやすくなっている．

酸化ストレス
生体内で酸化反応と抗酸化反応のバランスが崩れ，酸化反応が過剰な状態をさす．細胞を傷害し，がん，心血管疾患ならびに生活習慣病などさまざまな疾患をもたらす要因となる．

グルタチオン
抗酸化物質の一種である．細胞質に存在し，生体内での酸化還元反応に関与し，酸化ストレスから生体を保護していることが知られている．

ビタミンCの還元力
ビタミンCはその強い還元力による抗酸化作用を利用して，食品の変質防止および保存用に食品添加物としても利用される．食品中の硝酸塩は摂取されると体内の細菌により亜硝酸塩となり，胃酸中で肉や魚に含まれる二級アミンと反応し，強発がん性物質のニトロソアミンが生成する．このニトロソアミンの生成は野菜中のビタミンCで抑制されるといわれている．しかし，ビタミンCは胃酸中で亜硝酸塩が還元されると一酸化窒素（NO）を生成する．NOは酸化ストレスの原因物質であり，組織障害が起こる．

ビタミンK依存性カルボキシラーゼ
ビタミンKサイクル（図7-5右）中にみられたビタミンK依存性たんぱく質中のグルタミン酸（Gla）残基にカルボキシル基を導入する酵素．この作用によってできたGla化たんぱく質は血中カルシウムとより強く結合するようになる．

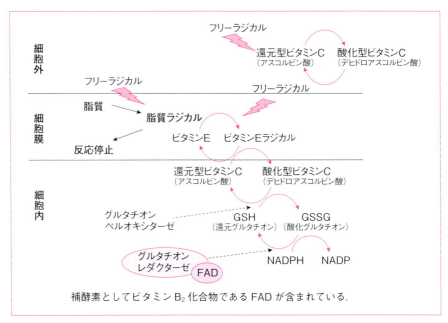

図7-16 脂質過酸化におけるビタミンEとビタミンCの関与

1）ビタミンCの抗酸化作用

アスコルビン酸は還元型と酸化型に相互変換することにより生体内のさまざまな酸化還元反応に関与している．還元型であるアスコルビン酸は，血中や細胞間液中では遊離しており，血中や細胞間液中のラジカルを消去するように働く．一方，細胞内のビタミンCはビタミンEラジカルを還元するように働き，細胞膜の脂質の酸化を止めるように働く（図7-16）．

2）ビタミンEの抗酸化作用

ビタミンEの一種であるα-トコフェロールの大部分は細胞膜に組み込まれて存在する．その抗酸化作用により，遊離型のフリーラジカルや活性酸素，またはその影響を受けた細胞膜の脂質ラジカルを安定な化合物へ変換する．その過程でビタミンEはラジカルへと変換する．ビタミンEラジカルはビタミンCとの酸化還元反応により，再び抗酸化作用をもつビタミンEへと変換される（図7-16）．同様に，ビタミンEは食品中の不飽和脂肪酸の酸化も防ぐことが可能なため，摂取する不飽和脂肪酸が多い場合，ビタミンEを多く必要とする．

3）カロテノイド

カロテノイドはプロビタミンAとしての働きだけでなく，ビタミンAへの変換を経ずに抗酸化作用を示すことも知られている．カロテノイドはリポたんぱく質の構成成分として血液中に輸送され，脂肪組織，肝臓，筋肉にカロテノイドとして存在し，抗酸化作用をもつことが報告されている．

3 ビタミンの補酵素としての役割

補酵素は，酵素活性の補助的役割を果たす低分子量の有機化合物である．ビタ

表7-2 ビタミンを構成成分とする補酵素

ビタミン	対応する補酵素	構造	機能
ビタミンB₁	TDP	ビタミンB₁に2つのリン酸基が結合した化合物（図7-6）	ケト酸の脱炭酸 解糖系のピルビン酸脱水素酵素などの補酵素
ビタミンB₂	FMN, FAD	FMN：ビタミンB₂にリン酸基が1つ結合した化合物 FAD：FMNにAMPが結合（図7-7）	水素の伝達 （酸化還元反応） 生体内のいたるところでさまざまな酸化還元反応を触媒するフラビン酵素，たとえばアシルCoAデヒドロゲナーゼ
ナイアシン	NAD, NADP	ナイアシンにリボース，リン酸，アデニンが結合した分子構造（図7-8）	水素の伝達 （酸化還元反応） NAD：解糖系やTCAサイクルでの水素受容体 NADP：ペントースリン酸経路での水素受容体
ビタミンB₆	PLP	ビタミンB₆活性を有する同族体のうち，アルデヒド基とリン酸基をもつ化合物（図7-9）	アミノ基の転移 アミノ基転移反応に関与する各種アミノトランスフェラーゼ，脱炭酸反応に関与するアミノ酸デカルボキシラーゼ，ラセミ化反応に関与するアミノ酸ラセマーゼなどの補酵素
ビタミンB₁₂	メチルコバラミン アデノシルコバラミン	ビタミンB₁₂の中にあるコバルトにメチル基またはアデノシル基が結合（図7-10）	メチル基の伝達 メチル：メチオニン合成酵素の補酵素 アデノシル：メチルマロニルCoAからスクシニルCoAへの変換を触媒
葉酸	テトラヒドロ葉酸（THF）	モノグルタミン酸型の葉酸誘導体（図7-11）	1炭素原子の伝達 アミノ酸と核酸の代謝に関与する補酵素（図7-18）
パントテン酸	CoA	パントテン酸にリン酸基またはアデノシン基が結合（図7-12）	アシル基の伝達 TCAサイクルのアセチルCoAなど
ビオチン	ビオチン	遊離型（図7-13）	炭酸固定 脂肪酸合成・アミノ酸代謝・糖新生にかかわる4種類のカルボキシラーゼの補酵素

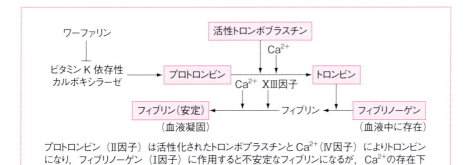

プロトロンビン（II因子）は活性化されたトロンボプラスチンとCa²⁺（IV因子）によりトロンビンになり，フィブリノーゲン（I因子）に作用すると不安定なフィブリンになるが，Ca²⁺の存在下でXIII因子（フィブリン安定化因子）が作用すると安定なフィブリンが生成される．

図7-17 ビタミンKと血液凝固

PIVKA II
ビタミンK依存性凝固因子前駆体IIまたは非カルボキシル化プロトロンビンの略称．ビタミンK欠乏時，プロトロンビンは，活性のないPIVKA IIとなるので，PIVKA IIをビタミンK欠乏のマーカーとして測定することもある．プロトロンビンの肝臓での合成が異常になった際に生じるため，肝臓がんのマーカーでもある．

ミン，なかでもビタミンB群は酵素の補酵素として働くことがよく知られている．

4 血液凝固とビタミンK

　ビタミンKは，血液凝固に関与することから，Koagulation（ドイツ語で凝固）に由来して命名された．古くからプロトロンビンなどの血液凝固因子の肝臓での合成に関与することが知られる．血液凝固に関して，**図7-17**にまとめるが，**ビタミンK依存性カルボキシラーゼ**の補酵素として作用する．ビタミンKは**図7-5**に示すとおり，抗血液凝固作用をもつワーファリンはビタミンKに依存する血液凝固因子の肝臓での合成を抑制することで，血液凝固を抑制する．

5 造血作用とビタミンB$_{12}$・葉酸

　赤血球を成熟させるのに必要なビタミンであるビタミンB$_{12}$と葉酸が欠乏すると，巨赤芽球貧血（いわゆる悪性貧血）が起こる．メチオニン合成酵素の関与する葉酸代謝経路の異常が原因と考えられている．ビタミンB$_{12}$の1種であるメチルコバラミンは，補酵素としてメチオニン合成酵素と結合する．葉酸の補酵素型であるテトラヒドロ葉酸（THF）は，メチル基の担体の役割を担う（**表7-2**）が，メチオニン合成酵素の働きが低下すると，THFが再生されず，DNA前駆体の合成が低下する．また，メチオニン合成酵素は，**ホモシステイン**からメチオニンを合成する．ビタミンB$_{12}$と葉酸の不足により，メチオニン合成酵素の働きが低下すると，必須アミノ酸であるメチオニンの不足からたんぱく質合成に影響が出る．これら核酸合成の異常とたんぱく質合成の異常により，骨髄での細胞分化が妨げられ，正常に造血されなくなり，巨赤芽球貧血となる．

6 糖質・脂質代謝とビオチン・パントテン酸

　糖質代謝，脂質代謝は第4～5章で詳しく説明されているが，補酵素として書かれているものの中に，ビタミンに分類される化合物は多い．

　ビオチンは，酵素たんぱく質と結合し，ビオシチンの形で補酵素として働く．関与する反応は，**ピルビン酸カルボキシラーゼ**による炭酸固定反応，**アセチルCoAカルボキシラーゼ**による炭酸転移反応などがあげられる．

　パントテン酸は，コエンザイムA（CoA）の構成成分である．TCAサイクルにてみられるアセチルCoAとオキサロ酢酸との結合が起こるピルビン酸のアセチル基転移やスクシニルCoAからポルフィリン生合成などがあげられる．また，パントテン酸はリン酸化され，ホスホパントテインになり，アシルキャリアプロテイン（ACP）の補欠分子として働く．

4 ビタミンの生物学的利用度

1 脂溶性ビタミンと脂質の消化吸収の共通性

　脂溶性ビタミンは胆汁の働きによって脂質とともに小腸から吸収され，脂質と

ホモシステイン

メチオニンの代謝産物．SH基をもつため酸化作用がある．葉酸代謝異常が起こると，血漿中の濃度が上昇し，血管内の酸化ストレスの一因になるともいわれる．ホモシステインの代謝には本文で説明したメチオニン合成酵素の関与する経路と別にビタミンB$_6$が補酵素として結合するシスタチオンβシンターゼの関与する経路もあり，ビタミンB$_6$の欠乏でも血漿中の濃度上昇がみられる．

ピルビン酸カルボキシラーゼ

ピルビン酸をカルボキシル化（CO$_2$を結合）させてオキサロ酢酸にする．糖新生経路の初めの反応に関与する酵素．

アセチルCoAカルボキシラーゼ

アセチルCoAのアセチル基をカルボキシル化（CO$_2$を結合）させマロニルCoAにする脂肪酸合成の最初の反応に関与する酵素．ビオチンはカルボキシル基の担体となる．

カイロミクロン

キロミクロンともいう．血液中での脂質とたんぱく質の複合体として形成されたリポたんぱく質の一種．

表7-3　脂溶性ビタミンの体内輸送

		血中 ➡	➡	血中	体内貯蔵
ビタミンD	皮膚	DBP		DBP	肝臓
ビタミンA	食品↓小腸	カイロミクロン	肝臓	RBP + TTR	
ビタミンK				VLDL, LDL	
ビタミンE					末梢組織

DBP：ビタミンD結合たんぱく質.
RBP：レチノール結合たんぱく質.
TTR：トランスサイレチン.
VLDL：超低比重リポたんぱく
　　　（very low density lipoprotein）.
LDL：低比重リポたんぱく
　　　（low density lipoprotein）.
VLDLとLDLはリポたんぱく質の一種で，比重の大きさにより分類されている.

同じ経路でリンパ管を経て体内に輸送される.

脂溶性ビタミンは脂質とともに腸管にて吸収され，**カイロミクロン**とともにリンパ管を経て全身に供給され，体内では脂肪組織や肝臓などに溶けていることが多い．脂溶性ビタミンの体内貯蔵量は水溶性ビタミンに比べると多いが，上限が存在し，それを体内飽和量とよぶ．体内で代謝された後または余剰分は，胆汁から小腸へと代謝される．脂溶性ビタミンの血中での状態を**表7-3**にまとめる.

2　水溶性ビタミンの組織飽和と尿中排泄

一般に水溶性ビタミンの体内貯蔵量は少なく，大量に摂取しても体内で利用される以上の量は尿中に排泄される．水溶性ビタミンは，食品中でたんぱく質や糖質と結合していることが多く，小腸上皮細胞に到達するまでの消化過程に遊離型に変換され，吸収される．吸収された水溶性ビタミンは血液などの体液に溶けて全身に供給される．体内で代謝された後または余剰の水溶性ビタミンは尿として排出される.

3　腸内細菌叢とビタミン産生

ビタミンB$_2$，ビタミンB$_6$，ビタミンB$_{12}$，ビタミンK，パントテン酸，葉酸，ビオチンが大腸内の**腸内細菌叢**（第3章9節2項参照）により生合成されることが知られている．また，ナイアシンの1種であるニコチン酸アミドは腸内細菌によって活性を有するニコチン酸に変換される．腸内細菌により生成されるビタミンは，通常の食事条件では，欠乏症にはなりにくい．一方，腸内細菌によってビタミンが分解される例（ビタミンB$_1$など）も知られている.

4　ビタミンB$_{12}$と吸収機構の特殊性

食品中のビタミンB$_{12}$は分子量が大きく，唾液腺由来のハプトコリン（HC）や胃の壁細胞から分泌された内因子（internal factor；IF）とビタミンB$_{12}$は複合体を形成する．そして，主として回腸に分布する受容体を介した**エンドサイトーシス**により，小腸上皮細胞内に取り込まれる．血漿中ではビタミンB$_{12}$はトランスコバラミン（TC-Ⅱ）の形で存在し，肝臓へ輸送され，貯蔵される.

ビタミンの体内飽和量
「日本人の食事摂取基準」では，尿中にビタミン排泄量が増大し始める摂取量を体内飽和量と設定している.

体内貯蔵量の例外
ビタミンCは組織ごとに差がある．血漿中などの細胞外液ではビタミンC濃度（μgの範囲）は低いが，脳，眼，副腎，脳などでは比較的高濃度（mgの範囲）に存在する．食品成分表の値を利用する際には，食品の加工過程によるビタミンやミネラルなどの損失に注意が必要である.

エンドサイトーシス
細胞が，細胞外の物質を内部に取り込む際に，細胞膜の一部を陥没させて小胞を形成して取り込むこと.

腸肝循環
胆汁中に含まれる物質の中には，腸管から再吸収されて肝臓に再び戻り，再度胆汁に含まれるものがある.

ビタミンB$_{12}$の吸収機構の特殊性から起こる欠乏症
ビタミンB$_{12}$はIFを介した吸収機構をとるため，IFとの結合飽和により吸収できる量が決まっており，それ以上ビタミンB$_{12}$を摂取しても生理的には吸収されない．ヒトでは，腸内細菌によりビタミンB$_{12}$は合成されるので，正常なヒトでは欠乏しにくいが，胃切除などによりIFが不足すると悪性貧血などの欠乏症になる.

代謝経路と関与するビタミンの例

ビタミンB_{12}はアデノシルコバラミンが，イソロイシン，バリン，メチオニンなどからスクシニルCoAを生成する過程で働くメチルマロニルCoAムターゼの補酵素として働く．ビタミンB_1，ビタミンB_2，ナイアシン，パントテン酸の推定平均必要量はエネルギー消費量に基づいて策定されている．

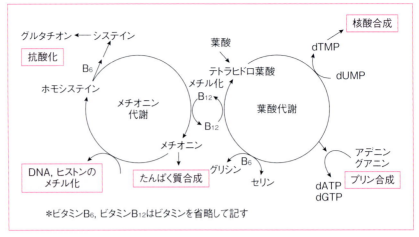

図7-18 核酸代謝におけるビタミンの働き

5 他の栄養素との関係

1 エネルギー代謝とビタミン

生体の主要なエネルギー源である糖質，脂質，たんぱく質であり，これらからのエネルギー産生を担っている代謝経路は，解糖系やTCAサイクル，電子伝達系である．おもに水溶性ビタミンのビタミンB群は上記の代謝経路の中で補酵素として関与している（図1-2）．

2 糖質代謝とビタミン

糖質代謝にもっとも関連するビタミンはビタミンB_1である．糖質が代謝される際，解糖系からTCAサイクルへと進む．この際にビタミンB_1が補酵素として消費される．脂肪酸のβ酸化を介して，TCAサイクルへ進むと，ビタミンB_1の消費がされない．ビタミンB_1の消費量を減らすことができる（脂肪のビタミンB_1節約作用）．

3 たんぱく質とビタミン

たんぱく質摂取量とビタミンB必要量には関連がある．たとえば，ビタミンB_6活性を有するPLPは補酵素として多くの**アミノ酸**代謝や生理活性アミン代謝にかかわっている．たんぱく質を多く摂取してアミノ酸代謝が活性化するとビタミンB_6の必要量が増加する．ほかには，分枝アミノ酸の炭素骨格の代謝にはパントテン酸が必要であり，たんぱく質の生合成には葉酸やビタミンB_{12}の関与するメチオニン合成酵素（図7-18）が影響している．

そのほか，体たんぱく質の約1/3はコラーゲンであるが，ビタミンC欠乏はコラーゲン合成を阻害する．

糖質代謝におけるビタミンB_1の働き

糖質が代謝される際，解糖系だけでもエネルギーを得ることは可能ではあるが，効率よくエネルギーを得るためには，解糖系で生じたピルビン酸をアセチルCoAに変え，TCAサイクルへ導入する必要がある．この反応を触媒するピルビン酸脱水素酵素はビタミンB_1を補酵素として必要としている．

アミノ酸の異化代謝

たんぱく質代謝の際には，アミノ酸に分解され，アミノ酸の異化代謝が起こるが，ビタミンB群がさまざまに関与する．たとえば，ビタミンB_6はアミノ基転移反応や生理活性アミンを合成するため脱炭酸反応にかかわっている．

4 核酸代謝とビタミン

核酸代謝にもビタミンは必要であるといえる．核酸生合成の１つの経路ではメチオニン合成酵素が影響しているため，葉酸やビタミン B_{12} が必要である（**図7-18**）．このことからビタミンが**エピジェネティクス**へ関与することが知られている．

核酸の異化には基本骨格ごとにそれぞれ経路が存在する．プリンヌクレオチド代謝のうち，プリン体の代謝産物の１つである尿酸を生成する経路を尿酸代謝と称する．ヒポキサンチンからキサンチンを経て尿酸に変換する反応に関与するキサンチン酸化還元酵素はFADが補酵素として，NADが電子受容体として働いている．ピリミジンヌクレオチド代謝の過程でも電子受容体としてNADPが働く過程があり，最終的にアセチルCoAへと変換されるため，ビタミン B_2，ナイアシン，パントテン酸も必要である．

5 カルシウム代謝とビタミン

活性型ビタミンDが不足状態にあると，小腸でのカルシウム吸収や腎臓での再吸収がうまくいかなくなり，体内でのカルシウム利用能が低下する（前述３節１項２）．活性型ビタミンDの不足により，欠乏症であるくる病や骨軟化症骨粗鬆症の発症リスク，骨折リスクが高まることが報告されている．とくに日照への曝露機会の非常に乏しいグループでその傾向が多くみられるため，目安量よりも多くの摂取が推奨される．

ビタミンKは，骨芽細胞と破骨細胞の両方に働きかけ，骨代謝のバランスをとっていることが報告されている．ビタミンKと**オステオカルシン**の反応が骨形成において重要な役割を果たす．

骨の構造は約80％をリン酸カルシウムなどの無機質からなるが，残り20％をたんぱく質などの有機化合物から構成される．その有機化合物のほとんどはコラーゲンである．

骨のコラーゲン合成には，ビタミンCが必要であるが，加えて骨芽細胞におけるコラーゲン産生にビタミンKの一種であるメナキノン類が促進させることが報告されている．

ビタミンAもレチノイン酸受容体（RAR）を介して，骨形成に影響を与えているとの報告もある．

核酸代謝と尿酸代謝
核酸生合成のもう１つの経路は不要になったDNAやRNAを分解後，ヌクレオチドに再利用するサルベージ経路である．

プリン体
核酸のうち，アデニン，グアニンの基本骨格．

ピリミジン体
核酸のうち，シトシン，チミン，ウラシルの基本骨格．

オステオカルシン
骨に含まれるコラーゲンの次に多いたんぱく質がオステオカルシンである．骨芽細胞中にあるオステオカルシンは，ビタミンK依存性カルボキシラーゼによりGla化し，リン酸化カルシウムとより強く結合するようになる．また，近年このオステオカルシンが血中に分泌され，インスリン分泌を促進し，末梢のインスリン感受性を高めることで糖代謝を調節することが報告されている．

第8章 ミネラルの栄養

1 ミネラルの分類と栄養学的機能

1 多量元素

　人体の組織や器官に存在する元素は約60種といわれているが，このうち酸素，炭素，水素，窒素の四元素で96％を占めている．この四元素はおもに水，炭水化物，たんぱく質，脂質などの構成成分であり，これ以外の元素がミネラルである[*1]．人体のおもな元素の平均組成を図8-1に示す．ミネラルのうち，存在量の多いカルシウム，リン，カリウム，イオウ，ナトリウム，塩素，マグネシウムは，**多量元素（多量金属元素）** とよばれる．

2 微量元素

　人体から検出された元素の中にはきわめて少量しか存在しない元素があり，**微量元素**（図8-1中の鉄以下の元素）とよばれている[*2]．微量元素には生理作用が明らかでなく，ヒトに不可欠な必須元素（生元素）であるか否か確認されていないものが多い．現在のところ，多量元素以外のヒトの生元素としては，鉄，マンガン，銅，ヨウ素，コバルト，亜鉛，フッ素，セレン，クロム，モリブデンが確認されている．

3 ミネラルの栄養学的機能

　生体内における各ミネラルの存在量，存在部位，生理作用は異なるが，全般的

*1：日本食品標準成分表では，ミネラルの総量の目安として，灰分値を用いている．灰分とは，食品を550℃で加熱して酸素，炭素，水素，窒素の四元素が飛び去り，他の元素の大部分が酸化物として残ったものである．

*2：科学技術の発展により，きわめて微量の特定の元素を除去して動物を飼育することが可能となり，スズやニッケル，バナジウム，リチウムなど，いままで必須と考えられていなかった元素の欠乏による異常が認められている．

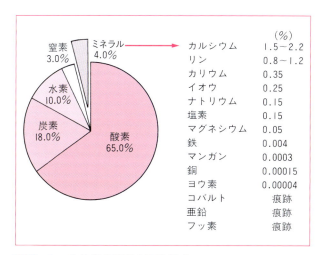

図8-1　人体構成元素の平均組成

な機能としては，以下のようなことがあげられる．

1）生体組織の構成成分としてのミネラル

①骨や歯など硬い組織の構成成分として，ヒドロキシアパタイトなどの難溶性塩を形成（カルシウム，リン，マグネシウムなど）

②有機化合物の構成成分（リン脂質，ヘモグロビンの鉄，含硫アミノ酸のイオウなど）

2）生体機能の調節に関与するミネラル

① pH や浸透圧を調節（カリウム，ナトリウム，カルシウム，マグネシウム，リンなど）

②神経，筋肉，心臓の興奮性の調節（カリウム，ナトリウム，カルシウム，マグネシウムなど）

③酵素の賦活剤として作用（マグネシウム，銅，亜鉛，マンガン，カルシウムなど）

④生理活性物質の構成成分となる（鉄，ヨウ素，亜鉛，モリブデンなど）

生体内では，何種類かのミネラルがそれぞれ相互に作用しあっている場合が多い．

ミネラルの欠乏・過剰と食事摂取基準について**表8-1**に示す．

2　硬組織とミネラル

硬組織（骨や歯など）は，おもにカルシウム，リン，マグネシウム，ナトリウムからなる．

1　カルシウム（Calcium，Ca）

カルシウムは人体にもっとも多く存在するミネラルで，その量は平均して成人体重の約2%（体重50 kgの成人で約1 kg）を占めている．人体に存在するカルシウムの約99%は，リン酸塩やヒドロキシアパタイトとして骨や歯などの硬い組織に存在し，生体を支持する働きをしている．これらの硬組織は，同時にカルシウムの貯蔵部位としても機能している．残りの約1%のカルシウムは細胞や血液中に存在し，生命の維持に必要な機能の調節に重要な役割を果たしている．また，細胞内外の遊離カルシウム濃度の差は大きく（細胞内＜細胞外），この差が細胞の情報伝達に関与していると考えられる．

1）吸収

摂取されたカルシウムは，胃液の塩酸で可溶化され，小腸上部では能動輸送により，小腸下部ではおもに受動輸送によって吸収される．小腸上部の能動輸送能は大きいが，食物の滞留時間を考慮すると小腸下部からのカルシウム吸収量も無視できない[*3]．

2）生理作用

カルシウムは難溶性塩を形成して，骨や歯など硬い組織の構成成分となる．難溶性塩は単純なリン酸塩や炭酸塩ではなく，複雑な構造のアパタイトを基本にカ

---

*3：カルシウムの吸収に影響を及ぼす因子については，"本節4項 骨形成に影響を与える因子"と"6節 ミネラルの生物学的利用"を参照のこと．

アパタイト
$Ca_{10}(PO_4)_6(OH)_2$

表8-1　ミネラルの欠乏・過剰と食事摂取基準

ミネラルの種類	欠乏・過剰	食事摂取基準
カルシウム (Ca)	欠乏症は，骨の発育障害，骨粗鬆症，副甲状腺肥大，神経過敏，テタニー（筋肉のけいれん）など．過剰症は，ミルクアルカリ症候群，結石．	推奨量：30〜74歳の男性で750 mg，15〜74歳の女性が650 mgで，必要に応じて増加させる．成長著しい12〜14歳男性では1,000 mg．18歳以上の男女の耐容上限量は2,500 mg．
リン (P)	欠乏症はほとんどみられない．長期的に欠乏すれば，骨の石灰化が阻害される．過剰摂取により，カルシウムの吸収低下．	目安量：18歳以上の男性で1,000 mg，18歳以上の女性で800 mg，成長期には増加させる．18歳以上男女の耐容上限量は3,000 mg．
カリウム (K)	欠乏症はほとんどみられない．激しい嘔吐や下痢，利尿降圧剤の長期使用などで，カリウム排泄量が増加した場合には脱水感，不整脈などになる可能性がある．食事からのカリウム過剰症は，通常みられない．	目安量：18歳以上では男性2,500 mg，女性2,000 mg．目標量として，15歳以上の男性で3,000 mg以上，女性で2,600 mg以上．
イオウ (S)	欠乏症はほとんどみられない．	設定されていない．
ナトリウム (Na)	摂取不足による欠乏症はみられない．慢性的な過剰摂取では高血圧，胃がんとの関係が報告されている．	推定平均必要量：18歳以上の男女では600 mg，食塩相当量として1.5 g/日．食塩の目標量は15歳以上の男性で7.5 g未満，12歳以上の女性で6.5 g未満．
塩素 (Cl)	欠乏症はほとんどみられない．嘔吐が長期間つづくと食欲減退などの欠乏症状を呈する．	設定されていない．
マグネシウム (Mg)	欠乏症は，虚血性心疾患などの心臓血管の障害，神経過敏症，テタニー（筋肉のけいれん），不整脈などの神経・精神障害や循環器障害．過剰で下痢や高マグネシウム血症を起こす場合があるが，まれである．	推奨量：もっとも高い年齢区分は男性では30〜64歳で370 mg，女性では15〜17歳で310 mg．通常の食品以外からの耐容上限量は成人で1日当たり350 mg．通常の食品からの摂取に対しては上限量の設定はない．
鉄 (Fe)	鉄欠乏は成長期や高齢期の男女，妊娠可能期の女性にみられる．潜在性鉄欠乏の場合は，無症状で自覚がないことが多いが，貧血を発症すると，疲れやすく，頭痛，動悸などを起こす．また，爪が匙形に変形することがある（匙形爪）．過剰症としてはヘモクロマトーシスがあり，酸化ストレスの増大が懸念される．	推奨量：18歳以上では，男性7.0〜7.5 mg，月経のない女性6.0〜6.5 mg，月経のある女性10.5〜11.0 mg．妊娠・授乳期には，推奨量に対して妊婦（中期・後期）で9.5 mg，授乳婦で2.5 mgの付加を行う．耐容上限量は15歳以上の男性で50 mg，12歳以上の女性で40 mgである．
マンガン (Mn)	通常の食生活で欠乏することはほとんどない．過剰症の報告はきわめて少ないが，マンガンを取り扱う作業者では中毒症が認められている．	目安量：18歳以上の男性では4.0 mg，15歳以上の女性では3.5 mg．耐容上限量は18歳以上の男女とも11 mg．
銅 (Cu)	欠乏症は，人工栄養の低出生体重児や高カロリー輸液の長期投与など特殊な環境で，貧血，メンケスちぢれ毛症などが知られている．過剰症は，例外的な急性中毒やウィルソン病（遺伝的疾患）を除いてはほとんどみられない．急性中毒では吐き気，嘔吐など，慢性では嘔吐，黄疸など．	推奨量：15歳以上の男性で0.9 mg（75歳以上は0.8 mg），女性で0.7 mg．耐容上限量は18歳以上の男女で7 mg．
ヨウ素 (I)	日本では欠乏症はほとんどみられない．世界のヨウ素欠乏症多発地域では，ヨウ素を添加した食塩の使用やヨードオイルの投与などで，甲状腺腫などの欠乏症を予防している．長期間の過剰摂取により，甲状腺機能低下症，甲状腺腫，甲状腺中毒症が起こる．	推奨量：18歳以上の男女ともに130 μg．耐容上限量は15歳以上の男女で3,000 μg．
コバルト (Co)	摂取不足による欠乏症はほとんどないが，アルコール中毒患者などでみられる場合がある．	設定されていない．
亜鉛 (Zn)	軽度の亜鉛欠乏では，食欲不振，味覚異常，皮膚障害などがみられる．フィチン酸を多く含む未発酵のパンを主食とし，動物性食品の摂取が少ない中東地域で，貧血，性器発育不全，成長発育障害が知られている．過剰摂取で神経症状，免疫障害，銅欠乏症などを起こす場合がある．	推奨量：18〜74歳の推奨量は男性では11 mg，女性では8 mg．耐容上限量は30〜64歳男性で45 mg，18〜74歳女性で35 mg．
フッ素 (F)	欠乏により虫歯，骨多孔症を起こすことがある．慢性毒性として歯牙フッ素沈着症，急性では悪心，嘔吐，下痢，心不全，けいれん，昏睡など．	設定されていない．
クロム (Cr)	通常，欠乏症や過剰症はみられない．欠乏すると，インスリン感受性の低下，窒素代謝異常，末梢神経障害などがみられる．長期の過剰摂取で嘔吐，下痢，腹痛のほか，腎臓，肝臓，造血，中枢神経などに障害がみられる．6価クロムは肺がんの原因となる．	目安量：18歳以上の男女で10 μg，耐容上限量は500 μg．
セレン (Se)	土壌中のセレン濃度が低い地域（中国東北部から西南部）では克山病（心筋壊死をともなう心疾患）がみられ，セレン欠乏が発症の基本的誘因と考えられる．土壌中のセレン濃度が高い地域ではセレン中毒による脱毛や爪の変形がみられる．セレン錠剤による中毒症の報告もある．	推奨量：18歳以上の男性では30 μg，15歳以上の女性で25 μg．耐容上限量は年齢区分で異なるが，18〜74歳の男性では450 μg，女性では350 μg．
モリブデン (Mo)	食生活が原因とされる欠乏症は知られていない．急性中毒では，下痢をともなう胃腸障害や心不全を起こすとされる．慢性中毒では，関節の痛みや高尿酸血症などが起こることがある．	推奨量：18歳以上の男性で30 μg，女性で25 μg．耐容上限量は18歳以上の男性で600 μg，女性で500 μg．

ルシウム塩やマグネシウム塩などが沈着して形成されている．骨は硬組織ではあるが，破骨細胞による骨吸収と骨芽細胞による骨形成を繰り返して，1年間に約20％の骨が作り直されているといわれる．

細胞や血液中のカルシウムは，おもにイオンとして①細胞の分裂・分化，②筋肉の収縮，③神経の刺激，④細胞膜の透過性，⑤血液の凝固などに関与している．また，細胞内の遊離カルシウム濃度は希薄であるが，このカルシウム濃度のわずかな変動を利用して，細胞内で各種の機能調節が行われている．

血液中のカルシウム濃度は一定にたもたれているため，カルシウム欠乏の影響はその貯蔵部位である骨にみられることが多い．幼児では骨の発育障害，高齢期，とくに閉経後の女性では骨粗鬆症が多くみられる[*4]．

*4：代謝異常などでカルシウム欠乏に陥った場合には，副甲状腺肥大，腸内細菌叢の異常，神経過敏，テタニー（筋肉のけいれん）などの症状が起こる．

3）給源

カルシウムのおもな給源を**表8-2**に示す．牛乳・乳製品は，カルシウムの利用性が高いことが知られている．植物性の食品では，シュウ酸やフィチン酸などの吸収阻害因子を多く含むため，一般にカルシウムの吸収率が低くなる．日本では，乳製品に比べてカルシウム利用性が低いといわれる小魚，海草，豆類，野菜などの食品からカルシウムを摂取する割合が高い．したがって，日頃から十分な摂取を心がけることが大切である．

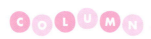

カルシウム欠乏の状況と骨粗鬆症

カルシウムが骨の健康に重要であることは広く知られている．しかしどの年代においても，カルシウムの摂取が推奨量に及ばない状況が長く続いている．平成22年度に独立行政法人日本スポーツ振興センターが実施した「児童生徒の食事状況等調査報告書」では，全国の小学3年生，5年生，中学2年生を対象に栄養素の摂取状況を調べている．この報告書をみると脂肪以外の多くの栄養素が欠乏しているが，とくにカルシウムの欠乏は著しく，中学2年生では男女ともに約7割の生徒が推奨量を充たしていない．給食のない日では，この割合がほぼ9割になる．

骨密度は20歳ごろに最大（最大骨密度）となり，その後緩やかに低下していく．60歳代の女性の骨密度は20歳ごろの80％程度となる．したがって，最大骨密度を高めておく，すなわち丈夫な骨をつくっておくことは骨粗鬆症予防にもっとも大切なのであるが，近年，若年層の最大骨密度が低下している．筆者は女子大生の骨密度を測定したときに，60歳代と同程度の骨密度しかない集団がいて，大変驚いた経験がある．この集団が60歳になったときにはすでに骨粗鬆症である可能性が高い．

私たちの体には恒常性を維持する機能が備わっているので，栄養素の欠乏症状が現れるまでにはある程度の期間を要する．とくにミネラルでは，欠乏症の発症に長期間かかるものが多く，このことが欠乏に気が付くのが遅れる原因となる．カルシウムの十分な摂取は，数十年後の骨の健康を支えるということを覚えておきたい．

2　硬組織とミネラル

表8-2　カルシウムの多い食品

食品名	100 g 中の Ca 量（mg）	1 回に食べる目安量（g）	目安量中の Ca 量（mg）
えび類加工品（干しえび）	7,100	10	710
普通牛乳	110	200	220
さくらえび（素干し）	2,000	10	200
いわし類缶詰（味付け）	370	50	185
プロセスチーズ	630	20	126
ひじき（ほしひじき，乾）	1,000	10	100
こまつな（葉，ゆで）	150	60	90
木綿豆腐	86	100	86
ごま（乾 および いり）	1,200	3	36

日本食品標準成分表 2015 年版（七訂）より計算.

2　リン（Phosphorus，P）

　リンはカルシウムについで多く存在し，成人体重の約1％（体重50 kgの人で約500 g）を占めている．人体に存在するリンの約85％は，カルシウムとともに骨や歯に存在する．残りの大部分は，たんぱく質，脂質，糖などと結合した有機リン化合物としてすべての細胞に含まれ，細胞の構成成分としてだけでなく，高エネルギーリン酸化合物（アデノシン三リン酸：ATP）としてエネルギー代謝に供給するなど，生体内の多くの代謝反応に関与する．また，遺伝情報を担う核酸にも含まれる．

1）吸収と代謝

　リンは，リン酸として小腸からおもに能動輸送により吸収され，吸収にさいしてはNa$^+$の存在を必要とする[*5]．生体内のリン酸は，腸管からの吸収，骨への沈着と骨から血液への溶出，および腎臓からの再吸収で調節されており，リンの摂取が少ないときには腎臓での再吸収が増大する．

2）生理作用

　硬い組織に存在するリンは，カルシウムやマグネシウムとともにヒドロキシアパタイトを形成して，骨や歯などを構成する．

　有機化合物として細胞に存在するリンは，リン脂質として細胞膜の構成成分となるほか，ATP，核酸，リンたんぱく質等の構成成分でもあり，生体内での代謝に広範囲にわたって関与する．とくにATPは，エネルギーを必要とする多くの代謝反応に不可欠な化合物である．体液中のリン酸塩は，pHや浸透圧の調節に関与するほか，細胞内の情報伝達に重要な役割を果たしている．

　リンの摂取不足による欠乏症はほとんどみられないが，長期的に欠乏すれば，骨の石灰化が阻害される[*6]．

3）給源

　リンは食品中に広く分布しているが，小魚や穀類，豆類などに多い（表8-3）．穀類や豆類に含まれるリンの多くはフィチン酸として存在しており，他のミネラ

*5：吸収はオルトリン酸（H$_3$PO$_4$）やモノ過リン酸（ペルキクソリン酸：H$_3$PO$_5$）の形で行われると考えられ，有機リン化合物として摂取した場合には，消化され遊離したリン酸が吸収される．

*6：近年の日本の食生活では，加工食品の利用増加にともない，食品添加物として広く用いられている各種リン酸塩の摂取が多くなっている可能性が指摘されている．リンの過剰摂取は，カルシウムの吸収を低下させることが知られており，日本でカルシウムの摂取量が低いことからも好ましくない．

135

表8-3 リンの多い食品

食品名	100 g 中の P 量（mg）	1 回に食べる目安量（g）	目安量中の P 量（mg）
かたくちいわし（田作り）	2,300	20	460
うなぎ（かば焼）	300	100	300
めじまぐろ（生）	290	80	232
まあじ（開き干し，焼き）	270	80	216
加工乳（濃厚）	100	200	200
水稲めし（玄米）	130	150	195

日本食品標準成分表 2015 年版（七訂）より計算.

ルの吸収阻害因子であると同時に，フィチン酸態のリンの利用性は劣る.

3 マグネシウム（Magnesium，Mg）

マグネシウムは人体に約 0.05％（体重 50 kg の成人で約 25 g）存在し，そのうち 60％はリン酸塩や炭酸塩として骨に沈着している. 筋肉中のマグネシウム（約 20％），その他の軟組織（約 20％）がこれについで，血液には 1％以下しか存在しない. 生体内では，多くの酵素の活性化に必要で，さまざまな代謝に関与している. 虚血性心疾患などの循環器系疾患を予防する作用が注目されている.

1）吸収と代謝

マグネシウムは胃液の塩酸で可溶化され，その大部分が小腸（おもに遠位空腸，回腸）で吸収されるが，吸収機構の全貌については明らかになっていない. 腸管からの吸収は，過剰のカルシウム，リンによって阻害される. 排泄は腎臓を通して行われ，尿細管によって再吸収される. マグネシウムを多く含む骨がその貯蔵部位であるとされ，マグネシウムが欠乏すると骨から遊離してその濃度を調節すると考えられる.

2）生理作用

マグネシウムは 300 種以上の酵素反応の補酵素として働いている. また，この酵素反応を介してエネルギー産生機構とかかわっている. アミノ酸の活性化やたんぱく質の合成にも関与すると考えられ，多くの生命現象にかかわる.

マグネシウムは神経の興奮に対しては，カルシウム同様，抑制的に作用する. また，血管を拡張し，血圧を降下させることが知られている.

マグネシウムが慢性的に不足した場合には，虚血性心疾患などの心臓血管の障害をもたらすことが認められている. とくに，カルシウム 2 に対してマグネシウム 1 未満は好ましくない. マグネシウム欠乏が進行すると，骨粗鬆症，神経過敏症，テタニー（筋肉のけいれん），不整脈などの神経・精神障害や循環器障害がみられる[*7].

3）給源

おもな給源を表8-4 に示した. マグネシウムは葉緑素（クロロフィル）に含まれるため，植物性食品に広く分布している. 表に示した食品のほかにも，野菜

[*7]：腸管からの吸収および腎臓からの排泄を調節することにより，過剰症が発生することはまれである.

3　生体機能の調節作用

表8-4　マグネシウムの多い食品

食品名	100 g 中の Mg 量（mg）	1 回に食べる目安量（g）	目安量中の Mg 量（mg）
ながこんぶ（素干し）	700	10	70
ひじき（ほしひじき，乾）	640	10	64
らっかせい（いり）	200	30	60
そば（ゆで）	27	200	54
いか類加工品（するめ）	170	30	51
糸引き納豆	100	50	50

日本食品標準成分表 2015 年版（七訂）より計算.

などからの摂取がある.

4　骨形成に影響を与える因子

　骨や歯などの硬い組織で生体を支持する働きをしているヒドロキシアパタイトは，リン酸カルシウムと水酸化カルシウムの複合体である．生体内の細胞や血液中のカルシウム濃度は，副甲状腺ホルモン，**活性型ビタミンD**，カルシトニン（甲状腺ホルモン）などによって一定にたもたれ，腸管からのカルシウム吸収を調節し，血液中のカルシウムを骨へ沈着させ，または骨のカルシウムを血液中へ溶出させることによって維持されている（**図8-2**）．したがって，長期にわたるカルシウム欠乏状態は骨のカルシウム含量を低下させ，骨粗鬆症の原因となる．これは骨の外形は変化せず，骨塩量の低下により内部が萎縮する病気で，骨折の原因となる[*8].

　活性型ビタミンDはカルシウムの腸管からの吸収を促進するため，適度な日光浴が推奨されている．また，**運動**による骨への負荷は骨密度を増加させる.

*8：高齢期における骨塩量の低下を予防するためには，成長期に十分なカルシウム摂取を確保し，骨の密度（最大骨塩含量）をあげておくことが重要である.

5　硬組織とフッ素（Fluorine，F）

　フッ素は人体では硬い組織に多く含まれており，骨や歯の形成に必要な成分と考えられている.

　フッ素のむし歯予防効果[*9]は，歯の表面のエナメル質に存在するヒドロキシアパタイトが，フッ化アパタイトとなることで安定化し，酸に溶解しにくくなるためと考えられている．しかし，フッ素濃度が高すぎると，斑状歯とよばれる歯の着色と形成不全が発生することが知られている．外国では，斑状歯の発生が低く，むし歯予防効果が期待できると考えられる1 ppm 程度のフッ素を，飲料水に添加することを試みている地域もある.

*9：飲料水中のフッ素濃度が高い地域では，むし歯の発生率が低いことが確認されているため，歯磨き粉，うがい水などにフッ素剤として添加されている場合がある．また，乳歯にフッ化物を直接塗布することも行われている.

3　生体機能の調節作用

1　ナトリウムと塩素（Sodium，Na と Chlorine，Cl）

　ナトリウムと塩素は大部分を食塩の形で摂取される．ナトリウムは細胞外液中

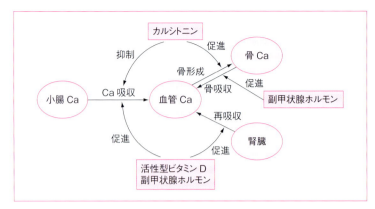

図8-2 血液中カルシウム濃度を一定にたもつためのおもな調節機構

の主要な陽イオンで，細胞外液の浸透圧の維持，pHの調節等に重要な役割を果たす．一方，塩素はナトリウムと同様に細胞外液において浸透圧・pHを維持するほか，胃液の塩酸の成分としてペプシンの活性化（ペプシノーゲン→ペプシン）に関与する．

1）吸収と代謝

主として食塩の形で摂取されたナトリウムと塩素は，ナトリウムイオン，塩素イオンとして小腸から吸収され，ともに大部分が尿中へ排泄される．糞中への排泄はきわめて少ない．多量の発汗では，汗からのナトリウムおよび塩素の喪失量が大きくなる．

体内のナトリウム量を調節するメカニズムは複雑であるが，主要な系として**レニン・アンジオテンシン・アルドステロン系**があり，腎臓における再吸収量の調節によって体内量が維持されている．

2）生理作用

ナトリウムは細胞外液の主要な陽イオンを構成し，陰イオンである塩素イオンや他のイオンとともに細胞外液の浸透圧を維持する．また，水分を保持する作用によって細胞外液量や循環血液量を維持しているが，ナトリウムの過剰はこの液量を増大させ，また浮腫を生じる[*10]．

ナトリウムの排泄量から換算された1日当たりの食塩の最小必要量は約1gであるから，通常の食生活では摂取不足による欠乏症はみられない．多量の発汗，激しい下痢，利尿薬の使用などでナトリウムの喪失量が大きい場合には，倦怠感，食欲不振などを生じる．塩素の欠乏もまれであるが，嘔吐が長期間続くと食欲減退などの欠乏症状を呈する．

食塩は，血圧を上昇させる可能性があり，胃がんなどの促進因子と考えられている．

3）給源

食塩の推定平均必要量が1.5gであることや米国の目標摂取量は青少年で6g以下であることを考慮すると，できるだけ減塩に努めることが望ましい．**表8-5**に示したように加工食品に多く含まれる．

[*10]：世界各国を対象とした調査で，食塩の摂取量と高血圧症の発症に相関がみられ，ナトリウムの過剰が高血圧症を悪化させる要因であることが知られている．しかし，高血圧症の発症には遺伝的な素因が関与すると考えられ，ナトリウムの過剰が直接的な発症の原因となるか否かについては明確になっていない．

表8-5　ナトリウムの多い食品

食品名	100 g 中の Na 量（mg）	1 回に食べる目安量（g）	目安量中の Na 量（mg）
即席中華めん（非油揚げ）	2,700	85	2,295
中華スタイル即席カップめん（油揚げ）	2,700	80	2,160
手延そうめん（乾）	2,300	50	1,150
昆布茶	19,000	3	570
固形ブイヨン	17,000	2.5	425
フランスパン	620	60	372
だいこん・漬物（ぬかみそ漬）	1,500	20	300
ハム類（ボンレス）	1,100	20	220

日本食品標準成分表 2015 年版（七訂）より計算.

2　カリウム（Potassium，K）

　カリウムは体重 1 kg 当たり 2 g 程度含まれている．体重 50 kg の成人では約 100 g 存在するが，その大部分は細胞内にあり，細胞外に多いナトリウムと相互に作用しつつ細胞の浸透圧を維持するのに重要な役割を果たしている.

1）吸収と代謝

　カリウムは小腸で吸収され，大部分は筋肉などの全身の組織に運ばれ，細胞内液に取り込まれる．吸収されたカリウムの一部は肝臓に蓄えられる．排泄の大部分は腎臓において行われ，体内のカリウム量は，主として腎臓での再吸収量の調節によって維持されている．また，5 〜 10％程度が腸管から，少量が汗から排泄される.

2）生理作用

　ナトリウムとともに，**浸透圧の維持，神経刺激の伝達，筋肉の収縮**，水分の保持などに関与する．また，細胞内の pH や酵素反応などを調節し，エネルギー代謝にも関与している．カリウムの細胞内への取り込みはマグネシウムによって促進される．欠乏すると細胞内のカリウムが減少し，代わりにナトリウムが細胞外から細胞内へと移動する.

　カリウムは，腎臓でのナトリウム再吸収を抑制して尿中への排泄を促進するため，高血圧症に対して降圧作用がみられる[*11].

3）給源

　ナトリウムの摂取量が多いと，ナトリウムの排泄量とともにカリウムの排泄量が増加することが知られており，食事からのナトリウムとカリウムの摂取量の比率が高血圧症に影響するといわれている．食塩含有量が高い味噌汁などでは，カリウムを含む食品を入れて具の多い汁とすることで，ナトリウムに対するカリウムの比率を高くすることができる.

　カリウムは，いも，野菜，果実などに多く含まれる（**表8-6**）.

*11：カリウムは多くの食品に豊富に含まれているため，欠乏症はほとんどみられない．しかし，激しい嘔吐や下痢，利尿降圧剤の長期使用など，カリウム排泄量が増加した場合には欠乏状態（脱水感，不整脈など）になる可能性がある．食事からのカリウム過剰症は，通常みられない.

第8章 ミネラルの栄養

表8-6 カリウムの多い食品

食品名	100 g 中の K 量（mg）	1 回に食べる目安量（g）	目安量中の K 量（mg）
さといも（球茎，生）	640	100	640
さつまいも（塊根，焼き）	540	100	540
若鶏肉・むね（皮なし，焼き）	570	80	456
バナナ（生）	360	120	432
ほうれんそう（葉，ゆで）	490	80	392
グレープフルーツ（ストレートジュース）	180	200	360

日本食品標準成分表 2015 年版（七訂）より計算.

3 クロム（Chromium, Cr）

クロムは生体内に生理活性をもつ有機複合体として存在することが知られているが，単離されておらず構造は不明である．耐糖因子として**糖代謝**にかかわるほか，脂質代謝に関与するといわれ，高コレステロール血症や動脈硬化との関連が研究されている．加齢とともに体内含有量が減少する．

食品中のクロム含量は，収穫された土壌や河川，海水などのクロム含量に影響されるといわれる．ビール酵母はクロムのよい給源である．

4 酵素反応とミネラル

1 銅（Copper, Cu）

銅は人体に 70 ～ 100 mg 程度存在し，肝臓や脳に比較的多く分布する．銅はヘモグロビンの成分ではないが，ヘモグロビンの形成に必要であり，また鉄の吸収や貯蔵を促進することが知られている．したがって，鉄欠乏性貧血の治療に，鉄とともに微量の銅が投与される場合がある．また，**活性酸素の消去**に働くスーパーオキシドジスムターゼや，細胞内で酸化還元反応を触媒する呼吸酵素シトクロム C など，多くの**酵素**に含まれる．

小腸から吸収された銅は肝臓に取り込まれ，血中のセルロプラスミン銅として各組織に運搬される[*12]．主たる排泄は，胆汁を介して行われ，吸収した銅の90％以上が排泄され，再吸収はほとんどみられないという．

銅の欠乏症は，人工栄養の低出生体重児や高カロリー輸液の長期投与など特殊な環境でみられる場合がある．また，銅の吸収不全などで銅欠乏となった場合には，貧血，メンケスちぢれ毛症などが知られている．銅は，メラニン生成に関与する酵素チロシナーゼの補因子であるため，銅欠乏により毛と皮膚の脱色が起こる．ヒトでの過剰症は，例外的な急性中毒やウィルソン病（遺伝的疾患）を除いてはほとんどみられない．

銅は，牡蠣，しゃこのほか，豆類，種実類に比較的多く含まれる（**表8-7**）．牛乳は人乳より銅含量が少ない．

*12：吸収についての詳細は明らかでないが，小腸上皮にメタロチオネインが存在し，遊離の銅を結合して必要に応じて血液中に放出すると考えられている．亜鉛およびモリブデンは銅に拮抗して，その吸収を妨げる.

4　酵素反応とミネラル

表8-7　銅の多い食品

食品名	100 g 中の Cu 量（mg）	1 回に食べる 目安量（g）	目安量中の Cu 量（mg）
しゃこ（ゆで）	3.46	60	2.08
いいだこ（生）	2.96	40	1.18
かき（養殖，生）	0.89	80	0.71
えび類加工品（干しえび）	5.17	10	0.52
ずわいがに（ゆで）	0.56	50	0.28

日本食品標準成分表 2015 年版（七訂）より計算.

2　亜鉛（Zinc，Zn）

亜鉛は，**活性酸素の消去**に働くスーパーオキシドジスムターゼをはじめ，多くの**酵素**に含まれることが知られている．アルカリホスファターゼや炭酸脱水素酵素，アルコール脱水素酵素などの脱水素酵素，DNA ポリメラーゼ，RNA ポリメラーゼなどの構成成分として重要で，亜鉛欠乏時には酵素活性が変化していると考えられる[*13]．

ヒトでの亜鉛欠乏症として，中東地域でみられる成長発育障害が知られている．フィチン酸を多く含む未発酵のパンを主食とし，動物性食品の摂取が少ない地域で，貧血，性器発育不全などを呈する．フィチン酸による亜鉛の吸収阻害が原因と考えられている．軽度の亜鉛欠乏では，食欲不振，味覚異常，皮膚障害などがみられる[*14]．

亜鉛の吸収は小腸で行われ，20 種類を超える**亜鉛トランスポーター**が生体機能を調節している．排泄はおもに小腸になされ，尿への排泄は 10％にも満たない．亜鉛の吸収を阻害するフィチン酸や食物繊維などを含む植物性の食品を多く摂取している場合は，必要量が増加すると考えられる．また，人工乳中の亜鉛は人乳に比べて利用率が低い．

牡蠣は亜鉛のよい給源である．亜鉛の多い食品を**表8-8**に示した．

3　マンガン（Manganese，Mn）

マンガンは人体では肝臓，膵臓の組織などに比較的多く含まれ，骨の発育に必要とされている．ピルビン酸カルボキシラーゼおよび**スーパーオキシドジスムターゼ**に含まれるほか，炭水化物，脂質，たんぱく質代謝における**各種の酵素の賦活剤**として知られている．マンガンで活性化されるおもな酵素としてアルギナーゼ，ホスホグリセリン酸キナーゼなどがある．

食品中のマンガンは胃液の塩酸である程度溶解され，小腸で吸収されるが，その吸収率はせいぜい数％であるといわれる．大部分は，胆汁とともに十二指腸へ排泄され，尿へのマンガン排泄はきわめて少ない．日本の通常の食生活では，ヒトのマンガン欠乏症は知られていない．

一般に植物性食品に多く存在し，とくに茶葉には多い（**表8-9**）．茶葉を直接

[*13]：亜鉛欠乏時にみられる種々の症状と亜鉛酵素がどのように関与するのかは，必ずしも明らかになっていない．DNA およびインスリンの合成や糖代謝に関与するといわれ，遺伝情報の発現への関与が注目されている．

[*14]：米国では，1970 年代に子どもたちの毛髪中の亜鉛濃度の低下が問題とされ，軽度の亜鉛欠乏が味覚異常や成長遅延を引き起こす可能性が示唆された．日本でも，軽度の亜鉛欠乏が原因の味覚異常は増加の傾向にあるといわれる．

亜鉛トランスポーター
細胞外から細胞質内へ亜鉛を輸送する ZIP（Zrt-，Irt-like protein）と，細胞内から外に亜鉛を放出する ZnT（Zn transporter）に分類される．組織や細胞特異的に発現する 20 種類以上が存在し，機能している．消化管での吸収には，管腔から小腸粘膜上皮細胞へ亜鉛を輸送する ZIP4 と粘膜細胞から血中に亜鉛を輸送する ZnT1 が働いている．

141

表8-8 亜鉛の多い食品

食品名	100 g 中の Zn 量（mg）	1回に食べる 目安量（g）	目安量中の Zn 量（mg）
かき（養殖，生）	13.2	100	13.2
かたくちいわし（田作り）	7.9	20	1.6
小麦はいが	15.9	8	1.3
アーモンド（フライ，味付け）	4.4	10	0.4
きな粉（脱皮大豆）	4.0	10	0.4

日本食品標準成分表 2015 年版（七訂）より計算．

表8-9 マンガンの多い食品

食品名	100 g 中の Mn 量（mg）	1回に食べる 目安量（g）	目安量中の Mn 量（mg）
玉露（浸出液）	4.60	100	4.60
パインアップル（濃縮還元ジュース）	1.16	200	2.32
そば（生）	0.86	170	1.46
凍り豆腐（乾）	4.32	20	0.86
モロヘイヤ（茎葉，生）	1.32	60	0.79
即席中華めん（油揚げ味付け）	0.82	85	0.70
せん茶（浸出液）	0.31	150	0.47

日本食品標準成分表 2015 年版（七訂）より計算．

摂取する抹茶はよい給源である．食生活が原因とされるマンガン過剰症の報告はきわめて少ないが，マンガンを取り扱う作業者では，中毒症が認められている．

4 セレン（Selenium, Se）

*15：近年，血液や精子に存在するセレンを含むたんぱく質が注目されているが，生理作用についてはまだ明らかになっていない．

セレンは，**グルタチオンペルオキシダーゼ**という酵素の構成成分として知られている．この酵素は**抗酸化作用**を有し，ビタミン E と同様に過酸化脂質を還元する．生体内で，過酸化物から細胞を防御する大切な役割を担っていると考えられる[*15]．

ヒトのセレン摂取量は，土壌中のセレン濃度により影響を受けると考えられ，セレン濃度が低い地域では，セレンの欠乏症がみられる．克山病という心筋壊死を伴う心疾患は，中国東北部から西南部にみられ，セレン欠乏が発症の基本的誘因と考えられている．また，土壌中のセレン濃度が高い地域ではセレン中毒による脱毛や爪の変形がみられ，外国でのセレン錠剤による中毒症の報告もある．

5 鉄（Iron, Fe）

鉄はヘモグロビンとして酸素の運搬にかかわるほか，生体内に広く分布し多くの代謝反応に関与している．細胞内では電子伝達系や酸化還元反応に深くかかわるシトクロムやカタラーゼなどの酵素に含まれる．また，アデノシン三リン酸（高エネルギーリン酸化合物：ATP）の生成に必要なため，エネルギー代謝にもかかわっている（鉄の吸収・代謝については，"5節 鉄代謝と栄養"を参照）．

6 モリブデン（Molybdenum，Mo）

モリブデンはキサンチン酸化酵素の補因子としてヒポキサンチンから尿酸への代謝を触媒するほか，フラビン酵素やアルデヒド酸化酵素の補因子であることが知られている．食生活が原因とされる欠乏症は知られていない．土壌や飲料水中のモリブデン含量が低い地域で食道がんの発生が多いという疫学調査の結果からモリブデンの抗がん作用の可能性が注目されているが，詳細は明らかでない．

乳製品，豆類，穀類，レバーなどが給源である．

7 ヨウ素（Iodine，I）

ヨウ素は人体に 15 ～ 20 mg 存在し，その 70 ～ 80％は甲状腺に含まれ，甲状腺ホルモン（トリヨードチロニン，チロキシン）の成分として，たんぱく質の合成や交感神経の感受性に関与している．甲状腺ホルモンが欠乏すると酸素消費や代謝能が低下する．

海藻などに含まれるヨウ素は無機塩類のかたちでもよく吸収され，ほとんどが尿に排泄される．欠乏すると甲状腺腫になる．欠乏症は日本ではまれであるが[*16]，地球的規模では海から離れた内陸地帯に多くみられる．また，過剰摂取によっても甲状腺腫や甲状腺機能障害を引き起こす可能性がある．

世界のヨウ素欠乏症多発地域では，ヨウ素を添加した食塩の使用やヨードオイルの投与などにより，欠乏症の予防を行っている．

5 鉄代謝と栄養

1 鉄（Iron，Fe）の体内代謝と蓄積

鉄は成人男性で約 4 g 存在し，その 65％が血液中のヘモグロビン，3 ～ 5％が筋肉中のミオグロビン，0.3％が含鉄酵素にあり，残りの 30％がフェリチンやヘモシデリンなどの貯蔵鉄である．

1）吸収と代謝

鉄のおもな吸収部位は小腸上部で，小腸管腔から粘膜をへて上皮細胞内への吸収と，上皮細胞内から血管への移行の 2 段階からなると考えられている．生体内の鉄の量は腸管からの吸収によって調節されており，生理的要求量が高くなれば，鉄の吸収量が増加する．近年，小腸粘膜で **2 つの非ヘム鉄輸送体** が見つかり，吸収過程の詳細が明らかになりつつあるが，ヘム鉄吸収の詳細は不明である．生体内の鉄は排泄されにくく，繰り返し代謝され，再利用される．女性の場合には，月経，妊娠，分娩などによる喪失がある．

小腸管腔から上皮細胞内へ吸収された鉄は，アポフェリチンと結合してフェリチンとなり，上皮細胞内にこのフェリチンが存在すると鉄の吸収が抑制されると考えられている．上皮細胞内の鉄は血液中のトランスフェリンと結合して骨髄，肝臓，脾臓などの各臓器へ輸送される．鉄欠乏では，トランスフェリンが増加し

---

*16：ヨウ素の摂取量はヨウ素含量の高い海藻類や魚類の摂取量のちがいにより大きく異なるが，日本の食生活では 0.1 mg 以下になることはあまりないと考えられ，欠乏症はほとんどみられない．

複数の鉄輸送体
小腸粘膜における非ヘム鉄の輸送体として，小腸管腔側に DMT 1（divalent metal transporter 1）が，基底膜に FPN（Ferroportin，IREG 1）が相次いで発見された．また，ヘム鉄輸送体として HCP 1 が報告されている．このほかに，鉄の吸収に関与するたんぱく質として，粘膜細胞管腔側で 3 価の鉄を 2 価に還元する Dcytb（チトクローム B）や基底膜側で 2 価の鉄を 3 価に酸化する Hephaestine，肝臓でつくられ FPN の分解を促進することで鉄吸収量を制御するペプチドホルモン Hepcidin などが発見され，鉄の吸収調節メカニズムは急速に明らかになりつつある．

て鉄の吸収を促進する．銅を含むたんぱく質であるセルロプラスミンは，ヘモグロビンの形成や2価の鉄が3価の鉄となってトランスフェリンと結合するために必要である．

2）生理作用

鉄は赤血球のヘモグロビンや筋肉細胞のミオグロビンの構成成分となり，生体内に酸素を運搬する重要な役割を担っている．また，生体内に広く分布し，電子伝達系や酸化反応などを行う酵素の成分となり多くの代謝反応に関与している．

生体内の鉄が反応性の高い遊離の状態で存在することは，細胞にとって悪い影響を及ぼすことがあるため，鉄は常にトランスフェリンやフェリチンなどたんぱく質と結合して存在する．

3）欠乏症と過剰症

鉄欠乏は成長期の男女や妊娠可能期の女性にみられ，不足すると貧血を起こす．潜在性鉄欠乏の場合は，無症状で自覚がないことが多いが，貧血を発症すると，疲れやすく，頭痛，動悸などを起こす．また，爪が匙形に変形することがある（匙形爪）．

食生活が原因となる鉄欠乏は，動物性食品の摂取が少なく，フィチン酸など鉄の吸収を阻害する物質の摂取量が多い場合に起こりやすい．成長期や妊娠における鉄需要の増大，月経による失血，腸管からの鉄吸収能の低下なども原因となる．過剰症としてはヘモクロマトーシスがある．

2 ヘム鉄と非ヘム鉄の吸収

食品に含まれる鉄にはヘム鉄と非ヘム鉄があり，ヘム鉄のほうが吸収がよい．**ヘム鉄**とはヘモグロビン，ミオグロビンなどに由来する鉄で，おもに赤身の魚肉や畜肉に含まれる．**非ヘム鉄**は，卵，豆類，緑黄色野菜などに含まれる．非ヘム鉄の多くは3価の鉄であるが，**ビタミンC**を同時に摂取すると，溶解性の高い2価の鉄に還元されるため吸収がよくなる．一方，穀類・豆類に含まれるフィチン酸，野菜などに含まれるシュウ酸，お茶に含まれるタンニン，カルシウムの過剰摂取は，鉄の吸収を低下させることが知られている．大豆製品は鉄の多い食品であるが，その鉄の利用率は動物性食品に比べると低くなる．

1）給源

鉄の多い食品を表8-10に示した．レバーは鉄のよい給源である．表にはないが，畜肉や赤身の魚はヘム鉄を含むため鉄の給源となる．

6 ミネラルの生物学的利用

ミネラルの生物学的利用は，さまざまな条件によって変動する．成長期，妊娠・授乳期，欠乏時にはその要求量が増大するため吸収率が高くなる．食物中に含まれるミネラルの量が低い場合にも吸収率は高くなる．

消化管からの鉄吸収量は生体内の鉄貯蔵量によって変動し，貧血時に鉄吸収が増大することはよく知られている．

表8-10　鉄の多い食品

食品名	100 g 中の Fe 量（mg）	1 回に食べる 目安量（g）	目安量中の Fe 量（mg）
ぶた・肝臓（生）	13.0	50	6.5
あさり・缶詰（水煮）	29.7	20	5.9
ひじき（ほしひじき，鉄釜，乾）	58.2	10	5.8
生揚げ	2.6	120	3.1
めざし（焼き）	4.2	40	1.7
こまつな（葉，ゆで）	2.1	60	1.3

日本食品標準成分表 2015 年版（七訂）より計算.

また，カルシウムの吸収率は高たんぱく質では高くなるという報告があるが，同時に尿中へのカルシウム排泄を増加させる（リンの摂取が一定の場合）．食品中の共存物質も吸収率に影響を及ぼす．カルシウムの吸収を促進する因子としては，ビタミン D，乳糖，リジン・アルギニンなどのアミノ酸や CPP（カゼインフォスフォペプチド）が知られている．一方，野菜などに含まれるシュウ酸，穀類・豆類に含まれるフィチン酸，過剰の脂肪は，いずれもカルシウムと不溶性の塩を作って吸収を阻害する．リン酸もカルシウムと不溶性塩を形成するため，カルシウムとリンの比は 1：2 から 2：1 の間がよいとされている[*17].

7　その他の元素

1　イオウ（Sulfur, S）

イオウは含硫アミノ酸の構成成分として，毛髪，爪の硬たんぱく質（ケラチン）に含まれるほか，体内のすべての細胞に広く存在している．おもにたんぱく質（とくに動物性たんぱく質）として摂取され，消化されて含硫アミノ酸として吸収される．体内で代謝されたイオウの大部分は，硫酸塩として尿中に排泄される[*18].

ビタミン B$_1$，ビオチン，コエンザイム A（CoA）などのビタミンや，胆汁の成分であるタウリンはイオウを含み，生体内で重要な生理作用を担っている．また，細胞間物質の成分として，コンドロイチン硫酸やケラタン硫酸などのムコ多糖類が存在するほか，動脈血管壁のマスト細胞などに存在し血液凝固を阻害すると考えられるヘパリンにも，イオウが含まれている．

2　コバルト（Cobalt, Co）

コバルトはビタミン B$_{12}$ の構成成分であり，赤血球の成熟に必要であるため，欠乏するとビタミン B$_{12}$ 欠乏と同様に悪性貧血となる．生体内にはビタミン B$_{12}$ 以外のコバルトが存在するが，コバルトを含む酵素が存在するほかは，その生理作用は不明である．

吸収についての詳細は明らかになっていないが，小腸で吸収され，吸収経路を

[*17]：小腸における輸送体発現の研究が進んで，共通の輸送体を介して吸収されるミネラル間の相互作用や吸収阻害が明らかになりつつある．サプリメント等で特定のミネラルを高濃度に摂取する場合は，他のミネラル吸収への影響も注意する必要がある．

加工調理によるロス
ミネラル（とくに微量ミネラル）は，煮沸などの加工調理処理でロスする場合があり，注意が必要である．

[*18]：給源はたんぱく質（とくに動物性たんぱく質）であるため，欠乏症はほとんどみられない．

鉄と共有している可能性がいわれている．排泄はおもに尿により行われる．コバルトの摂取不足による欠乏症はほとんどないが，アルコール中毒患者などでみられる場合がある．

　葉菜類，畜肉およびその臓器などが給源である．

　近年，ケイ素，スズ，ニッケル，バナジウム，ヒ素などの欠乏による異常が観察され，超微量元素（痕跡元素）とよばれるようになった．生体内に存在する量がきわめて微量の元素は，必須元素であっても通常の食生活で十分な量が供給されていると考えられ，欠乏症はほとんどみられない．これらの元素のヒトにおける生理作用はいまのところ不明であるが，研究の成果が蓄積されれば明らかになってくるであろう．一方，鉛，水銀，カドミウムなどの重金属類では，食品や飲料水などの汚染による中毒が知られている．過剰摂取が有害であるとされる元素については，その摂取に注意したい．

第 **9** 章

水の機能と出納

1 水の出納

　水はヒトの体内にもっとも多く存在する構成成分であり，酸素とともに生命を維持するために必要不可欠な物質である．ヒトの体内の水含有割合は，物質代謝がきわめて盛んな胎児期に高く，成長とともに低下して成人では体重の約2/3程度となり（**表9-1**），加齢にともなって減少する．

　日本では水が容易に摂取できるため栄養素として分類されることが少ないが，完全に水が欠乏すると数日間しか生存できない．また，極度の発汗や下痢，嘔吐などで水分の損失が増大しているときに，水の摂取が不足すると脱水症状を起こす．乳幼児は成人に比べて水分含量が高く，脱水症状を起こしやすい．

　ヒトの体内では，水分代謝の平衡が維持されている（**表9-2**）．水の摂取は，飲料水，食品に含まれる水，栄養素の代謝にともなって生成する代謝水であり，飲料水および食品中に含まれる水の量で約2,000 mLとなる．排泄は，尿，糞便，不感蒸泄により，摂取量と等しくなるよう調節されている．

1 代謝水

　栄養素（糖質，脂質，たんぱく質）が体内で酸化分解されるさいに生成される水があり，代謝水とよばれている．各栄養素1 gについて生じる水の量は，糖質0.56 mL，脂質1.07 mL，たんぱく質0.41 mLと考えられ，1日で合計して約200～300 mLの代謝水が生成される．

水分の損失と機能障害
生体からの水分の損失量が体重の約6％では粘膜乾燥，乏尿など，約7～14％では昏睡，精神神経症状，体温上昇などの機能障害をきたし，生命に危険を生じる．

表9-1　ヒトの体内水分量

	水分含有割合（％）
胎児	83 ～ 98
新生児・乳児	70 ～ 75
成人	60 ～ 65

表9-2　水の出納

水の摂取（mL）		水の排泄（mL）	
飲料水	1,000 ～ 1,200	尿	1,000 ～ 1,400
食品に含まれる水	900 ～ 1,000	糞便中の水	100 ～ 200
代謝性の水	200 ～ 300	不感蒸泄	800 ～ 1,000
摂取量合計	2,200 ～ 2,500	排泄量合計	2,200 ～ 2,500

第9章 水の機能と出納

ミネラルの補充

不感蒸泄で失われるのは水だけであるが，汗には各種の無機質が含まれる．そのため，運動などにより大量に発汗した場合には，スポーツ飲料などでミネラルの補充も行うことが望ましい．

2 不感蒸泄

不感蒸泄は通常の環境下で皮膚表面や呼気から無意識に失われる水分で，その量は体表面積 $1 m^2$ 当たり 600 mL である．成人が皮膚や肺から不感蒸泄として排泄している水分量は，1 日約 800 〜 1,000 mL となる．不感蒸泄には汗は含まれない．発汗で多量の水が失われた場合には，尿の量が減少して調節される．

3 不可避尿量

身体から失われる水としては，腎臓を経由して尿として排泄されるものが多い．尿の排泄量は摂取した水分量によって大きく変動し，体内の水分量を一定に保つ働きをしている．しかし，体内で生じる代謝生成物を排泄するために約 400 〜 500 mL の尿が必要といわれ，**不可避尿**とよばれている．消化管へも消化液として多量の水（1 日に 7,000 〜 8,000 mL）が分泌されるが，その大部分が再吸収されるため，糞便中への水の排泄量は約 100 mL と少ない．

4 不可避水分摂取量

代謝水を含めた水の合計摂取量は 1 日当たり 2,200 〜 2,500 mL となるが，このうち摂取しなければならない最低限の量を**不可避水分摂取量**という．水の摂取が少なくても，不感蒸泄（約 800 〜 1,000 mL）と不可避尿量（約 400 〜 500 mL）による水の排泄は減少することができない．この合計量から生体内で生成される代謝水量を差し引いたものが不可避水分摂取量となる．水の摂取が多い場合には，尿の量が増加して水の排泄量が調節されている．

5 脱水，浮腫

1）脱水

生体における体液の量と浸透圧は，腎臓で水とナトリウムの再吸収を調節することにより，一定の範囲に保たれている．細胞外液の浸透圧が上昇すると下垂体後葉から抗利尿ホルモン（バソプレッシン）が分泌され，腎臓における水の再吸収を促進して体液量は増加する．また，体液量が低下（血圧低下）するとレニンの分泌が増加し，アンジオテンシンⅡによりアルドステロンが副腎皮質から分泌され，腎臓における Na^+ の再吸収を促進して体液量が増加する．

体液量が欠乏した状態が脱水であり，高張性脱水（水分欠乏型脱水），等張性脱水，低張性脱水（ナトリウム欠乏型脱水）に分類される．

水分欠乏型の高張性脱水では，水分の喪失や摂取不足が原因で細胞外液が濃縮され浸透圧が上昇する．そこで細胞内から水が移動して細胞外液の欠乏を補う．体液浸透圧の上昇や細胞内脱水にともない口渇が強くなるため，意識が明確であれば飲水することで改善される．水分の摂取不足，嘔吐，下痢，過剰な発汗，腎機能が低下している乳幼児や高齢者，口渇中枢の障害などがおもな原因である．

等張性脱水は，出血，下痢，嘔吐，熱傷などで大量の細胞外液が急速に失われ

高齢者の水分摂取

加齢により口渇感などの感覚が低下するため，認知症の高齢者などでは周囲が水分摂取に気をつける必要がある．

た場合にみられ，浸透圧の変化をともなわない．循環血液量の減少により，血圧が低下する．

低張性脱水（ナトリウム欠乏型脱水）では，ナトリウムの喪失により細胞外液の浸透圧が低下する．浸透圧の変化にともなって細胞外の水が細胞内へ移行し，結果として循環血漿量が減少し，血圧低下，顔面蒼白，四肢冷感などを引き起こす．また，細胞内液の増加により頭蓋内圧が亢進して倦怠感，食欲不振，頭痛などが起こる．

2）浮腫

浮腫とは，細胞，細胞間組織に過剰な水が貯まることである．静脈やリンパの流れの障害，局所の炎症などで生じる局所性浮腫と，なんらかの疾患が原因の全身性浮腫に分けられる．局所性浮腫の原因としてアレルギーや炎症，静脈瘤等があげられるが，長時間にわたって座位で過ごすような職種や妊産婦，高齢者などでは，下肢の循環不全による浮腫[*1]がみられる．

全身性浮腫の原因として，腎疾患（ネフローゼ症候群，腎不全，急性糸球体腎炎），肝硬変，心不全，栄養障害などがあげられる．浮腫の解消には原因となっている疾患の治療が重要であるが，対症的には利尿薬が処方される．腎疾患による浮腫ではナトリウム（食塩）摂取の制限が体液量の低下に役立つ．

低張性脱水の原因
嘔吐や食料不足なども原因としてあげられるが，多くは，利尿薬の過剰投与，自由水の過剰投与（電解質の不適切な補給），腎機能不全などで生ずる．

[*1]：このような浮腫では利尿薬が処方されるが，マッサージ，温浴，指圧などの有効性も報告されている．

2 電解質の代謝

生体内の水は，細胞のなかに存在する細胞内液と，細胞外に存在する細胞外液（血液および細胞間液）に分けられ，物質を溶かして各種の代謝の場となるほか，栄養素や代謝生成物の運搬に寄与している．

水は溶解能が大きく，多くの物質を溶かすことができるため，溶媒として生体内でつぎのような機能を果たしている．

①栄養素の消化や吸収
②物質の生体内輸送や排泄
③栄養素の代謝反応
④体液のpHの調節や浸透圧の維持

これらの反応はすべて物質が水に溶けることによって進行する．

また，水は比熱や気化熱が大きいため，

⑤体温変化を少なくし，発汗によって体温を調節している．

熱伝導率が大きいため，

⑥発生した熱をすばやく拡散し，一部の組織で温度が上昇することを防ぐ．

① 水・電解質・酸塩基平衡の調節

体液の分布は**図9-1**のようになっており，体重の約60%を占める体液のうち2/3は細胞内に，1/3は細胞外に存在する．細胞外液の3/4は組織間液，1/4は血漿である．細胞内液と細胞外液の組成は，**表9-3**に示す通りである．体液の陽イオンはNa^+，K^+，Ca^{2+}，Mg^{2+}であり，陰イオンはCl^-，HPO_4^{2-}，HCO_3^-，

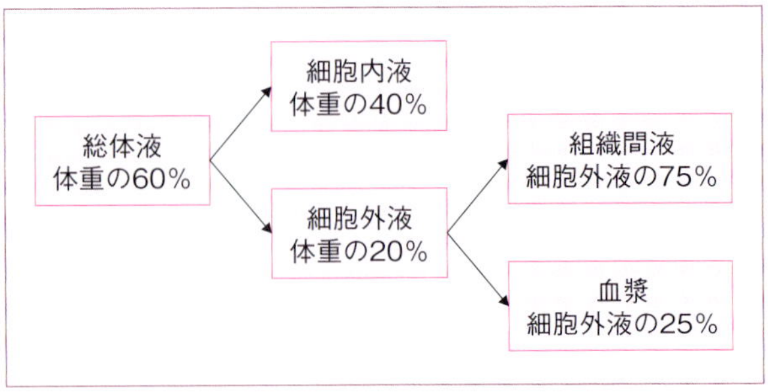

第9章 水の機能と出納

図9-1 体液分布

表9-3 体液の組成

イオン	細胞外液	細胞間液	細胞内液
	mEq/L		
Na^+	135 ~ 145	145	10 ~ 20
K^+	3.5 ~ 5.5	3.5 ~ 5.5	130 ~ 150
Cl^-	95 ~ 105	110 ~ 115	< 3
HCO_3^-	22 ~ 30	25 ~ 35	< 10
HPO_4^{2-}	2	2	110 ~ 120

A. Friedman, Pedatr Nephrol. 25(2010) より作成.

細胞内液と細胞外液

通常,細胞内液の量は一定に維持されており著しい変動はみられないが,水は細胞内液と細胞外液を仕切る細胞膜を,浸透圧の低いほうから高いほうへと受動的に移動する.

SO_4^{2-} などの無機イオンのほか,各種の有機酸,たんぱく質などが存在している.細胞内液には主として K^+,Mg^{2+},HPO_4^{2-},たんぱく質などが,細胞外液には Na^+,Cl^-,HCO_3^- などがみられる.このような電解質の組成は,体液の浸透圧を一定にたもち,pHや体温の調節に役立っている.

体液の欠乏を**脱水**,過剰を**浮腫**という.脱水は,運動や発熱,高温環境による多量の発汗,室温の乾燥状態,嘔吐,下痢などで引き起こされる.脱水は,水の欠乏とともに電解質(とくに Na^+)の欠乏をともなう場合がある.水分欠乏型の脱水では,①細胞外液の浸透圧が高くなる,②細胞外液,細胞内液ともに液量が減少する,ということがみられる.一方,ナトリウムも欠乏した場合には,①細胞外液の浸透圧が低くなる,②細胞外液量が減少し,細胞内液量は増加する,という特徴がある.浮腫は,循環障害や腎機能障害などによって水の排泄が阻害され,体液が過剰になっている状態をいい,組織間液に水が蓄積して浮腫を生ずる.

水の摂取基準は？

水の目安量や上限量は日本では定められていない.

体液 pH は,酸-塩基平衡によって pH7.4 付近に正確にたもたれている.この調節は,体液の電解質(炭酸-重炭酸緩衝系,リン酸塩系,たんぱく質系),呼気中への炭酸ガス排出,腎臓での酸の排出などによって行われている.体液のpHが正常範囲から酸性にある状態を**アシドーシス**,アルカリ性にある状態を**アルカローシス**とよぶが,日常の食品摂取では起こらない.

2 高血圧とナトリウム・カリウム

Na^+,Cl^- は細胞外液,K^+ は細胞内液の主たる電解質として,浸透圧の維持に

150

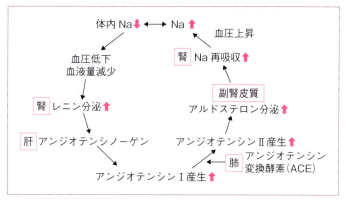

図9-2　体内ナトリウム減少に対するナトリウム保持作用（レニン - アンジオテンシン - アルドステロン系）
Na負荷増大時はレニン分泌が低下し，Na再吸収は抑制される．

重要な役割を果たしている．一方，食塩（NaCl）の過剰摂取は血圧を上昇させ，カリウム摂取量の増加は血圧を低下させることが知られている．

食塩制限による降圧効果が期待される一方で，食塩による血圧の上昇には個人差があることも知られている．体液のナトリウム量は，**レニン-アンジオテンシン-アルドステロン系**（図9-2）で維持されているが，遺伝的素因（アンジオテンシノーゲンの多型）の違いが食塩の感受性に関係すると考えられている．

カリウムによる降圧作用は，腎臓におけるナトリウムの再吸収を抑制し，尿中へのナトリウム排泄を促進することによる．

ナトリウムの食事摂取基準

ナトリウムの推定平均必要量は，男女とも1日に0.6g（食塩相当量1.5g）とわずかであるが，日本の食塩目標量は，1日当たり15歳以上の男性7.5g未満，12歳以上の女性6.5g未満で，WHOの1日5g以下に比べて高い値になっている．国民健康・栄養調査の結果では食塩摂取量は低下傾向にあるが，平成29（2017）年は20歳以上の男性10.8g，女性9.1g，平均9.9gであるため，現実の摂取量を考慮して目標量を定めた結果である．

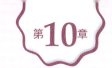

第10章 エネルギー

1 エネルギーの定義と分類

1 エネルギーの定義

　エネルギー（energy）[*1]とは，「仕事をなしうる量・能力」と定義されており，閉じた系では普遍的に保存される（エネルギー保存則）という意味で，もっとも基本的な物理量のことである．

　エネルギーの形態としては，熱エネルギー，光エネルギー，電気エネルギー，化学エネルギー（イオン化エネルギー）などがあり，その大きさをそれぞれの単位で表している．

　緑色植物は光合成により，動物などのエネルギー源となる糖質，脂質，たんぱく質などの有機化合物を合成する．動物はこれらの植物を摂取して，植物体内に固定された化学エネルギーを利用している．肉食をする動物のエネルギー補給も，究極的には緑色植物の化学エネルギーに依存している[*2]．

　1700年代の終わりに，ラボアジェは，生体内エネルギーが一種の燃焼によって供給されていることを示した．すなわち，人体は動植物からなる食物を生物的燃料として摂取し，呼吸によって得た酸素で，それを酸化した結果できた化学エネルギーを，人体に必要なエネルギーに変えているのである．体内に取り入れられたエネルギーは，すでに述べたような生物学的仕事をなすための**化学エネルギー**，**機械的エネルギー**，**電気的エネルギー**，**浸透圧的エネルギー**などや，**体温保持のための熱エネルギー**として消費され，一部は化学エネルギーの形で体内に貯留されるが，最終的には，ほとんどが熱として体外に放散される．

　各動物は動植物体から化学エネルギーを得ているが，それと同時に代謝産物として二酸化炭素や水などを放出する．そこで，ふたたびこれらを原料として植物は有機物を合成するという，物質とエネルギーの循環が形成されている（**図10-1**）．

2 エネルギーの単位

　エネルギーは仕事をなしうる量・能力であるから，なにか仕事がなされてはじめてその存在と大きさを知ることができる．したがって，エネルギーの量は一定の単位として表す必要がある（**表10-1**）．

　エネルギーおよび仕事のCGS単位〔センチメートル（centimetre）・グラム（gram）・秒（second）を基本単位とする物理学の単位系で，"CGS"は基本単位の頭文字をつなげたものである〕は**エルグ**（erg）で，1エルグとは1ダイン（dyne，

[*1]：エネルギーという語はドイツ語のEnergieが日本語にもち込まれたもので，その語源はギリシア語の「仕事」を意味する「ἔργον」に前置詞「ἐν」をつけたἐνεργός (energos)に由来する．

[*2]：動物やヒトは植物のように光のエネルギーを利用することはできないし，もちろん，熱機関のように外界の高温などの熱をそのまま利用することもできない．われわれが直接利用しうるのは，動植物体に固定された化学エネルギーのみである．

第10章 エネルギー

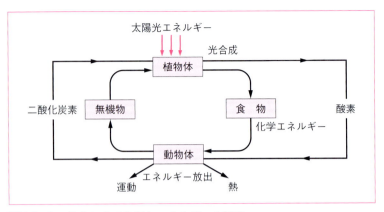

図10-1　生物による物質とエネルギーの循環

表10-1　エネルギーあるいは仕事の単位と相互交換率

cgs 単位
1 エルグ (erg) = 1 dyn·cm = 1 g·cm²·sec⁻² (1 dyn ≒ 1/981 g重)
実用単位
運動のエネルギー：1 ジュール (J) = 1 watt·sec = 10⁷ erg
仕事のエネルギー：1 kg·m = 9.807 × 10⁷ erg = 9.807 J = 2.34 cal
熱・化学エネルギー：1 cal = 0.427 kg·m = 4.184 J

記号：dyn)（1 g·cm·sec⁻² = 10⁻⁵ N）の力で物体が1 cmだけ力の方向に動いたときの仕事である．この10⁷倍の仕事量が1 **ジュール**（Joule, 記号：J）(kg·m²·sec⁻²) で，1 J = 10⁷ erg ≒ 0.24 cal となる．

3　カロリー

　栄養学においては，生体内で発生するエネルギーは栄養素の燃焼によるものが主体であることから，エネルギーの単位としては，従来から燃焼熱の量を表す単位であるカロリーを用いている．1カロリー (cal) は，1気圧のもとで水1gの温度を14.5℃から15.5℃まで上げるのに要する熱量で，4.184ジュール (J) に相当する[*3]．このカロリーの使用については，いろいろと論議があり，エネルギーの単位としてはジュールのほうが理論的であるということから，FAO/WHOの勧告（1973年）でもカロリーとジュールが併記された．国際規約で将来はすべてジュールに統一されることが期待されるものの，日本では習慣的にカロリー単位が汎用されている[*4]．

2　食品のもつエネルギー

1　物理的燃焼値と生理的燃焼値

　食物中の糖質，脂質，たんぱく質が，体内の化学変化によってどれくらいのエネルギーを発生するかは，それを**ボンブ**（ボンベまたはボムともいう）**カロリーメーター**（**爆発熱量計**，図10-2）で燃焼してみれば，だいたいの値を知ること

[*3]：栄養学ではこの量は小さすぎるので，その1,000倍のキロカロリー (kcal) を用いる．食品のエネルギーや種類の異なる活動エネルギーなどは，すべてカロリーに換算して示されてきた．

[*4]：なお，1ジュールという量は栄養学においては小さすぎるので，カロリー同様，その1,000倍のキロジュール (kJ)，または10⁶倍のメガジュール (MJ) を用いる．

ができる．しかし，生体内で発生する熱量は，かならずしもボンブカロリーメーターのそれとは一致しない．それは，生体内では摂取した栄養素が完全に消化吸収されるわけでなく，また吸収されたものでも，それらがみな完全に酸化されるわけではないからである．

糖質と脂質は，普通体内で完全に酸化されて二酸化炭素と水になる．しかし，たんぱく質の場合には，クレアチニン，クレアチン，尿素など，ボンブカロリーメーター内なら燃焼可能な分解産物が，体内では未分解のまま尿中に排泄される．

生体内酸化の場合には，消化吸収，あるいは上記のような不完全燃焼による熱量の減少を考慮せねばならない．ボンブカロリーメーターで得た物理的燃焼値に対し，生体内で利用される熱量を生理的燃焼値という[*5]．

ボンブカロリーメーター中で完全に燃焼させると，平均してつぎのような熱量を生じる．

炭水化物 1 g 当たり　　　　　4.1 kcal
脂質 1 g 当たり　　　　　　　9.45 kcal
たんぱく質 1 g 当たり　　　　5.65 kcal

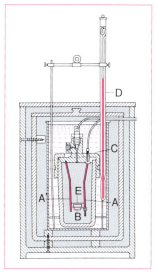

図10-2　ボンブ（ボム）カロリーメーター（爆発熱量計）

小池五郎．やさしい栄養学：女子栄養大学出版部；1985．
A：酸素を導入する銅管でBを支える
A'：銅線
B：白金皿に被検物をのせる
C：ニッケル製の円筒で水を満たす
D：温度計
E：被検物を貫く細い鉄線ヒーター

体内では，炭水化物と脂質は別として，たんぱく質の場合，その1gに由来する尿中の含窒素物の燃焼値は 1.3 kcal であるから，体内で発生する熱量は，上記の 5.65 kcal から未利用エネルギー 1.3 kcal を差し引いた 4.35 kcal となる（**ルブナー係数**）．

ところで，前に述べたように，摂取した栄養素は全部吸収されるものではないので，消化吸収率を考慮に入れなければならない．それぞれの栄養素の消化吸収率は食品によって異なるものであるが，**アトウォーター**（Atwater）は混合普通食中では，炭水化物98％，脂質95％，たんぱく質92％とした．これを用いて計算すると，熱量素が体内で発生する実際の熱量は，1gにつき，つぎのようになる．

炭水化物　　 4.1 kcal × 0.98 ≒ 4 kcal
脂　質　　　 9.45 kcal × 0.95 ≒ 9 kcal
たんぱく質　 4.35 kcal × 0.92 ≒ 4 kcal

この4，9，4をアトウォーターの熱量換算係数といっている[*6]．

2　食品のエネルギー計算

「日本食品標準成分表2015年版（七訂）」に示されている食品のエネルギー値

[*5]：試料皿に乾燥後の食品をのせて添加する．食品が燃えると熱を発生し，燃焼筒のまわりの水温が上昇する．その上昇の程度から食品がもつエネルギー量を求める．

[*6]：アトウォーターの係数（炭水化物4，脂質9，たんぱく質4 kcal/g）は，アメリカの標準食事構成をもとにして出したもので，アメリカとわが国とでは食糧構成が異なることから，消化吸収率にも差があり，当然，係数値も変わることになる．FAOを中心とする国際的傾向としては，食品をいくつかの群に分類し，その群ごとのエネルギー換算係数を個別に算出する方式を採用している．

は，可食部100g当たりのたんぱく質，脂質および炭水化物の量（g）に各成分ごとのエネルギー換算係数を乗じて算出してあり，おもな食品の**エネルギー換算係数**は，下記のとおりである．

①穀類，動物性食品，油脂類，大豆および大豆製品のうち主要な食品については，「日本食品標準成分表の改訂に関する調査」（科学技術庁資源調査所資料）の考察に基づく係数を適用している．

②上記以外の食品については，原則としてFAO/WHO合同特別専門委員会報告のエネルギー換算係数を適用している．

③適用すべきエネルギー換算係数が明らかでない食品や複数の原材料からなる加工食品については，アトウォーターの係数を適用している．

④アルコール類を含む食品については，アルコールのエネルギー換算係数としてFAO/WHO合同特別専門委員会報告に従い7.1 kcal/gを適用している．

⑤酢酸を含む食品については，酢酸のエネルギー換算係数として3.5 kcal/gを適用している．

3 エネルギー代謝の測定法

体内で行われている代謝のうち，とくにエネルギー消費量について取り扱う分野をエネルギー代謝という．エネルギー代謝は**基礎代謝**，**活動代謝**，**食事誘発性体熱産生**（食物の特異動的作用）および睡眠時代謝に分けて考えられる．

エネルギー代謝とは，体内においてエネルギーを獲得してATPを合成し，ATPを利用して各種の仕事を行うための諸反応の総称である．したがってその量は，体内における熱量素の燃焼量に比例する．その測定法には**直接法**と**間接法**の2種類がある．

1 直接測定法

外気と熱の交流を完全に遮断した室内にヒトをいれ，人体から発散する熱量を室内を循環する冷却管内の水に吸収させ，水温の上昇と水の量から直接発生熱量を測定するものである．

2 間接測定法

呼吸によって体内に摂取した酸素の量と吐き出した二酸化炭素の量とを測定し，さらにたんぱく質分解の結果，尿中に排出された窒素の量を測定することによって，それぞれ体内で燃焼したたんぱく質・脂質・糖質の量をもとめ，間接的に体内で消費した熱量を知る方法である．酸素ガスや二酸

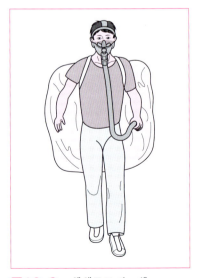

図10-3　ダグラスバッグ

化炭素ガス量を測定する方法なので，ガス代謝法といわれる．

この方法の代表的なものは「**ダグラスバッグ**（Douglas bag）」（**図10-3**）を用いる方法で，この方法は容易にガス代謝量を測ることができる[*7]．

また，最近では携帯型の代謝測定装置や，間接法のヒューマンカロリメーターや二重標識水法が用いられている．**二重標識水法**（DLW）は，安定同位体である酸素 -18（^{18}O）と重水素（^{2}H）の二重にラベルされた二重標識水（$^{2}H_2{}^{18}O$）を被験者が飲み，尿や唾液をサンプルとして2種類の安定同位体の経日的濃度変化を測定することにより，エネルギー消費量を推定する方法である．ただしこの方法は，測定費用や分析技術面で実施がかなり限定的である．

[*7]：呼気採集用のマスクを空気がもれないように装着し，一定時間（ふつう10分間）大気を呼吸し，呼気をマスクに接したダグラスバッグに集めるものである．

3 燃焼したたんぱく質量

体内でたんぱく質が燃焼すれば，窒素は含窒素化合物として尿中に排泄される．窒素に 6.25（たんぱく質の窒素含量が平均16％であるから 100/16 = 6.25）を乗ずれば，体内で分解したたんぱく質量がもとめられる．

そして，レーウィ（Loewy）によると，たんぱく質は窒素1gにつき5.923Lの酸素を消費し，4.754Lの二酸化炭素を発生するから，尿中排泄窒素 Ng 当たり，

5.923 L ×窒素（Ng）＝たんぱく質の燃焼に要した酸素量（L）

4.754 L ×窒素（Ng）＝たんぱく質の燃焼に由来する二酸化炭素量（L）

となる．

4 燃焼した糖質と脂質の量

呼吸試験により消費した酸素量および発生した二酸化炭素量を測定し[*8]，これから体内でたんぱく質が燃焼するさいに必要とする酸素量と，その際に生じる二酸化炭素量を差し引くと，残りは糖質と脂質の酸化に関係した酸素と二酸化炭素の量となる．

[*8]：この際の二酸化炭素 / 酸素の比を呼吸商 respiratory quotient；RQ という．

（全酸素消費量 L）−（5.923 L × Ng）＝糖質と脂質の燃焼に要した酸素量（L）

（二酸化炭素排出量 L）−（4.754 L × Ng）＝糖質と脂質の燃焼に由来する二酸化炭素量（L）

この二酸化炭素 / 酸素の比を**非たんぱく呼吸商**（non-protein respiratory quotient；**NPRQ**）という．

糖質が完全燃焼するときは

$C_6H_{12}O_6 + 6\,O_2 \rightarrow 6\,CO_2 + 6\,H_2O$

呼吸商 ＝ CO_2/O_2 ＝ 6 / 6 ＝ 1

脂質では（例：トリステアリン tristearin）

$2\,C_{57}H_{110}O_6 + 163\,O_2 \rightarrow 114\,CO_2 + 110\,H_2O$

呼吸商 ＝ 114/163 ＝ 0.7

混合脂質の呼吸商は 0.707 とされている．

いま，NPRQ の測定値が1なら体内で糖質のみ，また，0.707 なら脂質のみが燃焼したことになり，その中間の値なら両者がともに燃焼したことを示す（普通

第10章 エネルギー

表10-2　混合酸化における糖質および脂質の割合

非たんぱく呼吸商 NPRQ	燃焼比率（％）		1 L の酸素に対する発生熱量 (kcal)
	糖　質	脂　質	
0.707	0	100.0	4.686
0.75	15.6	84.4	4.739
0.80	33.4	66.0	4.801
0.85	50.7	49.3	4.862
0.88	60.8	39.2	4.889
0.90	67.5	32.5	4.924
0.95	84.0	16.0	4.985
1.00	100.0	0	5.047

ツンツ・シュンブルグ・ラスク（Zuntz-Schumburg-Lusk）一部抜粋.

$0.82 \sim 0.84$）.

　その場合一定量の酸素消費に対する NPRQ の値がわかれば，それに対する糖質と脂質の燃焼比率と発生熱量をもとめることができる．**表10-2**は，種々の NPRQ の対する糖質と脂質との燃焼比率と，その際に発生する酸素 1 L 当たりの熱量（kcal）を示す．

　糖質と脂質の燃焼で発生した総熱量はこの表から得られた熱量に，両者の燃焼に消費された酸素量（L）を乗じればもとめられる．

5　総熱量のもとめ方

　いま，1 時間に消費した酸素量 15.0 L，生じた二酸化炭素量 13.0 L，尿中に排出した窒素量を 0.5 g とする．

　糖質と脂質の燃焼に由来する熱量は，つぎのようにもとめられる．

　たんぱく質燃焼のための酸素量は前頁より N 1 g あたり 5.923 L なので

　　$5.923 \text{ L} \times 0.5 = 2.9615 \text{ L} \fallingdotseq 2.96 \text{ L}$

　たんぱく質の燃焼に由来する二酸化炭素量は N 1 g あたり 4.754 L であるから

　　$4.754 \text{ L} \times 0.5 = 2.3770 \text{ L} \fallingdotseq 2.38 \text{ L}$

　糖質と脂質の燃焼のための酸素量は

　　$15.0 \text{ L} - 2.96 \text{ L} = 12.04 \text{ L}$

　糖質と脂質の燃焼に由来する二酸化炭素量は

　　$13.0 \text{ L} - 2.38 \text{ L} = 10.62 \text{ L}$

　非たんぱく呼吸商は

　　$10.62 \text{ L}/12.04 \text{ L} \fallingdotseq 0.88$

表10-2より発生熱量は

　　$4.889 \text{ kcal} \times 12.04 \fallingdotseq 58.9 \text{ kcal}$

　つぎにたんぱく質の燃焼に由来する熱量は，たんぱく質の燃焼により消費される酸素 1 L につき 4.485 kcal の熱量が発生することが実験でわかっているので

　　$4.485 \text{ kcal} \times 2.96 \fallingdotseq 13.3 \text{ kcal}$

したがって，1時間の間の糖質・脂質・たんぱく質の燃焼による総熱量は

58.9 kcal ＋ 13.3 kcal ＝ 72.2 kcal

となる．

4 エネルギー消費量

1 基礎代謝量（basal energy expenditure；BEE）

基礎代謝とは「体温の維持，呼吸・循環機能，中枢神経機能，最小限の筋緊張など生命維持に必要な生理化学的反応を支える覚醒安静時の最小のエネルギー代謝量」と定義されており，基礎代謝量とは早朝空腹時（食後10数時間たち消化管の活動が休んでいるとき）に，20℃前後の室内で静かに身体を横たえている状態で測定された消費熱量のことである．

1）基礎代謝量に影響する因子

基礎代謝量は個人または個々人の身体状況に応じて変動するため，①～⑨のような因子についても考慮する必要がある．

①**体表面積**：体表面積は基礎代謝量と高い比例関係を示す．

②**年　齢**：1日の基礎代謝量は成長速度の著しい思春期（男15～17歳，女12～14歳）までは，身体が大きくなるにしたがい急速に増加し，以後はほぼ同程度の代謝量で成人に移行し，一般的には，50歳以降から老年期にかけ組織の代謝も減少するため低下していく[*9]．

③**性　別**：性による基礎代謝量の違いは体構成成分（筋肉組織量，脂肪組織量）の割合によるものである．成人女子は男子に比べて筋肉組織が少なく，脂肪組織が多い（男子の約2倍）ため基礎代謝量が低い（**表10-3**）．

[*9]：体重当たりでは1～2歳時が最高となり，以後，年齢がすすむにつれて低下する．幼児期の基礎代謝量が体重当たりで最高となる原因は，細胞数の増加にともなう代謝活動の亢進によるためである（表10-3）．

表10-3　参照体重における基礎代謝量

年齢 （歳）	男			女		
	基礎代謝 基準値 （kcal/kg体重/日）	参照 体重 （kg）	基礎代謝量 （kcal/日）	基礎代謝 基準値 （kcal/kg体重/日）	参照 体重 （kg）	基礎代謝量 （kcal/日）
1～2	61.0	11.5	700	59.7	11.0	660
3～5	54.8	16.5	900	52.2	16.1	840
6～7	44.3	22.2	980	41.9	21.9	920
8～9	40.8	28.0	1,140	38.3	27.4	1,050
10～11	37.4	35.6	1,330	34.8	36.3	1,260
12～14	31.0	49.0	1,520	29.6	47.5	1,410
15～17	27.0	59.7	1,610	25.3	51.9	1,310
18～29	23.7	64.5	1,530	22.1	50.3	1,110
30～49	22.5	68.1	1,530	21.9	53.0	1,160
50～64	21.8	68.0	1,480	20.7	53.8	1,110
65～74	21.6	65.0	1,400	20.7	52.1	1,080
75以上	21.5	59.6	1,280	20.7	48.8	1,010

厚生労働省．日本人の食事摂取基準（2020年版）；2019.

④**季節，外気温**：夏は，筋肉を弛緩させて代謝機能を低め熱の産生を少なくし，一方，血管を拡張させて熱の放散を容易にする（この状態は**副交感神経**の緊張状態である）．冬は，筋肉を緊張させて代謝機能を高め熱の産生を増し，一方，血管を収縮させて熱の放散を防ぐ（この状態は**交感神経**の緊張状態である）．したがって，夏に基礎代謝量は５％低く，冬には約５％高くなる．

⑤**労働の強さ**：筋肉労働に従事している者や運動選手の基礎代謝量は，一般の人より約10％前後高い．これは筋肉量が多いため，代謝も高まるためである．

⑥**栄養状態**：栄養失調，栄養不良の場合，体表面積当たりの基礎代謝量は低下する．これは，栄養不足に対する生体の適応現象として，熱量消費を少なくしようとする細胞活動力の減退によるものと解される．

⑦**ホルモン**：甲状腺，脳下垂体，副腎，生殖腺のホルモンは基礎代謝量に影響するが，これらのうち甲状腺ホルモンはとくにエネルギー代謝と密接な関係にある[*10]．

⑧**発　熱**：発熱した場合，基礎代謝量は体温上昇にほぼ比例して高まり，正常体温を１℃超えるごとに基礎代謝量は約13％亢進するという．

⑨**月経と妊娠の影響**：女性ホルモン分泌の周期的変化が基礎代謝量にも影響し，月経中に最低になり，その後しだいに増加して月経２〜３日前に最高になる．同じ人で最高・最低の差は約６％である．

妊娠した場合，最初の４カ月の基礎代謝量はほとんど変化しないが，その後しだいに増加して，出産直前には４カ月の頃の20％増しくらいになる[*11]．

２）基礎代謝量の求め方

空腹，適温，安静の状態において，一定時間内の酸素消費量と二酸化炭素排出量を測定すると，基礎代謝量を算定することができる．しかしこのように測定しなくても，だいたいの基礎代謝量を知る方法がある．

①体重１kgについて１時間あたりの基礎代謝量を，男子は１kcal，女子は5/6 kcalとして計算すると，だいたい実測値に近い値を得る[*12]．しかし，幼児・小児の基礎代謝量をこの方法で計算すると，実際よりかなり低い値となる．身体が小さいほど体重のわりに体表面積が広く，基礎代謝量は体表面積に比例する傾向があるからである（**ルブナーの体表面積の法則**）．

②年齢別，性別に定められた基礎代謝基準値（kcal/kg体重／日）を用いて算出すると，より正確な基礎代謝量をもとめることができる．基礎代謝基準値は，日本人の基礎代謝量（年齢別，性別）実測報告例の値を平滑化して求められたものである（**表10-3**）．その１日量はつぎの式で算出される．

基礎代謝量(kcal/ 日)＝基礎代謝基準値(kcal/kg 体重/日)×基準体重(kg)

2　安静時代謝量（resting energy expenditure；REE）

安静時代謝とは，いすに腰掛けた覚醒状態時のエネルギー代謝のことで，安静時代謝量の測定条件としては，空腹時（食後２時間以上が望ましい），静寂を保った20℃前後の室内で静かにいすに腰掛けた状態で測定する．

[*10]：チロキシンの分泌過剰（バセドウ病の場合）は基礎代謝量を50％以上も増加させ，逆に甲状腺の機能低下（粘液水腫）の場合は，基礎代謝量は約30％減少する．

[*11]：胎児の体重が妊娠後半期に著明に増加するからであるが，出産直前の基礎代謝量は出産後の母体と新生児の基礎代謝量の和に等しく，妊娠期の基礎代謝量は，体重にだいたい比例するものと一般に考えられている．

[*12]：体重60 kgの男子は1,440 kcal，54 kgの女子は1,080 kcalとなる．

安静時代謝量は，いすに腰掛けた状態で測定するため，座位による循環器への負荷や姿勢維持のための筋活動による増加分と食事誘発性体熱産生（DIT）の影響から，基礎代謝量に比べ20%高い（基礎代謝の1.2倍）．

3 睡眠時代謝量（sleeping energy expenditure；SEE）

睡眠時代謝とは，睡眠時間全部あるいは一部におけるエネルギー消費量で，睡眠時代謝量は，睡眠に入ってしばらくは食事の影響をうける可能性があり，この点を除いて基礎代謝量と似た条件での測定となるため，値も近くなる．睡眠時代謝量（8時間）/ 基礎代謝量は，ほぼ1.0である．

4 活動時代謝量（activity energy expenditure；AEE）

活動（作業）時代謝とは，種々の身体活動時に起こる代謝のことで，その量を知ることで1日の消費エネルギー量を推定することができる[*13]．

身体活動の強さを表す指数として，エネルギー代謝率（RMR），動作強度（Af），メッツ（METs）などがある．

1）メッツ（metabolic equivalents；METs）

METsとは，各種の身体運動時の全エネルギー消費量が，座位安静時のエネルギー消費量の何倍に当たるかを示す単位である[*14]．

METs＝活動時総代謝量 / 安静時代謝量

2）アクティビティー・ファクター（activity factor；Af，動作強度）

各身体活動における単位体重単位時間あたりの強度を示す値で，単位体重単位時間当たりの基礎代謝量（kcal/kg/ 分）の倍数で表されている．絶食時の座位安静時代謝量は仰臥位で測定する基礎代謝量より，およそ100%大きい．

Af ≒ メッツ値× 1.1

3）エクササイズ（Ex＝ メッツ・時）

身体活動の量を表す単位で，身体活動の強度（メッツ）に身体活動の実施時間（時）をかけたものである．より強い身体活動ほど短い時間で1エクササイズになる．

Ex ＝ METs ×時間

4）身体活動レベル（physical activity level；PAL）

身体活動レベルとは，食事誘発性体熱産生の影響も受けるが，おもに身体活動量の指標であり，二重標識水法（DLW）で測定された総エネルギー消費量を基礎代謝量で除した指標と定義される．

5 食事誘発性体熱産生（diet-induced thermogenesis；DIT）

DIT は，食物を摂取すると，その後数時間にわたって体熱の産生が高まり，体温が上昇してくる反応である．この反応は，食物が咀嚼されている間に味覚や痛覚を介して脳の中枢に刺激が伝達され，その結果，**交感神経系**が活動してノル

[*13]：「健康づくりのための身体活動指針2013」では，身体活動を「安静にしている状態より多くのエネルギーを消費するすべての動作を指す」と定義しており，運動とは「身体活動のうち，体力の維持・向上を目的として計画的・意図的に実施するもの」，生活活動とは「身体活動のうち，運動以外のものをいい，職業活動上のものも含む」と定義している．

[*14]：「身体活動のメッツ（METs）表」は（独）国立健康・栄養研究所のウェブサイトにある．

第10章　エネルギー

アドレナリンの分泌が高まり，生体のエネルギー代謝が上昇するために起こり，食後の短時間に生ずるものと，食物が消化・吸収され，さらに代謝されていくという長時間にわたる食物の処理過程において起こる体熱産生とを含む[*15]．

よって，生活全般における身体活動時の総エネルギー消費量（TEE）は安静時代謝量＋活動（作業）時代謝量であり，基礎代謝量＋食事誘発性体熱産生＋活動（作業）時代謝量でもある．

6　生活時間調査（タイムスタディ，行動時間調査）

生活時間調査とは，家庭や学校（あるいは職場）での諸活動，余暇活動などの1日の生活の動きを時間で正確に追跡記録していくことである．活動（作業）別時間数と活動（作業）別消費エネルギーとから1日の総エネルギー消費量を計算できる（表10-4）[*16]．

調査記録上の要点は下記のとおりである．

①2～3日間調査したほうがよい．

②記録は分単位とする．

③動作と休憩と歩行の区別ははっきりしておくこと．歩行についても，その内容をはっきりさせておくことが必要である．

④表10-4に示すように，学校（あるいは職場）内と学校（あるいは職場）外に分けて集計すると都合がよい．それは学校，職場における労働強度，または家庭内の生活状態を知ることができるからである．

⑤メッツ（METs）あるいはエネルギー代謝率（RMR）が等しいような同一条件の同種作業別に時間を集計して，整理するのがよい．

5　推定エネルギー必要量

「日本人の食事摂取基準（2020年版）」では，2015年版と同様に基本事項として，エネルギー必要量は，WHOの定義に従い，「ある身長・体重と体組成の個人が，長期間に良好な健康状態を維持する身体活動レベルのとき，エネルギー消費量との均衡が取れるエネルギー摂取量」と定義され，比較的に短期間の場合には，「そのときの体重を保つ（増加も減少もしない）ために適当なエネルギー」と定義されている．また，小児，妊婦または授乳婦では，エネルギー必要量には良好な健康状態を維持する組織沈着あるいは母乳分泌量に見合ったエネルギー量を含むとされている．

エネルギーの必要量は他の栄養素と異なり「充足」という考え方ではなく，「適正」という考え方をもとに基準が示されており，そこに「範囲」は存在しない．

エネルギー必要量については，無視できない個人間差が要因として多数存在するため，性・年齢階級・身体活動レベル別に単一の値として示すのは困難であるが，エネルギー必要量の概念は重要であることから，参考表（表10-5）が示されている．

[*15]：DITによる熱発生量は，運動のためのエネルギーとしては利用されず，単に過剰熱量として発生するので，徒費熱量ともいわれている．しかしDITは体温の保持には利用される．

[*16]：グラフ化生活日記として食行動異常（生活リズム）の修復方法のために治療現場で使われている．また，家事作業などの合理化を検討することにも役立つものである．

表10-4 消費熱量の計算

〔大学生女子〕　年齢：18，身長：158.0 cm，体重：50.0 kg，体表面積：1.50 m², 基礎代謝量（BEE）：18歳女子の基準値　37.3 kcal/m²/時. したがって，37.3 × 1.50 ≒ 56 kcal/時. 1分当たりは 0.9 kcal. ただし，下表の作業ごとの計算に当たっては，基礎代謝量（BEE）を分当たり 1.0 kcal として総計したのち，0.9 kcal で補正すると便利である*.

活動（作業）		時間〔分（作業）〕 t	RMR	BEE ×(RMR+1.2)× t	METs	Ex=METs×時間
学内	身じたく	30 （0.50）	0.5	51	2.0	1.00
	休憩，雑談	60 （1.00）	0.2	84	1.5	1.50
	食事	15 （0.25）	0.4	24	1.5	0.38
	歩行　ぶらぶら	10 （0.17）	1.5	27	2.0	0.34
	歩行　普通	12 （0.20）	2.1	40	3.0	0.60
	歩行　はや足	10 （0.17）	3.5	47	4.0	0.68
	歩行　かけ足	3 （0.05）	7.0	25	8.0	0.40
	講義（座学）	200 （3.33）	0.2	280	1.8	5.99
	講義（体育実技：軽運動）	40 （0.67）	3.0	168	4.5	3.02
	課外活動（バスケットボール）	40 （0.67）	7.0	328	6.0	4.02
小計		420 （7.00）		1,074		17.93
学外	睡眠	500 （8.33）	BEE 90%	450	0.9	7.50
	食事	30 （0.50）	0.4	48	1.5	0.75
	身じたく	50 （0.83）	0.5	85	2.0	1.66
	通学（往復）　徒歩	30 （0.50）	3.0	126	3.3	1.65
	通学（往復）　バス停	10 （0.17）	0.2	14	1.2	0.20
	通学（往復）　バス	20 （0.33）	1.0	44	1.0	0.33
	休憩，雑談	30 （0.50）	0.2	42	1.5	0.75
	勉強，テレビ	235 （3.92）	0.2	329	1.8	7.06
	入浴	30 （0.50）	2.3	105	1.5	0.75
	掃除	30 （0.50）	2.0	96	3.5	1.75
	家事	55 （0.92）	2.0	176	2.5	2.30
小計		1,020 （17.00）		1,243		20.65
総計		1,440 （24.00）		2,589*		42.63**

*：基礎代謝による補正 ･･･ 2,589 kcal × 0.9 = 2,330 kcal
**：Ex をエネルギーに換算すると，42.63 × 50.0 × 1.05 = 2,238 kcal
18歳女子の基礎代謝量（BEE）は Harris-Benedict 式にて算出
655.1 ＋（9.56 × 50）＋（1.85 × 158）－（4.68 × 18）= 1,341

●推定エネルギー必要量（kcal/日）の算定方法

成人（18歳以上）

＝基礎代謝量（kcal/日）※1 ×身体活動レベル※2

　　※1：基礎代謝量（kcal/日）

　　　　　＝基礎代謝基準値（kcal/kg 体重／日）×参照体重（kg）

　　※2：身体活動レベル

　　　　　＝エネルギー消費量÷基礎代謝量

第10章 エネルギー

表10-5 推定エネルギー必要量（kcal/日）

性　別	男性			女性		
身体活動レベル[1]	Ⅰ	Ⅱ	Ⅲ	Ⅰ	Ⅱ	Ⅲ
0〜 5（月）	−	550	−	−	500	−
6〜 8（月）	−	650	−	−	600	−
9〜11（月）	−	700	−	−	650	−
1〜 2（歳）	−	950	−	−	900	−
3〜 5（歳）	−	1,300	−	−	1,250	−
6〜 7（歳）	1,350	1,550	1,750	1,250	1,450	1,650
8〜 9（歳）	1,600	1,850	2,100	1,500	1,700	1,900
10〜11（歳）	1,950	2,250	2,500	1,850	2,100	2,350
12〜14（歳）	2,300	2,600	2,900	2,150	2,400	2,700
15〜17（歳）	2,500	2,800	3,150	2,050	2,300	2,550
18〜29（歳）	2,300	2,650	3,050	1,700	2,000	2,300
30〜49（歳）	2,300	2,700	3,050	1,750	2,050	2,350
50〜64（歳）	2,200	2,600	2,950	1,650	1,950	2,250
65〜74（歳）	2,050	2,400	2,750	1,550	1,850	2,100
75 以上（歳）[2]	1,800	2,100	−	1,400	1,650	−
妊婦（付加量）[3]　初期				+50	+50	+50
中期				+250	+250	+250
後期				+450	+450	+450
授乳婦（付加量）				+350	+350	+350

[1] 身体活動レベルは, 低い, ふつう, 高いの3つのレベルとして, それぞれⅠ, Ⅱ, Ⅲで示した.
[2] レベルⅡは自立している者, レベルⅠは自宅にいてほとんど外出しない者に相当する. レベルⅠは高齢者施設で自立に近い状態で過ごしている者にも適用できる値である.
[3] 妊婦個々の体格や妊娠中の体重増加量, 胎児の発育状況の評価を行うことが必要である.
注1：活用に当たっては, 食事摂取状況のアセスメント, 体重および BMI の把握を行い, エネルギーの過不足は, 体重の変化または BMI を用いて評価すること.
注2：身体活動レベルⅠの場合, 少ないエネルギー消費量に見合った少ないエネルギー摂取量を維持することになるため, 健康の保持・増進の観点からは, 身体活動量を増加させる必要があること.

乳児・小児　（1〜17歳）

=基礎代謝量（kcal/日）×身体活動レベル＋エネルギー蓄積量（kcal/日）

妊婦

=妊娠前の推定エネルギー必要量（kcal/日）＋妊婦のエネルギー付加量（kcal/日）[※3]

　　※3：妊婦のエネルギー付加量（kcal/日）

　　　　　=妊娠による総消費エネルギーの変化量（kcal/日）＋エネルギー蓄積量（kcal/日）

授乳婦

=妊娠前の推定エネルギー必要量（kcal/日）＋授乳婦のエネルギー付加量（kcal/日）[※4]

　　※4：授乳婦のエネルギー付加量（kcal/日）

　　　　　=母乳のエネルギー量（kcal/日）−体重減少分のエネルギー量（kcal/日）

6　臓器別エネルギー代謝

　生体全体でのエネルギーの産生（input）と消費（output）の出納は，普通過不足のないバランスを保っている．しかし丸ごとの生体を臓器別にみていくと，そこには臓器特有のエネルギー出納の特徴がある．生体内の臓器別エネルギー消費量は**表10-6**に示すとおりである．これらのうちとくにエネルギーバランスの特徴の際だつ筋肉，肝臓，脳，脂肪組織の4臓器に注目し，それぞれのエネルギー出納の特徴を記載する．

1　筋　肉

1）筋線維の種類

　筋肉は，脳・脊髄神経の指令に基づいて機能する**筋線維**とそうでない筋線維に2分され，それぞれ随意筋と不随意筋とよばれる．**随意筋**は**横紋筋**であり，顕微鏡で筋肉に横縞がみえる．**不随意筋**は心筋以外すべて**平滑筋**である．平滑筋に横縞はみえない．

2）筋肉の解剖学的構成

　ヒトの生体には100種類以上の横紋筋がある．筋肉の収縮を構造的に受けもつのは，おもに横紋筋の**ミオシン**と**アクチン**の2分子である．

　ではミオシンとアクチンの関係はどうか．筋肉が弛緩しているとき，ミオシン分子とアクチン分子の重合体は結合し，「低エネルギー状態」にある．このとき筋細胞で産生されたアデノシン三リン酸（ATP）はミオシン分子と結合準備状態にある．筋肉に接合した神経末端からの神経情報により筋細胞内に流入したカルシウム（Ca）イオンの作用で，ミオシンはアクチンと解離しATPと結合，その結果ミオシン分子は「高エネルギー状態」に移行する．この状態でATPがADPとリン酸それぞれ1分子に分解されてミオシンから遊離する際，筋線維は収縮する．ふたたびミオシンはアクチン分子と重合し，低エネルギー状態に戻る．すなわちミオシン分子にATPが結合するタイミングと，実際にミオシン線維が収縮するタイミングにはズレがある．

　横紋筋の分類：収縮は遅いが持続力のある Type Ⅰ（**赤筋**）と，速いが持続力のない Type Ⅱ（**白筋**）に大別できる（**表10-7**）．持続力は細胞内のエネルギー源の供給量による．すなわち持続力のある Type Ⅰ の筋線維は，エネルギー源である ATP を産生するミトコンドリアが豊富であり，好気的代謝を行うための毛細血管が多いという解剖学的特徴をもつ．

表10-6　臓器別安静時エネルギー消費量（%）

臓　器	肝臓	脳	筋肉	心臓	腎臓	小計
臓器安静時エネルギー消費量（REE）%	29	19	18	10	7	83
臓器・組織重量／体重　%	2	2	40	0.4	0.4	44.8
REE（%）／臓器・組織重量（%）	14.5	9.5	0.45	25	17.5	

第10章 エネルギー

表10-7 筋細胞の分類と特徴

特　徴	Type Ⅰ（赤筋）	Type Ⅱ（白筋）
収縮の早さ	遅　い	早　い
ミオグロビン含有量	多　い	少ない
毛細血管の量	多　い	少ない
ミトコンドリアの酵素活性	高　い	低　い
リポたんぱくリパーゼ活性	高　い	低　い
トリグリセリド含有量	多　い	少ない
グリコーゲン含有量	わずかに低い	わずかに高い
グリコーゲン分解酵素活性	低　い	高　い
筋原線維のATPase活性	低　い	高　い

Frayn KN. Metabolic Regulation-A Human Perspective : Portland Press, 1996, p69, 表3.1.（特徴の項目の順序を一部改変）.

表10-8 グルコーストランスポーターの型

サブクラス	型	分布する組織	解離定数 Km（mmol/L）
Ⅰ	GLUT 1	赤血球, 胎児, 胎盤, 脳血管関門	5～7
	GLUT 2	肝臓, 尿細管上皮, 小腸上皮, 膵β細胞	7～20
	GLUT 3	神経細胞	1.6
	GLUT 4	骨格筋, 心筋, 脂肪組織	5
Ⅱ	GLUT 5	空腸	5（フルクトース）
	SGLT 1*	十二指腸, 空腸, 腎尿細管	

* Na-dependent glucose transporter. GLUT family ではない.

Frayn KN（ed.）. Metabolic Regulation-A Human Perspective : Portland Press, 1996. p51.

*17：グルコーストランスポーター：細胞膜を通過するグルコースの能動輸送は, 輸送促進たんぱくのスーパーファミリーのひとつ. 属するグルコース輸送体は（Glucose Transporter；GLUT）と表わされ, アミノ酸配列の類似性により, クラスⅠ, Ⅱの2つのサブクラスに分類される.
クラスⅠ：GLUT 1, GLUT 2, GLUT 3, GLUT 4（表10-8）
クラスⅡ：GLUT 5（表10-8）, GLUT 11（フルクトース, グルコース輸送）, GLUT 7（小胞体外へのグルコース輸送）, GLUT 9（近位尿細管でのフルクトース, 尿酸輸送）

*18：したがって血糖が上昇し, それに反応して血中インスリン濃度が高まると, グルコースを取り込む量と速度は高まる.

3）筋細胞のエネルギー代謝

筋細胞内でエネルギーが産生される経路には, グルコースの「**解糖系**」と, 中性脂肪から遊離する脂肪酸がTCAサイクルに入る脂肪酸の「**β-酸化系**」の2系統がある.

筋細胞でのグルコース代謝（解糖系）：筋細胞の細胞膜には, グルコースの受容体のうち, **GLUT**（glucose transporter）[*17] 1 とGLUT 4（**表10-8**）があり, 前者は安静時に, 後者は運動時など代謝亢進の際に血中のグルコースを筋細胞内に取り込む. この際, これらグルコース受容体はインスリン感受性がある[*18]. 筋細胞内に取り込まれたグルコースはリン酸化されてグルコース-6-リン酸となり, ATP産生の基質となる. 筋細胞内に移動したインスリンは, さらにグリコーゲン合成酵素の活性を高め, グリコーゲン分解酵素の律速酵素（グリコーゲンホスホリラーゼ）活性を抑制する. このような機序により余剰のグルコースは, グリコーゲンとして筋細胞内に貯蔵され必要時の供給に備える.

筋細胞での脂肪酸代謝（β-酸化系）：脂肪酸を含む中性脂肪（トリグリセリド）はリポたんぱく質にコーティングされて水溶性となり, 血液中を流れる. 筋細胞の細胞膜にある**リポたんぱく質リパーゼ**（LPL）が, 血中のリポたんぱく顆粒と結合してトリグリセリドを加水分解し, 筋細胞内で脂肪酸が産生される. こ

の脂肪酸はグルコースと同様にTCAサイクルに入り，ATPのエネルギーを産生する．

4）運動時の筋細胞のエネルギー代謝

運動時の筋肉のもっとも大きな変化は，筋肉内への血流の増加である．その変化は運動の強度によるが，概ね通常の数倍の増加である．その結果，筋細胞に取り込まれるグルコース量が高まり，エネルギー供給能が上昇，エネルギー需要の増加に対応する．

2 肝臓

1）エネルギー勾配からみた肝細胞の配列（図10-4）

小腸で吸収された栄養素は，長鎖脂肪酸がリンパ系を通過する以外は，他のグルコース，アミノ酸，中鎖・短鎖脂肪酸はいずれも門脈を通って肝臓内に流入する．この栄養素の流れは，肝小葉の6角形の頂点にある門脈系から肝細胞への流入経路となる．したがって肝小葉の周辺の肝細胞はより高濃度の栄養素に接触し，細胞内器官も周辺部のミトコンドリアは大きく，数も多い．すなわち肝臓はエネルギー代謝の観点から見ると，肝小葉のゾーン別に代謝活性が異なるという解剖学的特徴を備える．

2）門脈と膵静脈の関係

肝細胞内に取り込まれた栄養素はほぼ肝細胞内で代謝される．そのため，インスリンやグルカゴンなど，膵臓で合成されるホルモンを他の臓器よりも多量に必要とする．この肝臓の高いホルモン需要を補うため，膵静脈の血液は高濃度を維持したまま最大の目的臓器である肝臓に到達できるという解剖学的な特徴を備えている．

3）肝臓の消費エネルギー量

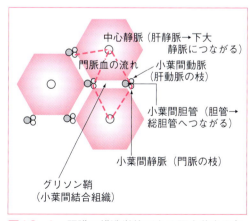

図10-4　肝臓の構造単位である肝小葉を6角形で示す

この6角形の周辺から中央の中心静脈に向けて，門脈からの栄養素の高低の濃度勾配（図中の放射状の色の濃淡）がみられる．その濃度差，肝小葉での位置の相違で，肝細胞内の構造の差が生じる．

生体の臓器別エネルギー消費量をみてみると（表10-6），丸ごと1個の臓器別では，臓器のなかで全安静時消費エネルギー量（resting energy expenditure；REE）に占める割合は，圧倒的に肝臓が大きく，29％である．すなわち全REEの約3分の1を肝臓が消費している．このことからも，いかに肝臓が代謝の中心臓器であり，エネルギー代謝自体に大きなエネルギーを消費しているかがわかる．

4）肝細胞のエネルギー代謝

栄養素の肝細胞ミトコンドリアへの取り込み：肝細胞のエネルギー産生方法も他の臓器と変わらない．糖，アミノ酸，脂質の代謝によるエネルギー産生反応は，主に細胞内の小器官であるミトコンドリア内のマトリックスで行われる．

グルコースによるエネルギー代謝：まずグルコースは解糖系酵素によりピルビン酸にまで変換される．ピルビン酸はミトコンドリアの2枚の膜を通過できる．したがってマトリックス内に自由に入ることができる．マトリックス[19]でアセチルCoAに変換され，TCAサイクルに入る．この経路が，エネルギー代謝の主要な代謝経路である．

アミノ酸によるエネルギー代謝：アミノ酸もグルコース同様，ピルビン酸を経てTCAサイクルに入りエネルギー産生に供するのが主たる経路である．このアミノ酸代謝で，ピルビン酸を経ないアミノ酸はα-ケト酸の形でミトコンドリア内膜を通過し，マトリックス内でTCAサイクルに入る．

脂肪酸によるエネルギー代謝：トリグリセリドの3個の炭素骨格と結合する長鎖脂肪酸（LCFA）はホルモン感受性リパーゼの作用で，炭素骨格からはずれて遊離する．遊離したLCFAは，酵素（long chain acyl CoA synthetase）によってアシルCoAと結合，ミトコンドリアの外膜を通過する．外膜と内膜の間のスペース（intermembrane space）でアシルCoAからはずれカルニチンと結合し内膜を通過できる．マトリックス内に入ると，カルニチンははずれ，ふたたびアシルCoAと結合しβ-酸化のサイクルに入る[20]．ここで2個の炭素がはずれて$FADH_2$を産生し，β-酸化を繰り返して，2個ずつ炭素が短くなる．その都度，呼吸鎖（電子伝達系）と連鎖してATPが産生される．

以上述べたグルコース，アミノ酸，脂肪酸の代謝反応は，肝臓だけの反応ではない．しかし生体内で最大の栄養素の代謝反応の場である肝臓では，その反応の量が大きい．これらの代謝の主経路はグルコースであるが，血糖の低下や種々の侵襲が生体に加わると脂肪酸やアミノ酸の肝臓への供給量が増加し，エネルギー代謝も侵襲に応じてダイナミックに変化する．

3　脳

1）脳のエネルギー代謝の特殊性

脳の重量は成人で約1.5 kg，体重の2％にすぎない．しかし脳のエネルギー消費量は全REEの19％にのぼる（**表10-6**）．重量単位当たりの消費エネルギー量では，心臓，腎臓，肝臓についで大きい．脳の神経細胞も，通常のエネルギー源はグルコースのみで供給される．脳血管と脳の神経細胞との間には，**血液脳関門**（blood-brain barrier；BBB）があり，脂質は通過できないからである．ただし3日間飢餓が続くと，生体内のグルコースは使い切ってしまい，脂肪酸が酸化されてできるケトン体がエネルギー源となる．

2）脳細胞でのグルコースの取り込み

細胞膜の表面にあるグルコーストランスポーターのうち，GLUT3は脳細胞の

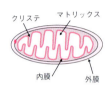

[19]：ミトコンドリアマトリックス

[20]：ミトコンドリア内に入る際ミトコンドリアの外膜と内膜の間でのカルニチンが関与する反応は「カルニチンシャトル」とよばれる．

6　臓器別エネルギー代謝

表10-9　エネルギー源としての体組成

| | エネルギー産生栄養素 | | | 血中の栄養素 | |
	脂　肪	たんぱく質	グリコーゲン	中性脂肪	グルコース
体重当たり（%）	20	18	0.7		
血清濃度（mg/dL）				100	100
重量（g）	10,000	9,000	350	（計4 g）	（計4 g）
エネルギー密度（kcal/g）	7.14	3.81	4.05	9	3.97
エネルギー量（kcal）	71,400	34,300	1,215	39	16
エネルギー量（Mcal）	71.4	34.3	1.215	0.039	0.015
消費日数（日）	47.9	22.9	0.8	0.024	0.01
概　算	6～7週間	3週間	1日	30分	15分

雨海照祥，他．エネルギー消費の意義と問題．表1.8. In：細谷憲政，編著．今なぜエネルギー代謝か－生活習慣病予防のために：第一出版；2000．p23．一部改変．

みに存在する．その解離定数Kmはきわめて小さい（**表10-8**）ので，GLUT3はほとんど血中のグルコース濃度によらずに，脳神経細胞への安定したグルコースの取り込みを保証する．

3）脳におけるエネルギー代謝の調節機構－視床下部とエネルギーの恒常性の維持

　脳内物質により摂食行動が制御され，エネルギーバランスの恒常性が制御されている．

　ニューロペプチドY（NPY）：記憶や血圧，体温などに関係する神経物質であるNPYは，脳室内に投与すると摂食を刺激する．またエネルギー消費量を減少させる．

　オレキシン：食欲を亢進させる生理作用をもつ．さらに飲水量の増加，覚醒レベルの上昇，胃液分泌などの薬理活性がある．

④ 脂肪組織

1）体組成における脂肪組織

　体組成中の脂肪組織の平均重量は20%であり，細胞中の中性脂肪は他の栄養素に比して貯蔵されるエネルギー量は膨大かつ最大である．仮に脂肪組織内に貯蔵されるトリグリセリドのエネルギーのみを利用しても，6～7週間生きのびるだけのエネルギーを脂肪組織は蓄えている（**表10-9**）．

2）褐色脂肪組織（BAT）と白色脂肪組織（WAT）

　脂肪組織は，その肉眼的な色の相違から褐色脂肪組織（**brown adipose tissue**：BAT）と白色脂肪組織（**white adipose tissue**：WAT）に分けられる[21]．

3）BATでの発熱の機序

　BATが多数もつミトコンドリアでは，電子勾配を産生する電子伝達系（ET）が効率的なエネルギー産生システムである酸化的リン酸化反応と共役（カップリング）させない**脱共役たんぱく質**（**uncoupling protein**：UCP）の作用で熱

[21]：BATの褐色は，細胞質内に多数含まれるミトコンドリアの色であり，細胞質内に多数の脂肪滴として中性脂肪を貯蔵する．一方WATの細胞質には1個の脂肪滴があり，この脂肪滴がWATの細胞質のほとんどすべてを占める．

169

第10章 エネルギー

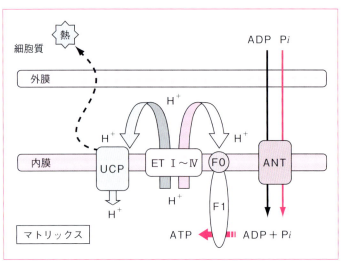

図10-5 ミトコンドリア内でのエネルギー代謝

ANT：adenine nucleotide translocase, ET：electron transport system, F0：ミトコンドリアATP合成酵素F0, F1：ミトコンドリアATP合成酵素F1.

を発散させる（図10-5）．この発熱現象は，低体温の時の体温維持に役立つ．BATは肩甲骨部に多数あり，胎児から新生児期に多く，乳児期から成人ではほとんど認められない[※22]．

4）WATでのエネルギーの貯蔵と放出（動員）（図10-6）

WATに豊富に流れる血中の中性脂肪やグルコースのWAT内への取り込みと貯蔵は，他の組織と同様にインスリンが重要な役割を果たす．すなわちリポたんぱくの顆粒内にある中性脂肪は**リポたんぱく質リパーゼ**（LPL）の作用でWATの細胞質内に取り込まれる．この際LPLの活性化にインスリンを必要とする（図10-6）．また血中のグルコースもインスリン存在下でGLUT4（表10-8）の作用でWATに取り込まれる．WAT内に入ったモノグリセリドと脂肪酸やグルコースは，ふたたびインスリンの作用で，細胞内に中性脂肪として貯蔵される．これが脂肪滴として観察される．

一方，WAT内の中性脂肪はアドレナリンやノルアドレナリン，グルカゴンなどの作用により活性化された**ホルモン感受性リパーゼ**で，遊離脂肪酸と炭素骨格であるグリセロールに分解されWATから血中に放出（動員）される（図10-6）．

5）ホルモン産生臓器としての脂肪組織

脂肪組織は単にエネルギーの貯蔵庫としてだけではなく，ホルモンを産生する臓器としての役割があることが近年注目されている．脂肪細胞は，未熟な脂肪細胞から成熟過程を経て，成熟脂肪細胞に成長する．成熟した脂肪細胞は，レプチンというエネルギー代謝に重要なホルモンを産生する．**レプチン**を産生するのはWATだけで，BATでは産生されない．

[※22]：体重当たりの体表面積が成人より大きい新生児では，体表面からの温度の喪失が大きく，体温が低下しやすい．したがってBATによる発熱とエネルギー代謝の亢進により低体温を防ぐ．

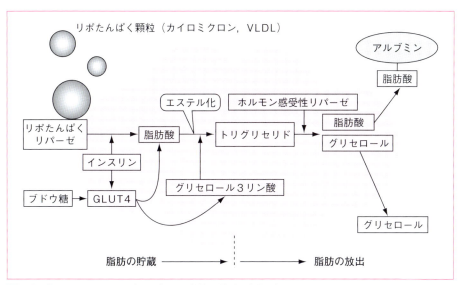

図10-6　WATでのエネルギーの貯蔵と放出（動員）

Frayn KN(ed.). Metabolic Regulation-A Human Perspective. 図3.9, Portland Press；1996.

6）レプチンによるエネルギー代謝の制御

　成熟WATで合成されたレプチンは，血中に分泌される．このレプチンは脳血管バリアを通過できず，いったん脳脊髄液に移動した後，視床下部の**背内側野**（dorsomedial hypothalamus；DMH）にあるレプチン受容体と結合する．その結果，摂食行動は抑制され，エネルギー代謝は亢進する[23]．すなわちレプチンは，体組成における脂肪組織の量のバロメーターとしての役割を果たしている．

7）発熱をコントロールする脱共役たんぱく質

　脱共役たんぱく質（UCP）は，BATやWATのみならず，骨格筋にも存在する．UCPには，1から3まで3種類のサブタイプがあり，局在の仕方も発現の時期も異なる．UCP-1は胎児期や早産時にみられる．一方UCP-2は，WATや骨格筋以外にも肝臓など広く認められ，発現時期も成人期に及ぶ．UCP-3は骨格筋に存在する．いずれも，その作用は発熱によるエネルギー制御であることは共通する．

[23]：理論的には生体内のWATの量が多いと，分泌されるレプチン量も増加し，その結果レプチンのホルモン作用で摂食量が抑制される．一方，エネルギー消費量はレプチン作用により亢進する．したがってエネルギーバランスは負に傾き，WATに貯蔵された中性脂肪はエネルギーとして動員される．その結果，過剰なWAT内のエネルギー貯蔵は減少する．

第**11**章

遺伝子発現と栄養

1 遺伝形質と栄養の相互作用

1 ヒトゲノムと遺伝子

ヒトゲノムは体を形づくるたんぱく質などがどのようにつくられるかを示した暗号や設計図にたとえられる．実際にはDNA（デオキシリボ核酸）でできていて，A（アデニン），T（チミン），G（グアニン），C（シトシン）の4種類の塩基が約30億連なってできている．ゲノムにはたんぱく質をつくるのに必要な情報が書かれている領域（コーディング領域）が約3万カ所存在する．それは細胞の中でどのアミノ酸をどのような順番で連結してたんぱく質をつくるかが書かれた重要な部分である．コーディング領域以外の部分であるが，最近になって遺伝子情報を読み取るスイッチを入れたり切ったりする重要な領域が数多く存在していることがわかってきた．

2 遺伝子多型・変異は人類の多様性を生み出す源である

一卵性双生児はゲノムDNA配列が互いに完全一致しているが，二卵性双生児も含め親兄弟でも自分と完全に同じDNAの並びをもった人間はいない．ゲノムDNA配列を見比べてみると約1,000塩基ごとに人によって塩基の並びが異なっている箇所がある．このうち，100人に1人以上の頻度で見られるものを遺伝子多型とよび，一つの塩基が人によって違っている（たとえばある人ではAだが別の人ではC）ものは一塩基多型（single nucleotide polymorphism：SNP）とよばれている．それより頻度が低いものは**遺伝子変異**とよばれ，なかには遺伝子の働きに支障をきたし病気の直接の原因になるものがある．たんぱく質の設計図である遺伝子のDNA配列中に遺伝子多型・変異があると，個々人によって同じ遺伝子でもつくられるたんぱく質の中のアミノ酸に違いが出る場合がある．また，遺伝子の情報を読み取るスイッチを入れる部分に遺伝子多型や変異があると，つくられるたんぱく質の量に違いが出てくることがある．血液型や肌や毛髪の色の違いは複数の遺伝子多型が関係している．遺伝子多型のおかげで人それぞれに個性や特徴が生まれ，人類の多様性の元となっている（**図11-1**）．太りやすいかどうかについても遺伝子多型が関係している．二卵生双生児では片方が肥満でもう片方がそうでない場合も多いが，一卵性双生児の間ではBMI（body mass index）が似ている．また，米国アリゾナ州居住のピマインディアンは肥満や糖尿病がとても多い集団である．ピマインディアンを対象とした研究で，基礎代謝量，BMI，体脂肪量が同じ家族の人で似ていることも肥満に遺伝子多型など

遺伝子変異

たとえばミルクに含まれる乳糖をグルコースとガラクトースに分解するラクターゼの遺伝子LCT遺伝子に変異があると，乳糖を消化吸収できないため著しい下痢や体重増加不良をきたす．これが先天性乳糖不耐症である．頻度は極めてまれで，もっとも高頻度とされるフィンランドでも60,000出生に1人とされている．

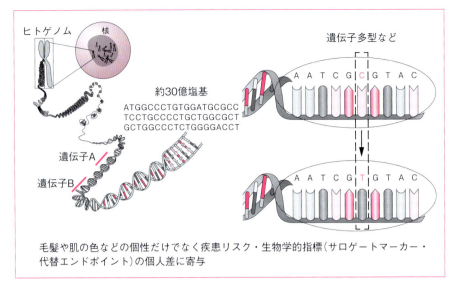

図11-1 ヒト多様性と遺伝子多型

のゲノムの違いが関与している証拠である．

これまでのさまざまな研究からBMIの個人差の40〜70％が遺伝情報の違いによるものと考えられている．残りの部分が生活習慣など環境の違いによるもので，肥満・生活習慣病は，遺伝素因と環境因子が組み合わさって発症する．肥満者が米国はもとより日本でも過去数十年間で増えているのは，ヒトの遺伝情報が数十年間で変化していない以上，生活習慣の変化によるものであることは明らかである．それでは，なぜ肥満・生活習慣病の遺伝情報を研究するのだろうか．それは栄養に対する個人差の原因すなわち遺伝子多型などの遺伝情報が明らかになれば，人それぞれに個別化されもっとも有効な栄養指導ができるようになると期待されるからである（図11-2）．

3 栄養に対する反応の個人差と遺伝子多型

栄養に対する反応として食欲は肥満の原因となる重要な要因である．レプチンは脂肪細胞でつくられ血液を循環して脳の視床下部の細胞表面にある受容体に結合し，満腹中枢に働いて食欲を抑制する．レプチンやレプチンの受容体の遺伝子に異常があるマウスは食欲が抑制されず著明な肥満をきたす．ヒトでもレプチンとレプチンの働きを伝達しているレプチン受容体，POMC（proopiomelanocortin），MC4R（melanocortin 4 receptor）の遺伝子変異が報告されている．これらの遺伝子変異をもつと幼少期から体重が増加し極度の肥満となる．レプチン遺伝子などの一つの遺伝子変異が原因であるため単一遺伝子病とよばれとてもまれなもので，一般の肥満の原因とは異なっている．日常よく見られる肥満症は，複数の遺伝子多型に生活習慣などの環境因子が組み合わさって発症するため，多因子病とよばれている．ありふれた肥満に関係する遺伝子多型を見つけるため，

倹約遺伝子仮説

太古の昔，狩猟採取時代にヒトは，獲物を狩りで仕留めたときには食料にありつけるが，そうでないときには相当な期間まともに食べられないこともあったと想像される．そのような厳しい環境下では，食料にありつけたときの余剰エネルギーを蓄え無駄なエネルギーを消費しない遺伝子多型のタイプの者が生存競争に勝利し，子孫を残したはずである．ところが，農耕や牧畜によっていつでも食料が手に入るようになり，近年では必要エネルギーよりもはるかに多いエネルギーを摂取できるようになると，倹約型であることが仇となって肥満をきたしやすくなる．これが原因で2型糖尿病などの生活習慣病を発症しやすくなる，というのが倹約遺伝子仮説の概略である．

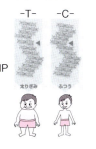

図11-2 SNPは生活習慣病の遺伝子素因を解明するのに役立つ

　ゲノムにある遺伝子多型を網羅的に調べる全ゲノム関連解析（genome-wide association study；GWAS）が行われ，これまで200個以上の肥満と関係する箇所がゲノム上に見つかっている．それらの多くは食欲や基礎エネルギー代謝を調節する脳の視床下部で働いている遺伝子やその近くにあるものであった．肥満と関係する遺伝子多型をもつ人は，満腹感が得にくいため多く食べてしまう傾向にあり，基礎代謝エネルギー量も低いために肥満につながると推測されている．*FTO*（fat mass and obesity associated）という遺伝子多型は欧米人では3 kg程度の体重差に関与し，日本人でもBMI 30以上の肥満に1.41倍なりやすいことなどが報告されている．最近の研究では*FTO*遺伝子多型は視床下部で食欲に関係しているというよりも，体温を保つための熱を生み出す褐色脂肪細胞が少なく，中性脂肪を貯蔵する白色脂肪細胞が多くなりやすいために肥満になりやすいことが報告されている．

　また，最近行われた研究では食の嗜好の違いにつながる遺伝子多型も見つかっている．FGF21（Fibroblast growth factor 21）という遺伝子の多型で，炭水化物・たんぱく質・脂質の個々人の間の摂取量に違いが出てくることが報告されている．さらにFGF21遺伝子多型は低炭水化物・高脂肪食あるいは高炭水化物・低脂肪食での内臓脂肪や体脂肪の減少量にも関係していることが報告されている．もって生まれた食の嗜好の違いや栄養素に対する反応性の違いが遺伝子多型を判定することで予測できれば，その情報をもとに栄養指導を個別化しより有効な生活習慣病の予防ができる可能性が拓けてくる．

　このような遺伝子多型は親から子へと受け継がれるものの，遺伝子多型一つで必ず肥満になるわけではなく，肥満が遺伝するわけではない．このような遺伝子多型は，同じ環境下で体重などに個人差があるという多様性の源となっており，なんらかの疾患にかかりやすい（感受性）ことに関係する遺伝子を疾患感受性遺伝子とよぶ．BMIの個人差の40～70％が遺伝情報の違いによるものと推測されているが，これまで見つかったBMIと関連する遺伝子多型を合わせてもその3％にしかならないとされており，未知のものが多数あると考えられている．今

第11章　遺伝子発現と栄養

後この分野の研究がさらに進んで，栄養に対する個人差の全体像が解明されることを期待する．

4　栄養素の遺伝子発現に対する影響

　前項で遺伝子多型により栄養素に対する反応に個人差が生じることについて概説したが，逆に栄養素が遺伝子にどの程度影響を与えているかが最近わかってきた．DNAにメチル基という飾りが付くこと（DNAメチル化）やDNAを折りたたむヒストンという物質にアセチル基という飾りが付くこと（ヒストン修飾）が，遺伝子を読み取るスイッチが入れられるかどうか（遺伝子発現）に影響をもっていることがわかってきた．DNAのA,T,C,Gの文字の違いではなく文字のフォントの違いのようなものが暗号をどのくらい真剣に読み込むかに影響を与える重要な情報となる．このような情報はゲノムに対してエピゲノムとよばれている．同一人物では臓器が違っても細胞にあるゲノム情報は，DNAが傷ついてがん化したような場合以外は基本的に同一である．にもかかわらず各臓器の細胞はそれぞれ格好も違うし働きも違う．細胞間の違いにエピゲノムがかかわっており，個人間の体質の違いにもエピゲノムがかかわっていると最近では考えられるようになっている．

　第二次大戦中にオランダで起きた大飢饉の数十年後に，糖尿病などの生活習慣病患者が増加した原因として，エピゲノムの関与が疑われている．必要な栄養素が極度に不足した母親の胎内にいる胎児は，生まれてくるためにできるだけ栄養を使わない倹約型のエピゲノムに変化する．そのため，生まれてから後に飢饉が去って栄養状態がよくなると，倹約型エピゲノムのため肥満をきたしやすく糖尿病などになりやすいという仮説（Developmental Origins of Health and Disease；DOHaD）である．エピゲノムは母親の胎内にいるときだけではなく幼少期・思春期にも，生活習慣によっては変化する可能性が高いと考えられている．メチオニンやコリン，ビタミンB類，葉酸，亜鉛といったさまざまな栄養素がエピゲノムを変化させる可能性があると考えられている．また，食物が腸内細菌によって分解・代謝された後の物質がエピゲノムを変化させる可能性も示されている．個々人のゲノムの遺伝情報の違いから栄養に対する反応に違いが生じる一方，食生活の違いがエピゲノムの遺伝子発現の情報に違いが生じる．このように遺伝形質と栄養は相互に作用しながら人の多様性が生み出されていると考えられる．

2　後天的遺伝子変異と食品成分

1　後天的遺伝子変異とがん

　細胞にあるゲノムの暗号がなんらかの問題が生じて書き換えられることで，細胞が無秩序に増殖し元の場所と違うところで増殖すると正常な生命の営みができなくなる．ヒトが成長していくときや怪我で傷ついた皮膚を修復するときなどに

は細胞の増殖が必須で，細胞を増殖させる役目をもつがん遺伝子とよばれる遺伝子がそのようなときだけ活発に働いている．DNAは放射線や紫外線，各種の化学物質などさまざまな要因によって傷つけられている．DNAに結合しやすい化学物質は結合し離れるときにDNAに傷をつけることがある．通常，DNAの塩基が傷つくとすぐに同じ塩基で修復されるシステムが働くが，間違って別の塩基に置き換わったり何も置き換えられないと遺伝子変異が発生する．最近はDNA配列の異常だけではなく，DNA配列を修飾するエピゲノムに間違いが生じて遺伝子が読み込まれる量に異常をきたすこともわかってきている．

　がん遺伝子の働きが必要でないときにも常に活発になるようなDNA配列の書き換えが起きると細胞増殖が止まらなくなる．自動車にたとえると，アクセルが踏みっぱなしで戻らなくなり暴走してしまうような状態である．逆に遺伝子の中にはブレーキの働きをするものもあり，細胞増殖を止めたり，細胞が傷んで修復不能な場合には細胞を静かに死に至らしめる（アポトーシス）指示が書かれている「がん抑制」遺伝子が働く．がん抑制遺伝子に変異をきたすと，ブレーキが効かない車と一緒で，やはり暴走状態に陥ってしまう．がん遺伝子にはras，mycなどが，がん抑制遺伝子にはp53，RB，MLH1など複数あり，これらの遺伝子の異常が同じ細胞の中で長年の間に1個2個と増えていくことによって，ついにがん細胞になるのである．

2 食品中の発がん物質と遺伝子変異

　カビから出る毒素のアフラトキシンやタバコの煙中に含まれるベンツピレン，食品中に含まれるニトロソ化合物，紫外線，放射線などはDNAに傷をつけて遺伝子変異を引き起こし細胞をがん化させる最初の誘引となるため，「遺伝毒性」発がん物質とよばれる．また，DNAを傷つけないものの遺伝子変異を複数もった異常な細胞が増える方向に働く食品中の成分や食品添加物，ある種の農薬もあり「非遺伝毒性」発がん物質とよばれる．前者は少しの量でも摂取しないほうがよいため食品や食品添加物としては原則禁止される．後者はある程度の量を長年摂取しないとがんを発生させないと考えられ，十分に安全と考えられる閾値を設定してそれ以上は摂取されないような配慮・管理がされている．しかし，食品の中には調理方法によっては調理中に発がん性のある物質に変化してしまう場合がある．肉や魚を高温で焼いたときには遺伝毒性発がん物質であるヘテロサイクリックアミン類（HCA）が生成される．これらの食品から摂取されるヘテロサイクリックアミン類の量は通常微量であるが，焼け焦げた肉や魚を長期間にわたってたくさん食べることは避けたほうがよいと思われる．また，アミノ酸の一種であるアスパラギンを多く含むじゃがいもなどを120度以上の高温で揚げたり焼いたりするとメイラード反応によってアクリルアミドが生成される．アクリルアミドは動物実験や細胞実験などから遺伝毒性発がん物質と結論づけられている．日常生活で摂取されるアクリルアミドの量も微量であるが，じゃがいもなどを闇雲に高温で長時間調理し大量に食べることは現時点ではしないほうがよいで

あろう.

3 食事とがんの関係

特定の食品とがんとの関係を調べる研究は数多くなされているが，一貫して同じ結果が出ているものは少ない．多数の人の食品の摂取量についての正確なデータを大規模に収集することがとても難しいことや，食生活というものは他の生活習慣などと密接に結びついていることが多く，食品による影響なのか他の生活習慣による影響なのかを見極めることは簡単ではない．このような限界があるにせよ，食品とがんの関係について以下のようなことがわかっている．

全粒穀類や食物繊維，乳製品やカルシウムを多くとると大腸がんになりにくく，逆に赤身の肉や加工肉を多く摂取すると大腸がんになりやすいことが欧米人を対象とした研究によってとされているが，日本人はデータが不足しておりその可能性があるという程度にとどまっている．

野菜と果物の摂取が食道がんや胃がんの予防効果があると考えられているが，日本人を対象とした研究では予防効果は認められなかった．また，野菜の中に含まれるβカロチンは抗酸化物質であるためがんの予防効果があることが期待されたが，βカロチンをサプリメントで摂取した場合，逆に肺がんが増えることが欧米人を対象とした研究で報告された．食品中のある特定の成分を大量に摂取するのではなく野菜・果物として摂取することが勧められる．

コーヒーは肝臓がん，子宮がんのリスクを下げるという研究結果がある．飲酒は肝臓がん，大腸がん，食道がんのリスクを上げるとされる．

肥満が肝臓がん，乳がん，子宮内膜がん，食道がん，膵臓がん，腎臓がんを増やすことは確実視されている．塩分摂取量の増加，特に塩漬けされた漬物や魚を多くとることで胃がんが増えることが報告されている．非常に熱いお茶などを頻繁に飲む人は食道がんを増やすとされている．熱い飲料や高塩分食が食道や胃の粘膜の障害をきたし，がん化を促進すると考えられている．

国立がん研究センターでは，日本人を対象とした研究から，日本人のがんの予防にとって重要な「禁煙」，「節酒」，「食生活」，「身体活動」，「適正体重の維持」，「感染」の6つの要因を取りあげ，「日本人のためのがん予防法」を定めた．このうち，「感染」以外は日頃の生活習慣に関わるものであり，**5つの健康習慣**を実践することで，がんになる確率を低くすることが可能であるとしている．

がん予防のための5つの健康習慣

1. 禁煙する
   - たばこは吸わない
   - 他人のたばこの煙を避ける
2. 節酒する
3. 食生活を見直す
   - 減塩する
   - 野菜と果物をとる
   - 熱い飲み物や食べ物は冷ましてから
4. 身体を動かす
5. 適正体重を維持する

文　献

第1章　栄養の概念

1) 中屋　豊, 他. エッセンシャル基礎栄養学：医歯薬出版；2017.
2) 吉田　勉, 他. 新基礎栄養学第8版：医歯薬出版；2018.
3) 田中茂穂. 総論 エネルギー消費量とその測定方法. 静脈経腸栄養, 2009；24（5）：1013-1019.
4) Harris JA, et al. A biometric study of human basal metabolism. Proc Natl Acad Sci USA, 1918；4（12）：370-373.
5) 倉沢新一. 食物繊維の定義と分類〜歴史と最近の話題. http://www.japan-seaweed-association.com/latestinfobox/shokumotusenni.pdf
6) Hopkins FG. Feeding Experiments illustrating the Importance of Accessory Food Factors in Normal Dietaries. J Physiol, 1912；15：425-460.
7) 田川邦夫. からだの働きからみる代謝の栄養学：タカラバイオ；2009.

第2章　摂食行動

1) 香川靖雄, 他. 時間栄養学—時計遺伝子と食事のリズム：女子栄養大学出版部；2009. p.158.
2) 大池秀明. 人生を変える最強の食事習慣—『時間栄養学』で「健康」「成功」を手に入れる：農林統計協会；2019. p.248.

第3章　消化・吸収

1) Ganong WF（岡田泰伸, 他監修, 監訳）. ギャノング生理学（原著25版）：丸善；2017.
2) 吉田　勉, 他. 栄養生理学：医歯薬出版；1985.
3) Odamaki T, et al. BMC Microbiol, 2016；16：90.
4) Guyton AC, Hall JE. Textbook of Medical Physiology（10 th edition）：Saunders；2000.

第4章　炭水化物の栄養

1) Murray RK, et al.（上代淑人 監訳）. ハーパー・生化学（原著25版）：丸善；2001.
2) 厚生労働省. 平成29年国民健康・栄養調査.
3) 厚生労働省. 日本人の食事摂取基準（2020年版）.
4) 文部科学省科学技術・学術審議会資源調査分科会. 日本食品標準成分表2015年版（七訂）；2015.
5) 厚生労働省. 平成13年国民栄養の現状.
6) Pereira MA, et al. Dietary fibre and risk of coronary heart disease: a pooled analysis of cohort studies. Arch Intern Med, 2004；164：370-376.

第5章　脂質の栄養

1) Murray RK, et al.（上代淑人, 監訳）. イラストレイテッド ハーパー・生化学（原著28版）：丸善；2011.
2) Cell membrane detailed diagram（生体膜の模式図）. https://commons.wikimedia.org/wiki/File:Cell_membrane_detailed_diagram_en.svg?
3) Bowman BA, Russell RM, 編（木村修一, 小林修平, 翻訳監修）：最新栄養学 第9版：建帛社；2007.
4) 厚生労働省. 日本人の食事摂取基準（2020版）.
5) 厚生労働省. 平成29年国民健康・栄養調査.

第6章　たんぱく質の栄養

1) 岸　恭一, 木戸廉博, 編. タンパク質・アミノ酸の新栄養学：講談社サイエンティフィク；2007.
2) 岸　恭一, 西村敏英, 監修. タンパク質・アミノ酸の科学：(社) 日本必須アミノ酸協会, 編. 工業調査会；2007.
3) 中屋　豊, 宮本賢一, 編. エッセンシャル基礎栄養学：医歯薬出版；2005.
4) 奥　恒行, 柴田克己, 編. 健康・栄養科学シリーズ　基礎栄養学　改訂第4版：南江堂；2012.
5) 吉田　勉, 監修, 佐藤隆一郎, 加藤久典, 編. 食物と栄養学基礎シリーズ　基礎栄養学：学文社；2017.
6) 池田彩子, 他編. スタンダード栄養・食物シリーズ9　基礎栄養学　第2版：東京化学同人；2015.

第7章　ビタミンの栄養

1）厚生労働省．日本人の食事摂取基準（2020年版）．ビタミン（脂溶性ビタミン）およびビタミン（水溶性ビタミン）．
2）柴田克己，福渡　努，編．ビタミンの新栄養学：講談社サイエンティフィク；2012.

第8章　ミネラルの栄養

1）武藤泰敏．消化・吸収—基礎と臨床：第一出版；2002.
2）「健康食品」の安全性・有効性情報：国立研究開発法人医薬基盤・健康・栄養研究所ホームページ．https://hfnet.
nibiohn.go.jp/
3）Bowman BA, Russell RM（木村修一，小林修平，翻訳監修）．最新栄養学第9版：建帛社；2007.
4）厚生労働省．日本人の食事摂取基準（2020年版）．
5）文部科学省科学技術・学術審議会資源調査分科会．日本食品標準成分表2015年版（七訂）；2015.
6）食品成分研究会，編．食品の食物繊維，無機質，コレステロール，脂肪酸含量表：医歯薬出版；1993.
7）糸川嘉則，編．ミネラルの辞典：朝倉書店；2003.

第9章　水の機能と出納

1）武藤泰敏．消化・吸収—基礎と臨床：第一出版；2002.
2）鈴木継美，和田　攻，編．ミネラル・微量元素の栄養学：第一出版；1994.
3）Bowman BA, Russell RM．（木村修一，小林修平，翻訳監修）．最新栄養学第9版：建帛社；2007.
4）糸川嘉則，編．ミネラルの辞典：朝倉書店；2003.

第10章　エネルギー

1）奥田拓道．肥満：東京化学同人；1984.
2）小池五郎．やさしい栄養学：女子栄養大学出版部；1985.
3）五島孜郎，吉田　勉．栄養生理・生化学Ⅰ栄養生理学第2版：医歯薬出版；1985.
4）吉川春寿．栄養学総論3訂：光生館；1986.
5）雨海照祥，金子道夫．エネルギー消費量の意義と問題．In：細谷憲政，編．今なぜエネルギー代謝か—生活習慣病予防のために：第一出版；2000.　p23.
6）文部科学省科学技術・学術審議会資源調査分科会．日本食品標準成分表2015年版（七訂）；2015.
7）桜井　武．臨床栄養，2002；100（6）：740-744.
8）Ganpule AA, Tanaka S, Ishikawa-Takata K, Tabata I. Interindividual variability in sleeping metabolic rate in Japanese subjects. Eur J Clin Nutr, 2007；61（11）：1256-1261.
9）Bowman BA, Russell RM（木村修一，小林修平，翻訳監修）．最新栄養学 第9版：建帛社；2007.
10）厚生労働省．日本人の食事摂取基準（2020年版）．
11）理化学辞典　第5版：岩波書店；1998.
12）生化学辞典　第4版：東京化学同人；2007.

第11章　遺伝子発現と栄養

1）Brown TA（村松正實，監訳）．ゲノム：メディカルサイエンスインターナショナル；2000.
2）菅野純夫，監修．ゲノム医科学がわかる：羊土社；2001.
3）門脇　孝，編．別冊「医学のあゆみ」脂肪細胞：医歯薬出版；1999.
4）ファーマコゲノミクスとテーラーメイド医療．医学のあゆみ，2002；201（9）.
5）蒲原聖可．肥満とダイエットの遺伝学：朝日新聞社；1999.
6）山中　学，編．肥満—正しい理解のために：メディコピア42号；2001.
7）香川靖雄．生活習慣病を防ぐ：岩波書店；2000.

付表：日本人の食事摂取基準（2020年版）報告書より

年齢等	参照体位（参照身長，参照体重）[1]			
	男性		女性[2]	
	参照身長 (cm)	参照体重 (kg)	参照身長 (cm)	参照体重 (kg)
0〜5 （月）	61.5	6.3	60.1	5.9
6〜11 （月）	71.6	8.8	70.2	8.1
6〜8 （月）	69.8	8.4	68.3	7.8
9〜11 （月）	73.2	9.1	71.9	8.4
1〜2 （歳）	85.8	11.5	84.6	11.0
3〜5 （歳）	103.6	16.5	103.2	16.1
6〜7 （歳）	119.5	22.2	118.3	21.9
8〜9 （歳）	130.4	28.0	130.4	27.4
10〜11 （歳）	142.0	35.6	144.0	36.3
12〜14 （歳）	160.5	49.0	155.1	47.5
15〜17 （歳）	170.1	59.7	157.7	51.9
18〜29 （歳）	171.0	64.5	158.0	50.3
30〜49 （歳）	171.0	68.1	158.0	53.0
50〜64 （歳）	169.0	68.0	155.8	53.8
65〜74 （歳）	165.2	65.0	152.0	52.1
75 以上 （歳）	160.8	59.6	148.0	48.8

[1] 0〜17 歳は，日本小児内分泌学会・日本成長学会合同標準値委員会による小児の体格評価に用いる身長，体重の標準値を基に，年齢区分に応じて，当該月齢及び年齢区分の中央時点における中央値を引用した．ただし，公表数値が年齢区分と合致しない場合は，同様の方法で算出した値を用いた．18 歳以上は，平成 28 年国民健康・栄養調査における当該の性及び年齢区分における身長・体重の中央値を用いた．
[2] 妊婦，授乳婦を除く．

- エネルギーの摂取量及び消費量のバランス（エネルギー収支バランス）の維持を示す指標として BMI 及び体重の変化を用いる．
- BMI については目標とする範囲を定めた．

目標とする BMI の範囲（18 歳以上）[1,2]

年齢（歳）	目標とする BMI（kg/m²）
18〜49	18.5〜24.9
50〜64	20.0〜24.9
65〜74[3]	21.5〜24.9
75 以上[3]	21.5〜24.9

[1] 男女共通．あくまでも参考として使用すべきである．
[2] 観察疫学研究において報告された総死亡率が最も低かった BMI を基に，疾患別の発症率と BMI の関連，死因と BMI との関連，喫煙や疾患の合併による BMI や死亡リスクへの影響，日本人の BMI の実態に配慮し，総合的に判断し目標とする範囲を設定．
[3] 高齢者では，フレイルの予防及び生活習慣病の発症予防の両者に配慮する必要があることも踏まえ，当面目標とする BMI の範囲を 21.5〜24.9 kg/m² とした．

（参考）

年齢等	推定エネルギー必要量（kcal/日）					
	男性			女性		
	身体活動レベル[1]			身体活動レベル[1]		
	Ⅰ	Ⅱ	Ⅲ	Ⅰ	Ⅱ	Ⅲ
0〜5 （月）	—	550	—	—	500	—
6〜8 （月）	—	650	—	—	600	—
9〜11 （月）	—	700	—	—	650	—
1〜2 （歳）	—	950	—	—	900	—
3〜5 （歳）	—	1,300	—	—	1,250	—
6〜7 （歳）	1,350	1,550	1,750	1,250	1,450	1,650
8〜9 （歳）	1,600	1,850	2,100	1,500	1,700	1,900
10〜11 （歳）	1,950	2,250	2,500	1,850	2,100	2,350
12〜14 （歳）	2,300	2,600	2,900	2,150	2,400	2,700
15〜17 （歳）	2,500	2,800	3,150	2,050	2,300	2,550
18〜29 （歳）	2,300	2,650	3,050	1,700	2,000	2,300
30〜49 （歳）	2,300	2,700	3,050	1,750	2,050	2,350
50〜64 （歳）	2,200	2,600	2,950	1,650	1,950	2,250
65〜74 （歳）	2,050	2,400	2,750	1,550	1,850	2,100
75 以上 （歳）[2]	1,800	2,100	—	1,400	1,650	—
妊婦[3] 初期				＋ 50	＋ 50	＋ 50
中期				＋250	＋250	＋250
後期				＋450	＋450	＋450
授乳婦				＋350	＋350	＋350

[1] 身体活動レベルは，低い，ふつう，高いの 3 つのレベルとして，それぞれⅠ，Ⅱ，Ⅲで示した．
[2] レベルⅡは自立している者，レベルⅠは自宅にいてほとんど外出しない者に相当する．レベルⅠは高齢者施設で自立に近い状態で過ごしている者にも適用できる値である．
[3] 妊婦個々の体格や妊娠中の体重増加量及び胎児の発育状況の評価を行うことが必要である．
注 1： 活用に当たっては，食事摂取状況のアセスメント，体重及び BMI の把握を行い，エネルギーの過不足は，体重の変化又は BMI を用いて評価すること．
注 2： 身体活動レベルⅠの場合，少ないエネルギー消費量に見合った少ないエネルギー摂取量を維持することになるため，健康の保持・増進の観点からは，身体活動量を増加させる必要がある．

〔編集部注：本資料において，妊婦及び授乳婦の基準値欄で＋（プラス）記号とともに示される値は付加量をさす．〕

年齢等	たんぱく質 (g/日, 目標量：%エネルギー)								脂質 （%エネルギー）			
	男性				女性				男性		女性	
	推定平均必要量	推奨量	目安量	目標量[1]	推定平均必要量	推奨量	目安量	目標量[1]	目安量	目標量[5]	目安量	目標量[5]
0～5 （月）	−	−	10	−	−	−	10	−	50	−	50	−
6～8 （月）	−	−	15	−	−	−	15	−	−	−	−	−
6～11 （月）	−	−	−	−	−	−	−	−	40	−	40	−
9～11 （月）	−	−	25	−	−	−	25	−	−	−	−	−
1～2 （歳）	15	20	−	13～20	15	20	−	13～20	−	20～30	−	20～30
3～5 （歳）	20	25	−	13～20	20	25	−	13～20	−	20～30	−	20～30
6～7 （歳）	25	30	−	13～20	25	30	−	13～20	−	20～30	−	20～30
8～9 （歳）	30	40	−	13～20	30	40	−	13～20	−	20～30	−	20～30
10～11 （歳）	40	45	−	13～20	40	50	−	13～20	−	20～30	−	20～30
12～14 （歳）	50	60	−	13～20	45	55	−	13～20	−	20～30	−	20～30
15～17 （歳）	50	65	−	13～20	45	55	−	13～20	−	20～30	−	20～30
18～29 （歳）	50	65	−	13～20	40	50	−	13～20	−	20～30	−	20～30
30～49 （歳）	50	65	−	13～20	40	50	−	13～20	−	20～30	−	20～30
50～64 （歳）	50	65	−	14～20	40	50	−	14～20	−	20～30	−	20～30
65～74 （歳）	50[2]	60[2]	−	15～20[2]	40[2]	50[2]	−	15～20[2]	−	20～30	−	20～30
75 以上 （歳）	50[2]	60[2]	−	15～20[2]	40[2]	50[2]	−	15～20[2]	−	20～30	−	20～30
妊婦 初期					＋ 0	＋ 0	−	−[3]			−	20～30
中期					＋ 5	＋ 5	−	−[3]			−	20～30
後期					＋20	＋25	−	−[4]			−	20～30
授乳婦					＋15	＋20	−	−[4]			−	20～30

[1] 範囲に関しては，おおむねの値を示したものであり，弾力的に運用すること.
[2] 65 歳以上の高齢者について，フレイル予防を目的とした量を定めることは難しいが，身長・体重が参照体位に比べて小さい者や，特に 75 歳以上であって加齢に伴い身体活動量が大きく低下した者など，必要エネルギー摂取量が低い者では，下限が推奨量を下回る場合があり得る．この場合でも，下限は推奨量以上とすることが望ましい.
[3] 妊婦（初期・中期）の目標量は，13～20％エネルギーとした.
[4] 妊婦（後期）及び授乳婦の目標量は，15～20％エネルギーとした.
[5] 範囲に関しては，おおむねの値を示したものである.

年齢等	飽和脂肪酸（%エネルギー）[1,2]		n-6 系脂肪酸 (g/日)		n-3 系脂肪酸(g/日)		炭水化物（%エネルギー）		食物繊維(g/日)	
	男性	女性	男性	女性	男性	女性	男性	女性	男性	女性
	目標量	目標量	目安量	目安量	目安量	目安量	目標量[3,4]	目標量[3,4]	目標量	目標量
0～5 （月）	−	−	4	4	0.9	0.9	−	−	−	−
6～11 （月）	−	−	4	4	0.8	0.8	−	−	−	−
1～2 （歳）	−	−	4	4	0.7	0.8	50～65	50～65	−	−
3～5 （歳）	10 以下	10 以下	6	6	1.1	1.0	50～65	50～65	8 以上	8 以上
6～7 （歳）	10 以下	10 以下	8	7	1.5	1.3	50～65	50～65	10 以上	10 以上
8～9 （歳）	10 以下	10 以下	8	7	1.5	1.3	50～65	50～65	11 以上	11 以上
10～11 （歳）	10 以下	10 以下	10	8	1.6	1.6	50～65	50～65	13 以上	13 以上
12～14 （歳）	10 以下	10 以下	11	9	1.9	1.6	50～65	50～65	17 以上	17 以上
15～17 （歳）	8 以下	8 以下	13	9	2.1	1.6	50～65	50～65	19 以上	18 以上
18～29 （歳）	7 以下	7 以下	11	8	2.0	1.6	50～65	50～65	21 以上	18 以上
30～49 （歳）	7 以下	7 以下	10	8	2.0	1.6	50～65	50～65	21 以上	18 以上
50～64 （歳）	7 以下	7 以下	10	8	2.2	1.9	50～65	50～65	21 以上	18 以上
65～74 （歳）	7 以下	7 以下	9	8	2.2	2.0	50～65	50～65	20 以上	17 以上
75 以上 （歳）	7 以下	7 以下	8	7	2.1	1.8	50～65	50～65	20 以上	17 以上
妊 婦		7 以下		9		1.6		50～65		18 以上
授乳婦		7 以下		10		1.8		50～65		18 以上

[1] 飽和脂肪酸と同じく，脂質異常症及び循環器疾患に関与する栄養素としてコレステロールがある．コレステロールに目標量は設定しないが，これは許容される摂取量に上限が存在しないことを保証するものではない．また，脂質異常症の重症化予防の目的からは，200 mg/日未満に留めることが望ましい.
[2] 飽和脂肪酸と同じく，冠動脈疾患に関与する栄養素としてトランス脂肪酸がある．日本人の大多数は，トランス脂肪酸に関する世界保健機関（WHO）の目標（1％エネルギー未満）を下回っており，トランス脂肪酸の摂取による健康への影響は，飽和脂肪酸の摂取によるものと比べて小さいと考えられる．ただし，脂質に偏った食事をしている者では，留意する必要がある．トランス脂肪酸は人体にとって不可欠な栄養素ではなく，健康の保持・増進を図る上で積極的な摂取は勧められないことから，その摂取量は 1％エネルギー未満に留めることが望ましく，1％エネルギー未満でもできるだけ低く留めることが望ましい.
[3] 範囲に関しては，おおむねの値を示したものである.
[4] アルコールを含む．ただし，アルコールの摂取を勧めるものではない.

	エネルギー産生栄養素バランス（%エネルギー）							
	男性				女性			
年齢等	目標量[1,2]				目標量[1,2]			
	たんぱく質[3]	脂質[4]		炭水化物[5,6]	たんぱく質[3]	脂質[4]		炭水化物[5,6]
		脂質	飽和脂肪酸			脂質	飽和脂肪酸	
0〜11 （月）	—	—	—	—	—	—	—	—
1〜2 （歳）	13〜20	20〜30	—	50〜65	13〜20	20〜30	—	50〜65
3〜5 （歳）	13〜20	20〜30	10 以下	50〜65	13〜20	20〜30	10 以下	50〜65
6〜7 （歳）	13〜20	20〜30	10 以下	50〜65	13〜20	20〜30	10 以下	50〜65
8〜9 （歳）	13〜20	20〜30	10 以下	50〜65	13〜20	20〜30	10 以下	50〜65
10〜11 （歳）	13〜20	20〜30	10 以下	50〜65	13〜20	20〜30	10 以下	50〜65
12〜14 （歳）	13〜20	20〜30	10 以下	50〜65	13〜20	20〜30	10 以下	50〜65
15〜17 （歳）	13〜20	20〜30	8 以下	50〜65	13〜20	20〜30	8 以下	50〜65
18〜29 （歳）	13〜20	20〜30	7 以下	50〜65	13〜20	20〜30	7 以下	50〜65
30〜49 （歳）	13〜20	20〜30	7 以下	50〜65	13〜20	20〜30	7 以下	50〜65
50〜64 （歳）	14〜20	20〜30	7 以下	50〜65	14〜20	20〜30	7 以下	50〜65
65〜74 （歳）	15〜20	20〜30	7 以下	50〜65	15〜20	20〜30	7 以下	50〜65
75 以上 （歳）	15〜20	20〜30	7 以下	50〜65	15〜20	20〜30	7 以下	50〜65
妊婦 初期					13〜20			
中期					13〜20	20〜30	7 以下	50〜65
後期					15〜20			
授乳婦					15〜20			

[1] 必要なエネルギー量を確保した上でのバランスとすること．
[2] 範囲に関しては，おおむねの値を示したものであり，弾力的に運用すること．
[3] 65 歳以上の高齢者について，フレイル予防を目的とした量を定めることは難しいが，身長・体重が参照体位に比べて小さい者や，特に 75 歳以上であって加齢に伴い身体活動量が大きく低下した者など，必要エネルギー摂取量が低い者では，下限が推奨量を下回る場合があり得る．この場合でも，下限は推奨量以上とすることが望ましい．
[4] 脂質については，その構成成分である飽和脂肪酸など，質への配慮を十分に行う必要がある．
[5] アルコールを含む．ただし，アルコールの摂取を勧めるものではない．
[6] 食物繊維の目標量を十分に注意すること．

◎脂溶性ビタミン

	ビタミン A（μgRAE/ 日）[1]							
年齢等	男性				女性			
	推定平均必要量[2]	推奨量[2]	目安量[3]	耐容上限量[3]	推定平均必要量[2]	推奨量[2]	目安量[3]	耐容上限量[3]
0〜5 （月）	—	—	300	600	—	—	300	600
6〜11 （月）	—	—	400	600	—	—	400	600
1〜2 （歳）	300	400	—	600	250	350	—	600
3〜5 （歳）	350	450	—	700	350	500	—	850
6〜7 （歳）	300	400	—	950	300	400	—	1,200
8〜9 （歳）	350	500	—	1,200	350	500	—	1,500
10〜11 （歳）	450	600	—	1,500	400	600	—	1,900
12〜14 （歳）	550	800	—	2,100	500	700	—	2,500
15〜17 （歳）	650	900	—	2,500	500	650	—	2,800
18〜29 （歳）	600	850	—	2,700	450	650	—	2,700
30〜49 （歳）	650	900	—	2,700	500	700	—	2,700
50〜64 （歳）	650	900	—	2,700	500	700	—	2,700
65〜74 （歳）	600	850	—	2,700	500	700	—	2,700
75 以上 （歳）	550	800	—	2,700	450	650	—	2,700
妊婦 初期					＋ 0	＋ 0	—	—
中期					＋ 0	＋ 0	—	—
後期					＋ 60	＋ 80	—	—
授乳婦					＋300	＋450	—	—

[1] レチノール活性当量（μgRAE）
＝レチノール（μg）＋β-カロテン（μg）× 1/12＋α-カロテン（μg）× 1/24
＋β-クリプトキサンチン（μg）× 1/24＋その他のプロビタミン A カロテノイド（μg）× 1/24
[2] プロビタミン A カロテノイドを含む．
[3] プロビタミン A カロテノイドを含まない．

年齢等	ビタミンD（µg/日）[1]				ビタミンE（mg/日）[2]				ビタミンK（µg/日）	
	男性		女性		男性		女性		男性	女性
	目安量	耐容上限量	目安量	耐容上限量	目安量	耐容上限量	目安量	耐容上限量	目安量	目安量
0～5（月）	5.0	25	5.0	25	3.0	—	3.0	—	4	4
6～11（月）	5.0	25	5.0	25	4.0	—	4.0	—	7	7
1～2（歳）	3.0	20	3.5	20	3.0	150	3.0	150	50	60
3～5（歳）	3.5	30	4.0	30	4.0	200	4.0	200	60	70
6～7（歳）	4.5	30	5.0	30	5.0	300	5.0	300	80	90
8～9（歳）	5.0	40	6.0	40	5.0	350	5.0	350	90	110
10～11（歳）	6.5	60	8.0	60	5.5	450	5.5	450	110	140
12～14（歳）	8.0	80	9.5	80	6.5	650	6.0	600	140	170
15～17（歳）	9.0	90	8.5	90	7.0	750	5.5	650	160	150
18～29（歳）	8.5	100	8.5	100	6.0	850	5.0	650	150	150
30～49（歳）	8.5	100	8.5	100	6.0	900	5.5	700	150	150
50～64（歳）	8.5	100	8.5	100	7.0	850	6.0	700	150	150
65～74（歳）	8.5	100	8.5	100	7.0	850	6.5	650	150	150
75以上（歳）	8.5	100	8.5	100	6.5	750	6.5	650	150	150
妊　婦			8.5	—			6.5	—		150
授乳婦			8.5	—			7.0	—		150

[1] 日照により皮膚でビタミンDが産生されることを踏まえ，フレイル予防を図る者はもとより，全年齢区分を通じて，日常生活において可能な範囲内での適度な日光浴を心掛けるとともに，ビタミンDの摂取については，日照時間を考慮に入れることが重要である．
[2] α-トコフェロールについて算定した．α-トコフェロール以外のビタミンEは含んでいない．

◎水溶性ビタミン

年齢等	ビタミンB₁（mg/日）[1,2]						ビタミンB₂（mg/日）[3]					
	男性			女性			男性			女性		
	推定平均必要量	推奨量	目安量	推定平均必要量	推奨量	目安量	推定平均必要量	推奨量	目安量	推定平均必要量	推奨量	目安量
0～5（月）	—	—	0.1	—	—	0.1	—	—	0.3	—	—	0.3
6～11（月）	—	—	0.2	—	—	0.2	—	—	0.4	—	—	0.4
1～2（歳）	0.4	0.5	—	0.4	0.5	—	0.5	0.6	—	0.5	0.5	—
3～5（歳）	0.6	0.7	—	0.6	0.7	—	0.7	0.8	—	0.6	0.8	—
6～7（歳）	0.7	0.8	—	0.7	0.8	—	0.8	0.9	—	0.7	0.9	—
8～9（歳）	0.8	1.0	—	0.8	0.9	—	0.9	1.1	—	0.9	1.0	—
10～11（歳）	1.0	1.2	—	0.9	1.1	—	1.1	1.4	—	1.0	1.3	—
12～14（歳）	1.2	1.4	—	1.1	1.3	—	1.3	1.6	—	1.2	1.4	—
15～17（歳）	1.3	1.5	—	1.0	1.2	—	1.4	1.7	—	1.2	1.4	—
18～29（歳）	1.2	1.4	—	0.9	1.1	—	1.3	1.6	—	1.0	1.2	—
30～49（歳）	1.2	1.4	—	0.9	1.1	—	1.3	1.6	—	1.0	1.2	—
50～64（歳）	1.1	1.3	—	0.9	1.1	—	1.2	1.5	—	1.0	1.2	—
65～74（歳）	1.1	1.3	—	0.9	1.1	—	1.2	1.5	—	1.0	1.2	—
75以上（歳）	1.0	1.2	—	0.8	0.9	—	1.1	1.3	—	0.9	1.0	—
妊　婦				+0.2	+0.2	—				+0.2	+0.3	—
授乳婦				+0.2	+0.2	—				+0.5	+0.6	—

[1] チアミン塩化物塩酸塩（分子量＝337.3）の重量として示した．
[2] 身体活動レベルⅡの推定エネルギー必要量を用いて算定した．
　特記事項：推定平均必要量は，ビタミンB₁の欠乏症である脚気を予防するに足る最小必要量からではなく，尿中にビタミンB₁の排泄量が増大し始める摂取量（体内飽和量）から算定．
[3] 身体活動レベルⅡの推定エネルギー必要量を用いて算定した．
　特記事項：推定平均必要量は，ビタミンB₂の欠乏症である口唇炎，口角炎，舌炎などの皮膚炎を予防するに足る最小量からではなく，尿中にビタミンB₂の排泄量が増大し始める摂取量（体内飽和量）から算定．

年齢等	ナイアシン（mgNE/日）[1,2]								ビタミンB6 （mg/日）[5]							
	男性				女性				男性				女性			
	推定平均必要量	推奨量	目安量	耐容上限量[3]	推定平均必要量	推奨量	目安量	耐容上限量[3]	推定平均必要量	推奨量	目安量	耐容上限量[6]	推定平均必要量	推奨量	目安量	耐容上限量[6]
0～5（月）	—	—	2[4]	—	—	—	2[4]	—	—	—	0.2	—	—	—	0.2	—
6～11（月）	—	—	3	—	—	—	3	—	—	—	0.3	—	—	—	0.3	—
1～2（歳）	5	6	—	60(15)	4	5	—	60(15)	0.4	0.5	—	10	0.4	0.5	—	10
3～5（歳）	6	8	—	80(20)	6	7	—	80(20)	0.5	0.6	—	15	0.5	0.6	—	15
6～7（歳）	7	9	—	100(30)	7	8	—	100(30)	0.7	0.8	—	20	0.6	0.7	—	20
8～9（歳）	9	11	—	150(35)	8	10	—	150(35)	0.8	0.9	—	25	0.8	0.9	—	25
10～11（歳）	11	13	—	200(45)	10	10	—	150(45)	1.0	1.1	—	30	1.0	1.1	—	30
12～14（歳）	12	15	—	250(60)	12	14	—	250(60)	1.2	1.4	—	40	1.0	1.3	—	40
15～17（歳）	14	17	—	300(70)	11	13	—	250(65)	1.2	1.5	—	50	1.0	1.3	—	45
18～29（歳）	13	15	—	300(80)	9	11	—	250(65)	1.1	1.4	—	55	1.0	1.1	—	45
30～49（歳）	13	15	—	350(85)	10	12	—	250(65)	1.1	1.4	—	60	1.0	1.1	—	45
50～64（歳）	12	14	—	350(85)	9	11	—	250(65)	1.1	1.4	—	55	1.0	1.1	—	45
65～74（歳）	12	14	—	300(80)	9	11	—	250(65)	1.1	1.4	—	50	1.0	1.1	—	40
75 以上（歳）	11	13	—	300(75)	9	10	—	250(60)	1.1	1.4	—	50	1.0	1.1	—	40
妊　婦					+0	+0	—	—					+0.2	+0.2	—	—
授乳婦					+3	+3	—	—					+0.3	+0.3	—	—

[1] ナイアシン当量（NE）＝ナイアシン＋1/60 トリプトファンで示した.
[2] 身体活動レベルⅡの推定エネルギー必要量を用いて算定した.
[3] ニコチンアミドの重量（mg/日），（　）内はニコチン酸の重量（mg/日）.
[4] 単位は mg/日.
[5] たんぱく質の推奨量を用いて算定した（妊婦・授乳婦の付加量は除く）.
[6] ピリドキシン（分子量＝169.2）の重量として示した.

年齢等	ビタミンB12 （µg/日）[1]						葉酸 （µg/日）[2]							
	男性			女性			男性				女性			
	推定平均必要量	推奨量	目安量	推定平均必要量	推奨量	目安量	推定平均必要量	推奨量	目安量	耐容上限量[3]	推定平均必要量	推奨量	目安量	耐容上限量[3]
0～5（月）	—	—	0.4	—	—	0.4	—	—	40	—	—	—	40	—
6～11（月）	—	—	0.5	—	—	0.5	—	—	60	—	—	—	60	—
1～2（歳）	0.8	0.9	—	0.8	0.9	—	80	90	—	200	90	90	—	200
3～5（歳）	0.9	1.1	—	0.9	1.1	—	90	110	—	300	90	110	—	300
6～7（歳）	1.1	1.3	—	1.1	1.3	—	110	140	—	400	110	140	—	400
8～9（歳）	1.3	1.6	—	1.3	1.6	—	130	160	—	500	130	160	—	500
10～11（歳）	1.6	1.9	—	1.6	1.9	—	160	190	—	700	160	190	—	700
12～14（歳）	2.0	2.4	—	2.0	2.4	—	200	240	—	900	200	240	—	900
15～17（歳）	2.0	2.4	—	2.0	2.4	—	220	240	—	900	200	240	—	900
18～29（歳）	2.0	2.4	—	2.0	2.4	—	200	240	—	900	200	240	—	900
30～49（歳）	2.0	2.4	—	2.0	2.4	—	200	240	—	1,000	200	240	—	1,000
50～64（歳）	2.0	2.4	—	2.0	2.4	—	200	240	—	1,000	200	240	—	1,000
65～74（歳）	2.0	2.4	—	2.0	2.4	—	200	240	—	900	200	240	—	900
75 以上（歳）	2.0	2.4	—	2.0	2.4	—	200	240	—	900	200	240	—	900
妊　婦				+0.3	+0.4	—					+200[4,5]	+240[4,5]	—	—
授乳婦				+0.7	+0.8	—					+ 80	+100	—	—

[1] シアノコバラミン（分子量＝1,355.37）の重量として示した.
[2] プテロイルモノグルタミン酸（分子量＝441.40）の重量として示した.
[3] 通常の食品以外の食品に含まれる葉酸（狭義の葉酸）に適用する.
[4] 妊娠を計画している女性，妊娠の可能性がある女性及び妊娠初期の妊婦は，胎児の神経管閉鎖障害のリスク低減のために，通常の食品以外の食品に含まれる葉酸（狭義の葉酸）を 400 µg/日摂取することが望まれる.
[5] 付加量は，中期及び後期にのみ設定した.

年齢等	パントテン酸(mg/日)		ビオチン（µg/日）		ビタミンC（mg/日）[1]					
	男性	女性	男性	女性	男性			女性		
	目安量	目安量	目安量	目安量	推定平均必要量	推奨量	目安量	推定平均必要量	推奨量	目安量
0～5　（月）	4	4	4	4	－	－	40	－	－	40
6～11　（月）	5	5	5	5	－	－	40	－	－	40
1～2　（歳）	3	4	20	20	35	40	－	35	40	－
3～5　（歳）	4	4	20	20	40	50	－	40	50	－
6～7　（歳）	5	5	30	30	50	60	－	50	60	－
8～9　（歳）	6	5	30	30	60	70	－	60	70	－
10～11　（歳）	6	6	40	40	70	85	－	70	85	－
12～14　（歳）	7	6	50	50	85	100	－	85	100	－
15～17　（歳）	7	6	50	50	85	100	－	85	100	－
18～29　（歳）	5	5	50	50	85	100	－	85	100	－
30～49　（歳）	5	5	50	50	85	100	－	85	100	－
50～64　（歳）	6	5	50	50	85	100	－	85	100	－
65～74　（歳）	6	5	50	50	80	100	－	80	100	－
75 以上　（歳）	6	5	50	50	80	100	－	80	100	－
妊　婦		5		50				+10	+10	－
授乳婦		6		50				+40	+45	－

[1] L-アスコルビン酸（分子量＝176.12）の重量で示した.
特記事項：推定平均必要量は，ビタミンC の欠乏症である壊血病を予防するに足る最小量からではなく，心臓血管系の疾病予防効果及び抗酸化作用の観点から算定.

◎多量ミネラル

年齢等	ナトリウム（mg/日，（　）は食塩相当量 [g/日]）[1]						カリウム（mg/日）			
	男性			女性			男性		女性	
	推定平均必要量	目安量	目標量	推定平均必要量	目安量	目標量	目安量	目標量	目安量	目標量
0～5　（月）	－	100（0.3）	－	－	100（0.3）	－	400	－	400	－
6～11　（月）	－	600（1.5）	－	－	600（1.5）	－	700	－	700	－
1～2　（歳）	－	－	（3.0 未満）	－	－	（3.0 未満）	900	－	900	－
3～5　（歳）	－	－	（3.5 未満）	－	－	（3.5 未満）	1,000	1,400 以上	1,000	1,400 以上
6～7　（歳）	－	－	（4.5 未満）	－	－	（4.5 未満）	1,300	1,800 以上	1,200	1,800 以上
8～9　（歳）	－	－	（5.0 未満）	－	－	（5.0 未満）	1,500	2,000 以上	1,500	2,000 以上
10～11　（歳）	－	－	（6.0 未満）	－	－	（6.0 未満）	1,800	2,200 以上	1,800	2,000 以上
12～14　（歳）	－	－	（7.0 未満）	－	－	（6.5 未満）	2,300	2,400 以上	1,900	2,400 以上
15～17　（歳）	－	－	（7.5 未満）	－	－	（6.5 未満）	2,700	3,000 以上	2,000	2,600 以上
18～29　（歳）	600（1.5）	－	（7.5 未満）	600（1.5）	－	（6.5 未満）	2,500	3,000 以上	2,000	2,600 以上
30～49　（歳）	600（1.5）	－	（7.5 未満）	600（1.5）	－	（6.5 未満）	2,500	3,000 以上	2,000	2,600 以上
50～64　（歳）	600（1.5）	－	（7.5 未満）	600（1.5）	－	（6.5 未満）	2,500	3,000 以上	2,000	2,600 以上
65～74　（歳）	600（1.5）	－	（7.5 未満）	600（1.5）	－	（6.5 未満）	2,500	3,000 以上	2,000	2,600 以上
75 以上　（歳）	600（1.5）	－	（7.5 未満）	600（1.5）	－	（6.5 未満）	2,500	3,000 以上	2,000	2,600 以上
妊　婦				600（1.5）	－	（6.5 未満）			2,000	2,600 以上
授乳婦				600（1.5）	－	（6.5 未満）			2,200	2,600 以上

[1] 高血圧及び慢性腎臓病（CKD）の重症化予防のための食塩相当量の量は，男女とも 6.0g/日未満とした.

年齢等	カルシウム (mg/日) 男性				女性				マグネシウム (mg/日) 男性				女性			
	推定平均必要量	推奨量	目安量	耐容上限量	推定平均必要量	推奨量	目安量	耐容上限量	推定平均必要量	推奨量	目安量	耐容上限量[1]	推定平均必要量	推奨量	目安量	耐容上限量[1]
0～5（月）	－	－	200	－	－	－	200	－	－	－	20	－	－	－	20	－
6～11（月）	－	－	250	－	－	－	250	－	－	－	60	－	－	－	60	－
1～2（歳）	350	450	－	－	350	400	－	－	60	70	－	－	60	70	－	－
3～5（歳）	500	600	－	－	450	550	－	－	80	100	－	－	80	100	－	－
6～7（歳）	500	600	－	－	450	550	－	－	110	130	－	－	110	130	－	－
8～9（歳）	550	650	－	－	600	750	－	－	140	170	－	－	140	160	－	－
10～11（歳）	600	700	－	－	600	750	－	－	180	210	－	－	180	220	－	－
12～14（歳）	850	1,000	－	－	700	800	－	－	250	290	－	－	240	290	－	－
15～17（歳）	650	800	－	－	550	650	－	－	300	360	－	－	260	310	－	－
18～29（歳）	650	800	－	2,500	550	650	－	2,500	280	340	－	－	230	270	－	－
30～49（歳）	600	750	－	2,500	550	650	－	2,500	310	370	－	－	240	290	－	－
50～64（歳）	600	750	－	2,500	550	650	－	2,500	310	370	－	－	240	290	－	－
65～74（歳）	600	750	－	2,500	550	650	－	2,500	290	350	－	－	230	280	－	－
75以上（歳）	600	700	－	2,500	500	600	－	2,500	270	320	－	－	220	260	－	－
妊婦					+0	+0	－	－					+30	+40	－	－
授乳婦					+0	+0	－	－					+0	+0	－	－

[1] 通常の食品以外からの摂取量の耐容上限量は，成人の場合 350 mg/日，小児では 5 mg/kg 体重/日とした．それ以外の通常の食品からの摂取の場合，耐容上限量は設定しない．

◎微量ミネラル

年齢等	リン (mg/日) 男性		女性		鉄 (mg/日) 男性				女性 月経なし		月経あり			
	目安量	耐容上限量	目安量	耐容上限量	推定平均必要量	推奨量	目安量	耐容上限量	推定平均必要量	推奨量	推定平均必要量	推奨量	目安量	耐容上限量
0～5（月）	120	－	120	－	－	－	0.5	－	－	－	－	－	0.5	－
6～11（月）	260	－	260	－	3.5	5.0	－	－	3.5	4.5	－	－	－	－
1～2（歳）	500	－	500	－	3.0	4.5	－	25	3.0	4.5	－	－	－	20
3～5（歳）	700	－	700	－	4.0	5.5	－	25	4.0	5.5	－	－	－	25
6～7（歳）	900	－	800	－	5.0	5.5	－	30	4.5	5.5	－	－	－	30
8～9（歳）	1,000	－	1,000	－	6.0	7.0	－	35	6.0	7.5	－	－	－	35
10～11（歳）	1,100	－	1,000	－	7.0	8.5	－	35	7.0	8.5	10.0	12.0	－	35
12～14（歳）	1,200	－	1,000	－	8.0	10.0	－	40	7.0	8.5	10.0	12.0	－	40
15～17（歳）	1,200	－	900	－	8.0	10.0	－	50	5.5	7.0	8.5	10.5	－	40
18～29（歳）	1,000	3,000	800	3,000	6.5	7.5	－	50	5.5	6.5	8.5	10.5	－	40
30～49（歳）	1,000	3,000	800	3,000	6.5	7.5	－	50	5.5	6.5	9.0	10.5	－	40
50～64（歳）	1,000	3,000	800	3,000	6.5	7.5	－	50	5.5	6.5	9.0	11.0	－	40
65～74（歳）	1,000	3,000	800	3,000	6.0	7.5	－	50	5.0	6.0	－	－	－	40
75以上（歳）	1,000	3,000	800	3,000	6.0	7.0	－	50	5.0	6.0	－	－	－	40
妊婦 初期			800	－					+2.0	+2.5	－	－	－	－
中期・後期									+8.0	+9.5				
授乳婦			800	－					+2.0	+2.5	－	－	－	－

187

年齢等	亜鉛 (mg/日)								銅 (mg/日)								マンガン (mg/日)			
	男性				女性				男性				女性				男性		女性	
	推定平均必要量	推奨量	目安量	耐容上限量	推定平均必要量	推奨量	目安量	耐容上限量	推定平均必要量	推奨量	目安量	耐容上限量	推定平均必要量	推奨量	目安量	耐容上限量	目安量	耐容上限量	目安量	耐容上限量
0～5 （月）	−	−	2	−	−	−	2	−	−	−	0.3	−	−	−	0.3	−	0.01	−	0.01	−
6～11 （月）	−	−	3	−	−	−	3	−	−	−	0.3	−	−	−	0.3	−	0.5	−	0.5	−
1～2 （歳）	3	3	−	−	2	3	−	−	0.3	0.3	−	−	0.2	0.3	−	−	1.5	−	1.5	−
3～5 （歳）	3	4	−	−	3	3	−	−	0.3	0.4	−	−	0.3	0.3	−	−	1.5	−	1.5	−
6～7 （歳）	4	5	−	−	3	4	−	−	0.4	0.4	−	−	0.4	0.4	−	−	2.0	−	2.0	−
8～9 （歳）	5	6	−	−	4	5	−	−	0.4	0.5	−	−	0.4	0.5	−	−	2.5	−	2.5	−
10～11 （歳）	6	7	−	−	5	6	−	−	0.5	0.6	−	−	0.5	0.6	−	−	3.0	−	3.0	−
12～14 （歳）	9	10	−	−	7	8	−	−	0.7	0.8	−	−	0.6	0.8	−	−	4.0	−	4.0	−
15～17 （歳）	10	12	−	−	7	8	−	−	0.8	0.9	−	−	0.6	0.7	−	−	4.5	−	3.5	−
18～29 （歳）	9	11	−	40	7	8	−	35	0.7	0.9	−	7	0.6	0.7	−	7	4.0	11	3.5	11
30～49 （歳）	9	11	−	45	7	8	−	35	0.7	0.9	−	7	0.6	0.7	−	7	4.0	11	3.5	11
50～64 （歳）	9	11	−	45	7	8	−	35	0.7	0.9	−	7	0.6	0.7	−	7	4.0	11	3.5	11
65～74 （歳）	9	11	−	40	7	8	−	35	0.7	0.9	−	7	0.6	0.7	−	7	4.0	11	3.5	11
75 以上 （歳）	9	10	−	40	6	8	−	30	0.7	0.8	−	7	0.6	0.7	−	7	4.0	11	3.5	11
妊　婦					+1	+2	−	−					+0.1	+0.1	−	−			3.5	−
授乳婦					+3	+4	−	−					+0.5	+0.6	−	−			3.5	−

年齢等	ヨウ素 (μg/日)								セレン (μg/日)							
	男性				女性				男性				女性			
	推定平均必要量	推奨量	目安量	耐容上限量	推定平均必要量	推奨量	目安量	耐容上限量	推定平均必要量	推奨量	目安量	耐容上限量	推定平均必要量	推奨量	目安量	耐容上限量
0～5 （月）	−	−	100	250	−	−	100	250	−	−	15	−	−	−	15	−
6～11 （月）	−	−	130	250	−	−	130	250	−	−	15	−	−	−	15	−
1～2 （歳）	35	50	−	300	35	50	−	300	10	10	−	100	10	10	−	100
3～5 （歳）	45	60	−	400	45	60	−	400	10	15	−	100	10	10	−	100
6～7 （歳）	55	75	−	550	55	75	−	550	15	15	−	150	15	15	−	150
8～9 （歳）	65	90	−	700	65	90	−	700	15	20	−	200	15	20	−	200
10～11 （歳）	80	110	−	900	80	110	−	900	20	25	−	250	20	25	−	250
12～14 （歳）	95	140	−	2,000	95	140	−	2,000	25	30	−	350	25	30	−	300
15～17 （歳）	100	140	−	3,000	100	140	−	3,000	30	35	−	400	20	25	−	350
18～29 （歳）	95	130	−	3,000	95	130	−	3,000	25	30	−	450	20	25	−	350
30～49 （歳）	95	130	−	3,000	95	130	−	3,000	25	30	−	450	20	25	−	350
50～64 （歳）	95	130	−	3,000	95	130	−	3,000	25	30	−	450	20	25	−	350
65～74 （歳）	95	130	−	3,000	95	130	−	3,000	25	30	−	450	20	25	−	350
75 以上 （歳）	95	130	−	3,000	95	130	−	3,000	25	30	−	400	20	25	−	350
妊　婦					＋ 75	＋110	−	−[1]					＋ 5	＋ 5	−	−
授乳婦					＋100	＋140	−	−[1]					＋15	＋20	−	−

[1] 妊婦及び授乳婦の耐容上限量は，2,000 μg/日とした.

| 年齢等 | クロム（μg/日） | | | | モリブデン（μg/日） | | | | | | | |
| | 男性 | | 女性 | | 男性 | | | | 女性 | | | |
	目安量	耐容上限量	目安量	耐容上限量	推定平均必要量	推奨量	目安量	耐容上限量	推定平均必要量	推奨量	目安量	耐容上限量
0〜5（月）	0.8	—	0.8	—	—	—	2	—	—	—	2	—
6〜11（月）	1.0	—	1.0	—	—	—	5	—	—	—	5	—
1〜2（歳）	—	—	—	—	10	10	—	—	10	10	—	—
3〜5（歳）	—	—	—	—	10	10	—	—	10	10	—	—
6〜7（歳）	—	—	—	—	10	15	—	—	10	15	—	—
8〜9（歳）	—	—	—	—	15	20	—	—	15	15	—	—
10〜11（歳）	—	—	—	—	15	20	—	—	15	20	—	—
12〜14（歳）	—	—	—	—	20	25	—	—	20	25	—	—
15〜17（歳）	—	—	—	—	25	30	—	—	20	25	—	—
18〜29（歳）	10	500	10	500	20	30	—	600	20	25	—	500
30〜49（歳）	10	500	10	500	25	30	—	600	20	25	—	500
50〜64（歳）	10	500	10	500	25	30	—	600	20	25	—	500
65〜74（歳）	10	500	10	500	20	30	—	600	20	25	—	500
75 以上（歳）	10	500	10	500	20	25	—	600	20	25	—	500
妊　婦			10	—					+0	+0	—	—
授乳婦			10	—					+3	+3	—	—

索 引

あ

アイソフォーム	60
亜鉛トランスポーター	141
アクチン	165
アクティビティー・ファクター	161
アクリルアミド	177
アシドーシス	150
アシルキャリアーたんぱく質	83
アセチル CoA	10, 66, 85
アセト酢酸	87
アセトン	87
アデノシン三リン酸	57
アトウォーター係数	9, 155
アドレナリン	62
アノマー炭素	54
アパタイト	132
アミノ酸	97
アミノ酸価	11, 106
アミノ酸スコア	106
アミノ酸輸送	44
アミノ糖	54
アラキドン酸カスケード	91
アルカリホスファターゼ	45
アルカローシス	150
アルデヒド基	54
アルドース	54
アルドステロン	90
安静時消費エネルギー量	167
安静時代謝量	160

い

胃	28, 31
イオウ	145
イコサノイド	91
胃酸	31
胃相	35
一塩基多型	7, 173
一次構造	100
一次胆汁酸	89
一価不飽和脂肪酸	94
遺伝子多型	173
遺伝素因	174
インクレチン	38, 64
インスリン	19, 21, 22, 23, 30, 63

え

栄養教諭	4
エクササイズ	161
エステル結合	75
エストロゲン	90
エネルギー換算係数	9

エネルギー代謝率	9
エピゲノム	176
エマルジョン化	35, 42
塩素	137
エンテロキナーゼ	34, 43

お

横紋筋	165
オリゴ糖類	53
オレイン酸	94
オレキシン	169

か

概日リズム	20, 21
解糖系	10, 57, 166
カイロミクロン	80
化学価	106
過酸化	93
ガストリン	37
脚気	12
褐色脂肪組織	84
活性型ビタミン D	137
活性酸素	123
活性酸素の消去	140, 141
果糖	54
ガラクトース	54
カリウム	139
カルシウム	129, 132
カルニチン	85, 168
カルボニル基	53
カルボン酸	75
カロテノイド	124
がん遺伝子	177
環境因子	174
還元糖	54
肝小葉	167
がん抑制遺伝子	177
含硫アミノ酸	145

き

キサンチン酸化酵素	143
基質レベルのリン酸化	57
基礎代謝量	159
キチン	68
吸収	27, 38, 40
鏡像異性体	54
虚血性心疾患	136

く

クエン酸回路	10
クエン酸サイクル	57
グリコーゲン	56
グリコーゲン合成	108

グリコーゲン合成酵素	59
グリコーゲンホスホリラーゼ	59
グリコシド結合	54
グリセミック・インデックス	64
グルカゴン	30, 62
グルカゴン様ペプチド -1	64
グルコース	15, 19, 54
グルコース 6- ホスファターゼ	60
グルコース 6- リン酸デヒドロゲナーゼ	61
グルコース - アラニン回路	62, 109, 110
グルコース依存性インスリン分泌刺激ポリペプチド	64
グルコース輸送担体	60
グルココルチコイド	62, 90
グルタチオンペルオキシダーゼ	93, 142
クレブス回路	10
クレブスサイクル	57
グレリン	15, 19, 38
クロム	140
クワシオルコル	6

け

経口ブドウ糖負荷試験	64
ケイ素	146
血液凝固	118, 125, 126
血液脳関門	168
血清アルブミン	101
血糖	62
血糖曲線	64
血糖値	15, 23, 62
ケトース	54
ケト原性アミノ酸	66, 110
ケトン基	54
ケトン体	15, 19, 61
ゲノム DNA	100
健康寿命	8
健康日本 21	4

こ

降圧効果	151
降圧作用	151
光学異性体	98
交感神経系	36
高血圧症	139
抗酸化作用	142
甲状腺ホルモン	143
酵素	101
高張性脱水	148

五炭糖————54	食物繊維————68	単糖当量————57
骨芽細胞————134	ショ糖————55	単糖類————53
骨吸収————134	身体活動レベル————161	たんぱく質————11, 43, 97
骨形成————134	浸透圧————1	たんぱく質維持必要量————111
骨粗鬆症————134, 137	真の消化吸収率————50	たんぱく質効率————105

す

コバラミン————45	膵外分泌————29	**ち**
コバルト————145	水酸基————53	チアミンピロリン酸————67
コリ回路————62	推定エネルギー必要量————162	窒素平衡————11
コルチゾール————90	推定平均必要量————111	腸肝循環————34, 89
コレシストキニン（CCK）————28, 38	膵内分泌————29	腸相————35
コレステロール————78	水溶性食物繊維————69	腸内細菌————47
コレステロールアシル転移酵素————88	スーパーオキシドジスムターゼ	腸内細菌叢————71, 127
コレステロールエステル————78	————93, 140, 141	超微量元素（痕跡元素）————146

さ

サーカディアンリズム————20	スクラーゼ————40	**て**
佐伯矩————13	スクロース————55	低張性脱水————148
細胞外液————149	スズ————146	デオキシリボース————54
細胞死————102	鈴木梅太郎————12	デキストリン————56
細胞内液————149	ステロイド————78	テストステロン————90
酢酸————48	ステロイドホルモン————89	鉄————142, 143
サブユニット————100		電解質————149
サプリメント————5, 113	**せ**	電子伝達系————57
酸化還元反応————122	生体膜————78	でんぷん————39, 55
酸化ストレス————123	生物価————105	
酸化的リン酸化————57	セクレチン————37	**と**
酸化変性LDLコレステロール————91	セルロース————56	糖アルコール————54
三次構造————100	セルロプラスミン————140	糖化ヘモグロビン————71
	セレン————142	糖原性アミノ酸————66, 110
し	繊維状のたんぱく質————97	糖酸————54
視交叉上核————20	全身性浮腫————149	糖脂質————78
視床下部————171		糖質————10
シス型————76	**そ**	糖新生————110
疾患感受性遺伝子————175	促進拡散————38	糖新生系————60
シトクロムC————140		糖代謝————140
脂肪エネルギー比率————7	**た**	動的平衡状態————101
重炭酸ナトリウム————33	第一制限アミノ酸————106	糖のたんぱく質節約作用————110
終末糖化産物————71	代謝回転————1	トランス型————76
受動輸送————38	代謝水————147	トランスケトラーゼ————67
消化————27	大腸————28, 35	トランス脂肪酸————95
消化管————28	体内保留窒素————110	トリカルボン酸サイクル————57
消化管ホルモン————36	唾液————31	トリグリセリド————41, 75
消化吸収率————50	高木兼寛————12	トロンボキサン————91
消化酵素————31	高峰譲吉————13	
小腸————28	ダグラスバッグ————9	**な**
少糖類————54	脱共役たんぱく質————169	ナイアシン————119, 125
正味たんぱく質利用率————105	脱水————148	内因子————31, 45
食育————4	多糖類————55	内臓脂肪症候群————7
食育基本法————4	多量元素（多量金属元素）————131	ナトリウム————137
食事摂取基準————4	短鎖脂肪酸————48, 70	ナトリウム再吸収————139
食事バランスガイド————4	胆汁酸塩————34, 42	難消化性オリゴ糖————69
食事誘発性熱産生————9, 23, 161	胆汁酸（コール酸）————79	難消化性デキストリン————68
食生活指針————4	胆汁酸トランスポーター————89	難消化性糖質————68
食の安心安全————4	単純拡散————38	
	単純たんぱく質————97	**に**
	炭水化物————53	ニコチンアミドアデニンジヌクレオチ
		ド————57

索引

ニコチンアミドアデニンジヌクレオチドリン酸————57
二次構造————100
二次胆汁酸————89
二重らせん構造————13
ニッケル————146
乳酸————57
乳酸回路————62
乳糖————55
ニューロペプチドY————169
尿酸————129
尿素回路————11
尿素サイクル————109

ね
熱量素————66

の
脳相————35
能動輸送————39

は
背内側野————171
麦芽糖————55
白色脂肪組織————84
破骨細胞————134
パスツール効果————61
発がん物質————177
バナジウム————146
ハリス・ベネディクト————9
パルミチン酸————83
半減期————1
パントテン酸————121, 125, 126

ひ
ビオチン————121, 125, 126
ヒ素————146
ビタミン————12, 44, 113
ビタミンA————115, 122, 129
ビタミンB₁————118, 125, 128
ビタミンB₁₂————45, 120, 125, 126, 127, 145
ビタミンB₁節約作用————92
ビタミンB₂————118, 125
ビタミンB₆————119, 125, 128
ビタミンC————122, 124, 144
ビタミンD————115, 123, 129
ビタミンE————117, 124
ビタミンK————117, 126, 129
非たんぱく呼吸商————157
必須アミノ酸————11
必須脂肪酸————10, 91
ヒトゲノム————173
ヒドロキシアパタイト————132, 135
非ヘム鉄————144
肥満遺伝子————13

微量元素————131
ピルビン酸————57
ピルビン酸カルボキシラーゼ————60
ピルビン酸デヒドロゲナーゼ————67

ふ
ファンデルワールス結合————100
フィチン酸————135, 141
フェリチン————143
不可欠アミノ酸————98
不可避水分摂取量————148
不可避尿量————148
不感蒸泄————147, 148
副交感神経系————36
複合たんぱく質————97
浮腫————138, 148
フッ素————137
ブドウ糖————54
不飽和脂肪酸————76
不溶性食物繊維————69
フリーラジカル————123
フルクトース————54
プレバイオティクス————49
プロゲステロン————90
プロ酵素————43
プロスタグランジン————91
プロバイオティクス————50
分枝酵素————59

へ
平滑筋————165
平均寿命————8
平均寿命と健康寿命の差————8
ヘキソース————54
ペクチン————56
ヘテロサイクリックアミン類————177
ペプシノーゲン————31, 43
ペプシン————31
ペプチド結合————97
ペプチド輸送担体————44
ヘム鉄————144
ヘモグロビン————143
ヘモシデリン————143
ヘリコバクター・ピロリ————47
ペリリピン————84
便通改善効果————70
ペントース————54
ペントースリン酸経路————57
変敗————93

ほ
飽和脂肪酸————76
ホスファチジルコリン（レシチン）-76
ホルモン————101
ホルモン感受性リパーゼ————84

ま
膜消化————40
膜消化酵素————35
マグネシウム————136
マラスムス————6
マルターゼ————40
マルトース————55
マンガン————141

み
ミオグロビン————143
ミオシン————165
味覚障害————13
みかけの消化吸収率————50
ミクロフィブリル————56
ミセル————35, 42, 56, 78
ミネラル————45, 131
未病————7
味蕾————16

む
むし歯予防効果————137
ムチン————31

め
迷走神経————15, 17, 36
メタボリックシンドローム————7
メッツ————161
メラニン生成————140
メンデル————13

も
モリブデン————143
門脈————46

ゆ
ユビキチン・プロテアソーム系————102

よ
葉酸————121, 125, 126
ヨウ素————143
四次構造————100

ら
酪酸————48
ラクターゼ————40
ラクトース————55

り
リグニン————68
リソソーム・オートファジー系————102
リボース————54
リボース5-リン酸————57
リポたんぱく質————35, 42, 78
リポたんぱく質リパーゼ————80, 170
利用可能炭水化物————57
リン————135
リン脂質————76
リンパ管————46

193

る

ルブナー係数 —————9
ルミナコイド —————68
ルロワール経路 —————60

れ

レジスタントスターチ —————40, 68
レジスタントプロテイン —————69
レチナール —————115, 122
レチノイン酸 —————115, 122
レチノール —————115, 122
レニン - アンジオテンシン - アルドステロン系 —————138, 151
レプチン —————15, 18, 19, 61, 170, 174

ろ

ロイコトリエン —————91
六炭糖 —————54

数字

3- ヒドロキシ酪酸 —————87

ギリシャ文字

α-1,4 結合 —————55
α-1,6 結合 —————55
α-アミラーゼ —————31
α-ケトグルタル酸デヒドロゲナーゼ —————67
α-限界デキストリン —————40
α-ヘリックス —————100
β カロテン —————115
β-酸化 —————10, 83
β-酸化系 —————166

A

AGEs —————71

ATP —————57, 135

B

BBB —————168

C

cAMP —————59

D

DMH —————171
D-型のアミノ酸 —————98

F

FAD —————119, 125

G

G6PD —————61
G6PD 欠損症 —————61
GIP —————64
GI 値 —————64
Gla 化たんぱく質 —————117
GLP-1 —————64
GLUT —————60, 166

H

HbA1c —————71
HDL —————80
HMG-CoA 還元酵素 —————87

I

IDL —————80
IgA —————70

L

LDL —————80
lean body mass；LBM —————9
LHA —————17, 18
LPL —————170
L- 型のアミノ酸 —————98

N

n-3 系脂肪酸 —————91
n-6 系脂肪酸 —————91
Na^+, K^+-ATPase —————41
NAD —————119, 125
NAD^+ —————57
NADPH —————57
NPY —————169

O

OGTT —————64

P

PEM —————6
PFC バランス —————4

R

REE —————167

S

S-S 結合 —————100

T

TCA 回路 —————10
TCA サイクル —————57
TPP —————67

U

UCP —————169
UDP- グルコース —————59

V

VLDL —————80
VMH —————17, 18

【監修】
よし だ つとむ
吉田 勉
　　1952年　東京大学農学部卒業
　　　　　　東京大学農芸化学科大学院（旧制）修了，農学博士（東京大学）
　　　　　　米国 Notre Dame 大学 Lobund 研究所客員研究員
　　　　　　東京都立川短期大学教授，女子栄養大学教授を経て
　　1991年　東京都立立川短期大学（現　東京都立大学）名誉教授

【編集】
しの だ しょうこ
篠田粧子
　　1977年　バージニア州立 Longwood 大学卒業
　　1990年　東京大学より農学博士
　　1991年　東京都立立川短期大学講師（栄養学）
　　1997年　Harvard University Medical School, Brigham and Women's Hospital, Visiting associate
　　2000年　東京都立短期大学健康栄養学科および同専攻科教授
　　2006年　首都大学東京大学院人間健康科学研究科教授
　　2020年　東京都立大学名誉教授・同大学教育センター特任教授

みなみ みち こ
南　道子
　　1989年　東京大学医学系研究科第二基礎医学専攻課程修了，医学博士
　　1993年　Rockefeller 大学細胞生物学教室博士後研究員
　　1996年　大分医科大学生化学第一教室助手
　　2000年　昭和学院短期大学ヘルスケア栄養学科教授（栄養学・生化学）
　　2002年　東京学芸大学教育学部生活科学講座助教授
　　2007年　同教授　現在に至る

最新 基礎栄養学　第9版　　　ISBN978-4-263-70747-0

1988年 9月10日　第1版第1刷発行（総論 栄養学）
1990年 4月10日　第2版第1刷発行
1997年 3月 1日　第3版第1刷発行
2001年12月10日　第4版第1刷発行（改題 基礎栄養学）
2003年 1月20日　第5版第1刷発行
2005年 3月20日　第6版第1刷発行
2009年 3月30日　第7版第1刷発行（改題 新基礎栄養学）
2013年 3月10日　第8版第1刷発行
2019年12月20日　第9版第1刷発行（改題）
2022年 1月10日　第9版第3刷発行

　　　　　　　監　修　吉　田　　　勉
　　　　　　　編　集　篠　田　粧　子
　　　　　　　　　　　南　　　道　子
　　　　　　　発行者　白　石　泰　夫
　　　　　　　発行所　医歯薬出版株式会社
〒113-8612　東京都文京区本駒込1-7-10
TEL.（03）5395-7626（編集）・7616（販売）
FAX.（03）5395-7624（編集）・8563（販売）
https://www.ishiyaku.co.jp/
郵便振替番号 00190-5-13816

乱丁，落丁の際はお取り替えいたします　　印刷・あづま堂印刷／製本・皆川製本所

© Ishiyaku Publishers, Inc., 1988, 2019. Printed in Japan

本書の複製権・翻訳権・翻案権・上映権・譲渡権・貸与権・公衆送信権（送信可能化権を含む）・口述権は，医歯薬出版（株）が保有します．
本書を無断で複製する行為（コピー，スキャン，デジタルデータ化など）は，「私的使用のための複製」などの著作権法上の限られた例外を除き禁じられています．また私的使用に該当する場合であっても，請負業者等の第三者に依頼し上記の行為を行うことは違法となります．

JCOPY ＜出版者著作権管理機構　委託出版物＞
本書をコピーやスキャン等により複製される場合は，そのつど事前に出版者著作権管理機構（電話 03-5244-5088, FAX 03-5244-5089, e-mail : info@jcopy.or.jp）の許諾を得てください．